中国组织工程与再生医学创新力发展报告

主编 池 慧 欧阳昭连

科学出版社

北 京

内 容 简 介

本书阐述了组织工程与再生医学的相关概念、产业需求和发展历程；梳理了国内外科技战略及投入、管理架构和监管政策；从全球基础研究规模、发展速度和顶尖研究成果等角度分析基础研究现状与趋势，揭示中国、中国机构和学者在全球及中美竞争中的基础研究实力；从全球专利申请、发明专利申请与授权、三方专利申请等角度分析技术开发现状与趋势，揭示中国和中国机构在全球及中美竞争中的技术开发实力；从临床试验注册数量、适应证、申办者、分期等角度，展示全球背景下中国在组织工程与再生医学领域的临床转化情况；展示国内外产品注册公司、使用材料、用途等情况。

本书全面展示近年来中国组织工程与再生医学领域创新情况，并进行了国际比较，以期能为政府、高校、科研机构和企业提供决策参考。

图书在版编目（CIP）数据

中国组织工程与再生医学创新力发展报告/池慧，欧阳昭连主编 . —北京：科学出版社，2019.11

ISBN 978-7-03-062580-9

Ⅰ. ①中⋯ Ⅱ. ①池⋯ ②欧⋯ Ⅲ. ①人体组织学–学科发展–研究报告–中国 ②细胞–再生–生物医学工程–学科发展–研究报告–中国 Ⅳ. ①R329-12 ②R318-12

中国版本图书馆 CIP 数据核字（2019）第 224296 号

责任编辑：李 悦 / 责任校对：郑金红
责任印制：吴兆东 / 封面设计：刘新新

科学出版社 出版
北京东黄城根北街 16 号
邮政编码：100717
http://www.sciencep.com
北京虎彩文化传播有限公司 印刷
科学出版社发行 各地新华书店经销

*

2019 年 11 月第 一 版 开本：889×1194 1/16
2019 年 11 月第一次印刷 印张：18
字数：509 000
定价：218.00 元

（如有印装质量问题，我社负责调换）

《中国组织工程与再生医学创新力发展报告》
编辑委员会

主编：池 慧 欧阳昭连

编委：陈 娟 严 舒 张 婷

卢 岩 徐东紫 王婷婷

前　　言

　　组织工程与再生医学创新活跃且已取得一系列突破，产品化及产业化备受关注，客观评价国家创新力对于制定该领域创新发展战略至关重要。中国医学科学院医学信息研究所长期从事医学科技领域的综合性和前瞻性战略研究，持续开展医疗器械领域政策、科技及产业情报研究，《中国组织工程与再生医学创新力发展报告》是继《中国医疗器械创新力发展报告》之后的系列研究报告之一。

　　本报告分章节阐述组织工程与再生医学相关概念、产业需求和发展历程；梳理美国、欧洲、日本和中国的科技战略及投入；介绍美国、欧盟、日本和中国的管理架构与监管政策；从全球基础研究规模、发展速度和顶尖研究成果等角度分析基础研究现状与趋势，揭示中国、中国机构和学者在全球及中美竞争中的基础研究实力；从全球专利申请、发明专利申请与授权、三方专利申请等角度分析技术开发现状与趋势，揭示中国和中国机构在全球及中美竞争中的技术开发实力；从临床试验注册数量、适应证、申办者、分期等角度，展示全球背景下中国在组织工程与再生医学领域的临床转化情况；梳理该领域当前上市产品，展示国内外产品注册公司、使用材料、用途等情况。

　　本报告以产业需求、科技战略及投入、管理架构与监管政策为背景，梳理了基础研究、技术开发、临床转化及产品化创新产出，通过国际比较和中美对比分析，我们作出以下判断。

　　中国组织工程与再生医学研究已经取得重要成果，创新力已达世界先进水平。

　　一是中国组织器官缺损及功能缺陷的修复与替代需求旺盛，在国家创新政策及科技战略推动下，研发经费投入持续增加，组织工程与再生医学创新活跃，但中国与其他国家一样，面临着临床转化较少的挑战。

　　二是中国组织工程与再生医学基础研究和技术开发实力突出，优于整个医疗器械领域，规模大且增速快，追平甚至超越美国，成为全球第一大技术发源地和第一大目标市场，虽然已积累一定数量的高质量研究成果，但与美国相比高质量成果比例有待提高且全球技术布局仍需加强。

　　三是中国上市的组织工程与再生医学产品功能及类型与国外相似，功能以辅助修复为主，尚无法完全替代自体组织和器官，主要集中在骨、皮肤、神经、眼等领域，在材料选择上存在一定差异。

　　本报告得到了有关部门和领导的关心与支持，由多方人员共同努力完成，在此致谢！期望能为政府、高校、科研机构和企业等相关领域单位提供决策参考。

《中国组织工程与再生医学创新力发展报告》编辑委员会

2019 年 10 月 1 日

目　　录

摘　要

组织工程与再生医学治疗需求旺盛，由创伤、疾病和衰老造成的组织器官缺损及功能缺陷十分常见，其修复与替代的首选是器官移植，但自体移植无法避免供体区域组织创伤，而异体移植更是存在供体严重短缺的情况，未被满足的巨大医疗需求带动了组织工程与再生医学行业快速发展。厘清当前国内外形势并客观评价国家创新力对于制定组织工程与再生医学创新发展战略至关重要。

本报告分析了组织工程与再生医学领域当前面临的形势与需求；系统梳理美国、欧洲、日本和中国在该领域的科技规划及投入，了解医学科技发达国家/地区的科技战略布局；展示美国、欧盟、日本和中国在该领域的管理架构与监管政策；从全球基础研究规模、发展速度和顶尖研究成果 3 个角度，分析该领域的基础研究现状与趋势，揭示中国、中国机构和学者在全球及中美竞争中的基础研究实力；从全球专利申请、发明专利申请与授权、三方专利申请等角度分析该领域的技术开发现状与趋势，揭示中国和中国机构在全球及中美竞争中的技术开发实力；从临床试验注册数量、适应证、申办者、分期等角度，展示全球背景下中国在该领域的临床转化情况；梳理该领域当前上市产品，展示全球背景下中国在该领域的产品开发现状。

通过国际比较和中美对比分析，我们作出以下判断。

中国组织工程与再生医学研究已经取得重要成果，创新力已达世界先进水平。

一是中国组织器官缺损及功能缺陷的修复与替代需求旺盛，抢占产业发展制高点需要技术创新与成果转化。

多种原因导致的组织器官缺损或功能障碍是危害人类健康及导致死亡的主要原因，组织器官缺损的修复和功能重建是医学领域面临的挑战。传统治疗手段往往需要牺牲自体组织进行移植修复，容易导致供区创伤和功能受限，随着医学科学的发展，组织器官缺损的治疗理念已逐渐从组织移植向组织再生模式转变。当前，组织工程与再生医学是最具发展潜力的高新技术生物产业之一，已成为多个国家/地区的优先发展领域。面对新的挑战及机遇，突破组织工程与再生医学领域现有技术瓶颈，开展基础研究并加快临床转化，对抢占产业发展制高点和维持国际竞争领先地位至关重要。

二是美国、欧洲、日本及中国高度重视组织工程与再生医学规划和创新投入，各国/地区通过科技战略规划，持续投入支持该领域科学研究活动。

美国在组织工程与再生医学领域科技规划较早，在 2007 年多部门就联合发布了《推动组织科学和工程：多机构参与的战略计划》（*Advancing Tissue Science and Engineering: A Multi-agency Strategic Plan*），规划该领域研究方向。美国在该领域的国家经费投入全球领先，仅美国国立卫生研究院于2014～2017年在该领域的资助金额就高达35亿美元。在科研资金资助方面，美国既注重基础研究，也重视转化及应用研究，并对该领域的研究范围进行扩展，结合了干细胞、细胞修复、工程学等领域研究内容，用于更好地发现新机制、探索新疗法、研发新产品并开发新工具。

欧盟委员会对组织工程与再生医学领域研究的规划侧重于应用及产品化，委员会将组织工程产品、基因治疗产品和体细胞治疗产品共同定义为先进技术治疗医学产品，加大其产品化研究力度。在经费方面，欧盟委员会主要通过欧盟框架计划（第八期更名为"地平线2020"）给予该领域项目资金资助并促进欧洲国家间的国际合作，2014～2017年资助金额约为2亿欧元（约2.3亿美元），部分项目要求受资助方提供一定比例的配套资金。与欧盟委员会的资助计划相比，英国在该领域的科技计划和资助领域更加全面，在注重组织工程与再生医学转化应用的同时，持续强化基础研究。该领域科技资助主要来自于英国研究与创新，近年来资助金额约为5亿英镑（约6.6亿美元）。英国资金来源也更加多元化，既有来自政府的资助，也有来自以维康信托基金会为代表的私人非营利机构的资助。

日本政府也对该领域给予了相对稳定的资助，资金资助主要来自于日本文部科学省及日本学术振兴会，2008～2017年资助金额为283亿日元左右（约2.5亿美元），资助对象以高校和研究机构为主。

中国组织工程与再生医学研究布局开始于20世纪末期，2006年《国家中长期科学和技术发展规划纲要（2006—2020年）》将干细胞和组织工程列为重要的前沿生物技术优先发展。"十一五"至"十三五"期间国家持续对该领域进行资金投入，投入金额不断增加。国家自然科学基金中对该领域的资助主要来自国家自然科学基金委员会生命科学部和医学科学部，近5年资助金额约为4.1亿元。2016年国家设立"生物医用材料研发与组织器官修复替代""干细胞及转化研究"两个重点研发计划，给予该领域的基础研究与应用研究持续的经费资助。截止到2018年，两个专项已被连续资助3年，资助总额达28.3亿元（约4.2亿美元）。与全球情况相似，开展组织工程基础研究的机构以高校和科研机构为主，而部分从事生物材料与组织工程产品研发的企业也从我国国家重点研发计划中获得了课题及经费支持。

三是各国/地区政府和管理机构调整组织工程与再生医学管理架构，出台一系列重要管理制度与规范化文件，以营造有利于行业创新发展的良好环境。

美国倾向于采用基于产品危险等级的管理方法管理组织工程与再生医学产品，即产品危险性越小，监管力度越小。美国食品药品监督管理局组建了组织工程工作组，组织工程工作组决定由医疗器械和放射卫生中心主持审批，生物制品评价研究中心参与协同审批。美国食品药品监督管理局根据相关管理法规和指导原则对美国上市使用的各种人体细胞、人体组织或基于人体细胞或组织的医疗产品进行监管，对这些产品的临床前和临床试验、安全性、有效性、研究开发、生产、标识、储存、记录保存、广告、推广、进口、出口、营销及分销等均有广泛详细的规定，并已经形成了完善的法规监管框架。

欧盟倾向于采用集中化审评管理，由先进技术疗法委员会专门负责先进技术治疗医学产品的技术审评，审评意见被提交至人用医药产品委员会，由人用医药产品委员会做出采纳批准、变更、暂停或取消上市许可的建议，然后将建议发送至欧盟委员会做决定。一旦产品在欧盟被批准上市，管理部门将对其安全性和有效性进行进一步评价。除此之外，先进技术疗法委员会还对先进技术治疗医学产品的质量、安全性和有效性进行评价。在法律层面，《医药产品法》（*Medicinal Products* 2001/83/EC）与《医疗器械法》（*Medical Devices* 93/42/EEC）为欧盟管理基因治疗、细胞治疗和组织工程产品的法律依据，并为医药产品的临床前研究、临床研究、制造与销售等全产业链提供法律监管框架。

日本更注重安全性和有效性的管理。日本研究性医疗产品的临床开发有注册试验和临床研究两种途径

（双轨制），受到不同部门的监管。注册试验是指以上市许可为目的进行的临床试验，注册试验的发起者除公司外也可为学术研究人员，由药品和医疗器械管理局主要负责审查，厚生劳动省批准；临床研究不用于上市许可，厚生劳动省主要负责监管，药品和医疗器械管理局仅负责细胞加工设施的调查。2014 年，日本实施了两项新法案，即《再生医学安全法》（RM 法案）和《药品和医疗器械法》（PMD 法案），以加快再生医学的临床应用发展和市场化。

中国组织工程医疗产品的受理和审批由国家药品监督管理局（National Medical Products Administration，NMPA）医疗器械监督管理司负责，检测和评价由中国食品药品检定研究院进行。在法规治理层面，合理监管组织工程与再生医学产品的研发和临床应用对该领域的创新发展至关重要，国家药品监督管理局和国家卫生健康委员会已出台多项相关政策法规与指南规范以明确分工和管理路径，以促进组织工程与再生医学的快速发展。

四是中国组织工程与再生医学基础研究实力突出，优于整个医疗器械领域，研究规模大，经过多年快速增长，规模已趋近甚至追平美国，已经积累了一定数量的顶尖研究成果，但顶尖成果产出率相对较低。

从全球来看，组织工程与再生医学基础研究活跃，发展速度较快，已经产出一批影响力较大的顶尖研究成果。全球在该领域的基础研究论文约 13 万篇（128100 篇），约占整个医疗器械领域基础研究论文量的 1/10，近 10 年复合增长率（CAGR）达 8.0%，略高于整个医疗器械领域（7.3%）。在约 13 万篇论文中，顶尖论文约 4000 篇，占 3.0%。骨和软骨、神经、皮肤、心脏及眼组织工程领域发展态势与组织工程与再生医学总领域一致，仅肝脏组织工程领域因肝细胞再生能力较强且肝移植手术开展较多，其发展增速略低于上述子领域。

中国组织工程与再生医学基础研究实力突出，优于整个医疗器械领域，研究规模大，经过多年快速增长，规模已趋近甚至追平美国，已经积累了一定数量的顶尖研究成果，但顶尖成果产出率相对较低。全球组织工程与再生医学领域论文平均每 8 篇有 1 篇为中国机构参与发表（17031 篇，占 13.3%），平均每 4 篇有 1 篇为美国机构参与发表（35966 篇，占 28.1%），中国该领域论文量接近美国的一半，优于中国整个医疗器械领域论文量不及美国 1/5 的情况；中国近 10 年该领域论文量复合增长率达 19.9%，远高于全球平均水平（8.0%）和美国（8.1%），多年高速增长带动论文量逐渐趋近于美国，近 3 年论文量已达美国的 81.5%（中国 6794 篇 vs.美国 8340 篇）；从该领域顶尖论文情况来看，全球平均每 20 篇有 1 篇为中国机构参与发表（195 篇，占 5.0%），平均每 2 篇有 1 篇为美国机构参与发表（2022 篇，占 51.9%），中国顶尖论文量不及美国的 1/10；从该领域顶尖论文占本国论文量的比例来看，中国平均每 100 篇有 1 篇顶尖论文（占 1.1%），美国平均每 20 篇有 1 篇顶尖论文（占 5.6%）。中国在骨和软骨、神经、肝脏及皮肤组织工程 4 个子领域基础研究中的国际竞争力与总领域一致，但在心脏和眼组织工程 2 个子领域的研究规模与美国相比还存在较大差距。

中国学术机构在组织工程与再生医学领域基础研究竞争中跻身全球前列且发展势头强劲，顶尖研究成果数量仍有上升空间。中国科学院、上海交通大学、四川大学、浙江大学、香港大学、中山大学、中国人民解放军空军军医大学（第四军医大学）、北京大学、台湾大学、复旦大学、中国人民解放军陆军军医大学（第三军医大学）和华中科技大学 12 家中国机构在组织工程与再生医学领域的基础研究论文量进入全球前 50 位，其中前 3 家机构跻身全球前 10 位。以上 12 家中国机构近 10 年论文量的复合增长率平均值达 21.1%，远高于全球前 50 位机构的平均值（14.9%）。在论文量全球前 50 位的机构中，顶尖论文超过 100 篇的机构包括哈佛大学、加利福尼亚大学（加州大学）和斯坦福大学，其中哈佛大学多达 254 篇。中国顶尖论文产出超过 10 篇的机构包括中国科学院、复旦大学、北京大学、香港大学、四川大学和浙江大学，所有中国机构的顶尖论文占本机构论文量的比例均低于全球前 50 位机构平均值（4.9%）。从各子领域来看，下列机构在相应子领域的论文量跻身全球前 10 位：骨和软骨组织工程领域的上海交通大学、四川大学和中国科学院，神经组织工程领域的南通大学，肝脏组织工程领域的河南师范大学，皮肤组织工程领域的中国科学院和上海交通大学，眼组织工程领域的香港大学和中山大学。

中国学者在组织工程与再生医学领域已取得卓越研究成果，部分学者的研究成果数量跻身全球前 10 位，如骨和软骨组织工程领域的常江和曹谊林、神经组织工程领域的顾晓松和丁斐、肝脏组织工程领域的徐存拴、皮肤组织工程领域的付小兵和金岩、眼组织工程领域的苏国辉。

五是中国组织工程与再生医学领域技术开发实力突出，优于整个医疗器械领域，开发规模和增速均远超美国，已积累一定数量的高质量技术成果，是全球第一大技术发源地，且是全球第一大目标市场，但缺乏高潜在市场价值的技术成果。

全球组织工程与再生医学领域技术开发活跃，发展速度快且近 3 年尤为迅猛，创新性强且已产出一批高质量、高市场价值的技术成果。该领域同族专利申请共 22799 组，近 10 年复合增长率达 10.65%，略高于该领域基础研究规模增速（8.0%），近 3 年增速更快，复合增长率达到 22.27%；其中绝大多数为发明专利申请（21067 组，92.40%），且有超过四成（8500 组，40.35%）获得授权；三方专利申请 1536 组，占该领域专利申请量的 6.74%，除 1 组为实用新型专利外，其他均为发明专利。从子领域来看，各子领域发展格局各具特点：骨和软骨组织工程领域技术开发相对成规模；皮肤、神经、心脏、血管、肝脏 5 个子领域技术开发规模有限，心脏组织工程领域高质量、高市场价值技术成果产出比例尤低；肾脏、韧带、角膜和肌腱 4 个子领域技术开发尚未成规模，但角膜组织工程领域高质量、高市场价值技术成果产出比例高。

中国组织工程与再生医学领域技术开发实力突出，优于整个医疗器械领域，开发规模和增速均远超美国，并已积累一定数量的高质量技术成果，是全球第一大技术发源地，占据全球绝对领先地位且优势进一步扩大，但国际布局仍然有待加强。全球组织工程与再生医学领域平均每 2 组专利申请中有 1 组来自中国机构（10249 组，占 44.95%），平均每 5 组申请中有 1 组来自美国机构（3729 组，占 16.36%）；中国该领域近 10 年复合增长率为 25.27%，美国仅为 0.30%；全球该领域平均每授权 2 组发明专利中就有 1 组授权给中国（3922 组，占 46.14%），每授权 4 组就有 1 组授权给美国（2201 组，占 25.89%）；中国专利权人获得的发明授权主要来自中国国家知识产权局（3810 件），极少来自美国专利及商标局（少于 40 件）。总体趋势更多反映的是骨和软骨组织工程领域的国际竞争力水平；皮肤、神经、血管、肝脏 4 个子领域的技术开发规模超过美国，且高质量技术成果是美国的 2 倍左右；心脏、肾脏、韧带 3 个子领域的技术开发规模和高质量技术成果均不及美国；角膜、肌腱 2 个子领域的技术开发规模和高质量技术成果均远超美国。

中国和美国是全球组织工程与再生医学领域最受关注的两大目标市场，且中国市场受关注程度持续快速升温。全球组织工程与再生医学领域平均每 3 件专利申请中有 1 件布局在中国（11578 件，占 28.41%），平均每 4 件有 1 件布局在美国（9449 件，占 23.18%）；中国该领域近 10 年专利申请量复合增长率为 22.16%，美国为 3.92%；全球该领域平均每 3 件发明专利授权中有 1 件来自中国国家知识产权局（4353 件，占 33.21%），平均每 3 件发明专利授权有 1 件来自美国专利及商标局（4135 件，31.54%）。

中国多家高校在组织工程与再生医学领域的技术开发规模跻身全球前列，但缺乏潜在市场价值高的技术成果。东华大学、浙江大学、四川大学、苏州大学、华南理工大学、清华大学、天津大学、西安交通大学、天津工业大学和第四军医大学 10 家机构的专利申请量居全球前 20 位，其中东华大学（381 组）和浙江大学（306 组）分别位列全球第 1 位和第 2 位，另有 4 家机构跻身前 10 位。美国麻省理工学院（252 组）、波士顿科学公司（231 组）、爱惜康公司（214 组）等 9 家机构的专利申请量跻身全球前 20 位，包括 5 家高校和 4 家企业。以上 10 家中国机构在组织工程与再生医学领域近 10 年技术开发规模的年复合增长率平均值为 22.24%，远高于全球前 20 位机构的平均值（12.36%）。三方专利申请量超过 10 组的 19 家机构无一来自中国，波士顿科学公司（77 组）、爱惜康公司（66 组）等 15 家机构来自美国。

六是全球组织工程与再生医学基础研究和技术开发虽已取得一定数量的创新成果，但研究成果向临床转化较少，中国也面临同样的挑战。

全球组织工程与再生医学领域临床试验 434 项，申办者 275 个，其中埃及开罗大学、中国科学院和美迪津股份有限公司等机构在该领域临床转化中较为活跃；涵盖 57 种适应证，主要集中于骨和软骨、牙、皮肤等子领域；以注册为目的的研究过半，以临床探索为目的的研究接近四成；随机对照试验接近六成，国际多中心临床试验仅 18 项，侧面反映出该领域有一定数量的高质量临床试验但潜在国际市场价值高的产品少。

美国组织工程与再生医学领域临床试验 119 项，申办者 84 个，其中 Humacyte 公司、BioMimetic Therapeutics 公司、得克萨斯大学圣安东尼奥健康科学中心等机构在该领域临床转化中较为活跃；涵盖 35 种适应证，主要集中于骨和软骨、牙、皮肤等子领域，与全球适应证分布情况一致；以注册为目的的研究接近一半，以临床探索为目的的研究超过四成；随机对照试验接近六成，国际多中心临床试验仅 7 项，侧面反映出美国在该领域有一定数量的高质量临床试验但潜在国际市场价值高的产品少。

中国组织工程与再生医学领域临床试验 65 项，申办者 33 个，其中中国科学院、美迪津股份有限公司和上海交通大学医学院等机构在该领域临床转化较为活跃；涵盖 37 种适应证，主要集中于骨和软骨、皮肤、眼等子领域，与全球适应证分布稍有不同；以注册为目的的研究超过六成，以临床探索为目的的研究接近三成；随机对照试验过半，未见国际多中心临床试验注册记录，侧面反映出中国在该领域有一定数量的高质量临床试验但潜在国际市场价值高的产品少。

七是中国上市的组织工程与再生医学产品功能及类型与国外相似，功能以辅助修复为主，尚无法完全替代自体组织和器官，主要集中在骨、皮肤、神经、眼等领域，在材料选择上存在一定差异。

全球范围内已注册上市的组织工程类产品，功能以辅助修复为主，尚无法完全替代自体组织和器官，主要集中在骨、皮肤、神经、眼等子领域，产品更新换代以材料的适应性、可降解性、可控性、诱导再生能力等特性的改进为主。从具体领域来看，骨组织工程产品功能主要集中在骨填充和颌面修复，天然及合成高分子材料是其主要材料；皮肤组织工程产品主要用于重度损伤修复，包括表皮、真皮和全皮肤产品，材料以同种异体和动物源等天然材料为主；神经组织工程产品主要通过人造神经导管辅助周围神经的修复，尚无中枢神经修复产品，材料以天然高分子和合成高分子材料为主；角膜组织工程产品主要用于不适用于角膜移植的患者，典型人工角膜产品以合成高分子材料为主。

中国上市的组织工程产品类型及功能与国外相似，在材料选择上存在一定差异。中国骨、神经、补片和软组织修复产品既有国产产品也有进口产品，受到同种异体材料进口限制，皮肤、眼、肌腱等类别中仅有国产产品通过审批上市。从具体产品领域来看，中国骨组织工程产品主要用于骨的填充与修复，在材料方面，与进口产品更多地选择合成高分子材料不同，本土企业大多采用同种异体骨和动物源性骨等天然材料；皮肤组织工程产品主要用于皮肤损伤和烧伤的修复，包括表皮、真皮和全皮肤产品，材料以同种异体和异种天然材料为主；神经组织工程产品主要用于周围神经的修复，国产产品使用人源和动物源材料，进口产品则采用合成高分子材料；角膜组织工程产品适用于用药无效的角膜疾病的治疗，产品以猪脱细胞眼角膜外基质作为材料。

一　发展需求与历程

　　再生医学是通过研究机体的组织特征与功能、创伤修复与再生机制，寻找有效的治疗方法，促进机体自我修复与再生或构建新的组织与器官，以改善或恢复损伤组织和器官功能的科学[①]。随着科学技术的发展和现代高新技术在生物医学领域的应用，再生医学领域实现了快速发展，内涵不断扩大。目前，再生医学领域正在探索的三大策略包括通过移植细胞悬浮体或聚合体来替代受损组织（对应细胞治疗及干细胞治疗等）、实验室生产的能够替代天然组织的生物化人工组织或器官的植入（对应组织工程等）和通过药物手段对损伤组织部分进行再生诱导（对应细胞因子治疗、基因治疗和微生态治疗等）。

　　组织工程学是根据细胞生物学和工程学的原理，将具有特定生物学活性的正常组织细胞与生物材料相结合，在体外或体内构建组织、器官或其生物性替代物，以维持、修复、再生或改善损伤组织和器官功能的一门科学[②]。组织工程学的实质是关于生物活体组织甚至器官的人工设计和制作的应用技术科学，所使用的主导材料即材料"三要素"包括种子细胞、具有生物活性的天然或非天然细胞支架材料和能够促进细胞移行、增生、分化和有序排列的各种生物活性因子[③]。

　　组织工程是技术或手段，再生医学是目的。组织工程研究是再生医学研究的外延，拓宽了再生医学的广度和深度，已成为再生医学研究和发展的主要方向[④]。作为再生医学的重要组成部分和组织再生的重要手段，组织工程学在近 20 多年来得到迅速发展。

（一）发展需求

　　多种原因导致的组织器官缺损或功能障碍是危害人类健康及导致死亡的主要原因，组织器官缺损的修复和功能重建是医学领域面临的挑战。传统治疗手段往往需要牺牲自体组织进行移植修复，容易导致供区创伤和功能受限，是一种"以创伤修复创伤"的无奈之举。异体组织器官移植则因缺乏合适的供体受到极大限制。随着医学科学的发展，组织器官缺损的治疗理念已逐渐从组织移植向组织再生模式转变。从人体获取少量自体

---

① 国家自然科学基金委员会，中国科学院. 中国学科发展战略·再生医学研究与转化应用[M]. 北京：科学出版社，2018：14-20.
② 曹谊林，崔磊，刘伟. 中国组织工程研究回顾与发展[J]. 医学研究杂志，2003，34（6）：5-6.
③ 胡敏. 人体组织工程学[M]. 北京：人民军医出版社，2006：1-3.
④ 金岩. 组织工程与再生医学[M]. 北京：人民卫生出版社，2014：179-181.

组织，提取种子细胞并经过体外扩增后种植到支架材料上，经过体外培养形成工程化组织后再植入体内，修复相关组织缺损并恢复原有功能。组织再生模式可以避免"以创伤修复创伤"的缺陷，有望真正实现微创或无创的组织器官再生和功能重建，具有重大的社会意义和经济意义，尤其在需长期用药的慢性病领域具有广阔的应用前景。

组织工程与再生医学的研究与发展需要吸收生物学、现代医学、材料与工程学等多学科的最新研究成果，它的发展可以带动一个国家多门相关交叉学科甚至生命科学领域的整体发展，促进相关高技术产业的发展，衍生新的高技术产业[①]。当前，组织工程与再生医学是最具发展潜力的高新技术生物产业之一，已成为多个国家和地区的优先发展领域。面对新的挑战与机遇，突破组织工程与再生医学领域现有技术瓶颈，开展基础研究并加快临床转化，对抢占产业发展制高点和维持国际竞争领先地位至关重要。

（二）发展历程

组织工程的初步探索及建立可以追溯到 20 世纪 70 年代。1977 年，Green 等试图将分离的软骨细胞移植到脱钙骨支架上以复制软骨，虽以失败告终但提出一种假设：如果能够将软骨细胞接种到一种合适的支架材料上，就有可能实现良好的软骨组织修复[②]。1985 年，Y. C. Fung（美国加州大学圣迭戈分校）向美国国家科学基金会（National Science Foundation，NSF）提出将一个工程研究中心命名为"活组织工程中心"；1987 年，NSF 根据他的建议采用"组织工程学"来描述这一新兴领域并确定了这门学科的成立，并在随后明确了"组织工程学"的概念[③]。1987 年，Joseph P. Vacanti（美国哈佛大学）和 Robert Langer（美国麻省理工学院）在实验室成功培养出人体组织的基础上，首次提出组织工程学的基本原理和未来的发展方向及应用前景，并在美国《科学》杂志上发表了其研究成果[④]，推动了组织工程学在美国乃至全世界的兴起与发展。

1991 年，Vacanti 等报道采用接种了软骨细胞的可降解生物材料合成聚合物板在动物皮下成功再生出均匀的软骨膜[⑤]；1992 年，又制造出人耳软骨。1993 年，Vacanti 等利用骨膜中分离出来的成骨细胞，体外扩增后与可降解生物材料聚羟基乙酸（polyglycolic acid，PGA）混合，植入裸鼠皮下后形成了成熟骨组织[⑥]。1994 年，中国留美学者曹谊林等将从小牛肌腱组织中获取的肌腱细胞接种于条索状 PGA 网状支架上，体外培养一周后植入裸鼠皮下，形成了与正常肌腱结构相似的肌腱组织[⑦]。1996 年，Breuer 等通过将自体肌成纤维细胞的浓缩悬浮液重复接种到聚乙醇酸和聚乳酸制成的可降解生物材料支架上，构建出了组织工程化的羊心脏瓣膜小叶[⑧]。

1997 年，曹谊林等在 Vacanti 实验室应用生物材料塑型，细胞-生物材料复合体体外培养及植入方法和技术改进，在裸鼠体内制成了世界首例具有皮肤覆盖的人耳郭形态的软骨，标志着组织工程技术可以形成

① 曹谊林，崔磊，刘伟. 中国组织工程研究回顾与发展[J]. 医学研究杂志，2003，34（6）：5-6.

② Green W T. Articular cartilage repair: Behavior of rabbit chondrocytes during tissue culture and subsequent allografting[J]. Clinical Orthopaedics and Related Research, 1977, 124(124): 237-250.

③ 欧阳钧，钟世镇. 组织工程学的发展与展望[J]. 中华生物医学工程杂志，2008，14(3):163-165.

④ Langer R，Vacanti J P. Tissue engineering[J]. Science，1993，260（5110）：920-926.

⑤ Vacanti C A，Langer R，Schloo B，et al. Synthetic polymers seeded with chondrocytes provide a template for new cartilage formation[J]. Plastic & Reconstructive Surgery，1991，88（5）：753-759.

⑥ Vacanti C A，Kim W，Upton J，et al. Tissue-engineered growth of bone and cartilage[J]. Transplantation Proceedings，1993，25（2）：1019-1021.

⑦ Cao Y，Vacanti J P，Ma X，et al. Generation of neo-tendon using synthetic polymers seeded with tenocytes[J]. Transplantation Proceedings，1994，26（6）：3390.

⑧ Breuer C K，Shin'oka T，Tanel R E，et al. Tissue engineering lamb heart valve leaflets[J]. Biotechnology and Bioengineering，1996，50（5）：562-567.

具有复杂三维空间结构的组织器官，显示了组织工程从基础研究迈向临床应用的广阔前景[①]。同年，美国加利福尼亚州 La Jolla 先进组织科学公司生产的组织工程皮肤（商品名：TransCyte）获得美国食品药品监督管理局（Food and Drug Administration，FDA）批准上市。此外，在美国、意大利、德国、中国等国家已有组织工程骨、软骨、肌腱等临床应用的初步报告。

2006 年，Atala 等在 *Lancet* 杂志上发表了组织工程膀胱临床应用的学术论文[②]。2008 年，Macchiarini 等完成了世界首例组织工程气管人体移植[③]。同年，也有接种细胞的生物人工肝脏、肾脏、心脏瓣膜和内分泌器官的组织工程化构建及应用研究，证明多细胞结构的器官可通过组织工程技术获得再生，且已进入了初步产业化阶段。

美国是最早开展组织工程研究的国家，早在 1988 年美国国立卫生研究院（National Institutes of Health，NIH）就以基金的形式资助了一系列课题研究，美国组织工程研究与应用的发展得益于其开展研究较早且经费投入巨大，目前组织工程研究小组已遍布美国各大研究机构与高校。欧洲凭借其在生命科学领域中的雄厚研究基础及政府的支持，在近几年获得快速发展，主要集中在德国与法国。亚洲的日本、新加坡、韩国等国家开展组织工程研究相对较晚，但发展迅速，在近几年已初步形成各自的特色。新加坡、韩国以干细胞研究为专长，日本则在生物材料方面占优势。

中国组织工程研究起步稍晚。1994 年，上海市科学技术委员会将组织工程研究作为重点资助方向，组织工程重大研究项目正式立项。1997 年，组织工程课题在国家自然科学基金正式立项，同年上海成立中国第一个组织工程实验室——上海组织工程研究重点实验室。1998 年，国家重点基础研究发展计划（973 计划）正式将"组织工程的基本科学问题"研究课题立项，上海交通大学医学院（原上海第二医科大学）、四川大学华西医学院、天津大学、中国科学院力学研究所与中国科学院化学研究所为项目共同发起单位，该项目的确立标志着中国已将组织工程研究列为高技术领域的重点发展项目。2001 年，上海组织工程研究与开发中心暨国家 863 计划生物领域组织工程研发基地在上海漕河泾高科技园成立，这是中国第一个也是目前唯一的国家级组织工程研发基地。2001 年、2002 年国家高技术研究发展计划（863 计划）对组织工程的应用研究与产品开发进行了持续资助，标志着国家已正式将组织工程作为生物领域的国家性产业发展方向[④]。此后，国家通过多种方式继续加大组织工程与再生医学的科研投入力度。

中国组织工程与再生医学研究虽然起步稍晚，但重点开展的高等哺乳动物体内组织构建及修复组织缺损的研究为组织工程的临床应用奠定了理论基础并提供了实际应用参数。目前，全国大专院校、科研机构均进行了不同程度的组织工程与再生医学研究，建立了一批各具特色的组织工程实验室，形成了一支以中青年为骨干的高水平专业组织工程科研队伍，相继取得了一系列的重要创新成果，在某些方面已达到或超过世界先进水平[④]。

① Cao Y，Vacanti J P，Paige K T，et al. Transplantation of chondrocytes utilizing a polymer-cell construct to produce tissue-engineered cartilage in the shape of a human ear[J]. Plastic & Reconstructive Surgery，1997，100（2）：297.

② Atala A，Bauer S B，Soker S，et al. Tissue-engineered autologous bladders for patients needing cystoplasty[J]. Lancet，2006，367（9518）：1241-1246.

③ Macchiarini P，Jungebluth P，Go T，et al. Clinical transplantation of a tissue-engineered airway[J]. Lancet，2008，13（9665）：2023-2030.

④ 曹谊林，崔磊，刘伟. 中国组织工程研究回顾与发展[J]. 医学研究杂志，2003，34（6）：5-6.

二 国家（地区）科技战略及投入

全球组织工程与再生医学创新研究活跃，美国、英国、日本等国家和欧盟委员会通过了设立科技战略、规划及持续投入支持相关科学研究活动。美国在组织工程与再生医学领域科技规划较早，在2007年多部门就联合发布了《推动组织科学和工程：多机构参与的战略计划》（*Advancing Tissue Science and Engineering: A Multi-agency Strategic Plan*），规划该领域研究方向。美国在该领域的国家科研经费投入全球领先，仅美国国立卫生研究院于2014～2017年在该领域的资助金额就高达35亿美元。在科研资金资助方面，美国既注重基础研究，也重视转化及应用研究，并对该领域的研究范围进行扩展，结合了干细胞、细胞修复、工程学等领域研究内容，用于更好地发现新机制、探索新疗法、研发新产品并开发新工具。欧盟委员会对组织工程与再生医学领域研究的规划侧重于应用及产品化，委员会将组织工程产品、基因治疗产品和体细胞治疗产品共同定义为先进技术治疗医学产品，加大其产品化研究力度。在经费方面，欧盟委员会主要通过欧盟框架计划（第八期更名为"地平线2020"）给予该领域项目资金资助并促进欧洲国家间的国际合作，2014～2017年资助金额约为2亿欧元（约2.3亿美元），部分项目要求受资助方提供一定比例的配套资金。与欧盟委员会的资助计划相比，英国在该领域的科技计划和资助领域更加全面，在注重组织工程与再生医学转化应用的同时，持续强化基础研究。该领域科技资助主要来自于英国研究与创新，近10年资助金额约为5亿英镑（约6.6亿美元）。英国资金来源也更加多元化，既有来自政府的资助，也有来自以维康信托基金会为代表的私人非营利机构的资助。日本政府也对该领域给予了相对稳定的资助，资金资助主要来自于日本文部科学省及日本学术振兴会，2008～2017年资助金额为283亿日元左右（约2.5亿美元），资助对象以高校和研究机构为主。

中国组织工程与再生医学研究布局开始于20世纪末期，2006年《国家中长期科学和技术发展规划纲要（2006—2020年）》将干细胞和组织工程列为重要的前沿生物技术优先发展。"十一五"至"十三五"期间国家持续对该领域进行资金投入，投入金额不断增加。国家自然科学基金中对该领域的资助主要来自国家自然科学基金委员会生命科学部和医学科学部，近5年资助金额约为4.1亿元。2016年国家设立"生物医用材料研发与组织器官修复替代""干细胞及转化研究"两个重点研发计划，给予该领域的基础研究与应用研究持续的经费资助。截止到2018年，两个专项已被连续资助3年，资助总额达28.3亿元（约4.2亿美元）。与全球情况相似，开展组织工程基础研究的机构以高校和科研机构为主，而部分从事生物材料和组织工程产品研发的企业也从我国国家重点研发计划中获得了课题及经费支持。

（一）美国

美国在组织工程与再生医学领域科技规划较早，国家科研经费投入全球领先，既涵盖基础研究，也重视转化及应用研究，鼓励科研人员发现新机制、探索新疗法、研发新产品并开发新工具。

1. 科技规划

2016 年底，时任美国总统的奥巴马在白宫签署了《21 世纪治愈法案》（*21st Century Cures Act*），计划在未来 10 年中投资 63 亿美元，通过增加投入鼓励医学研究与创新，改革美国药品注册审评机制与监管法规等途径，加快创新药物研发与临床使用。该法案总投资中的 48 亿美元用于 NIH 支持的医学研究，其中 3000 万美元用于支持再生医学的研究，5 亿美元用于 FDA 进行药物审批程序改革，加速新药及医疗器械的审批。基于该法案，FDA 为包括再生医学先进疗法（regenerative medicine advanced therapy，RMAT）在内的药品、医疗器械和生物制剂制定了快速审评通道，希望通过细胞疗法、治疗性组织工程产品、人类细胞或组合产品，治疗疾病，缓解病症。

2007 年，美国国家科学技术委员会（National Science and Technology Council，NSTC）生物技术分会设置了"多联邦机构参与组织工程科学联合工作组"，联合美国商务部、卫生与公众服务部（United States Department of Health and Human Services，HHS）、FDA、NIH 等 13 个部门，进行组织工程领域的研究规划，针对美国在组织工程研究及产业化过程中存在的问题，发布了《推动组织科学和工程：多机构参与的战略计划》，旨在通过定义、发展目标、主持项目、组织工程应用相关改革，解决组织工程发展过程中遇到的瓶颈问题。其中新定义对"组织工程"原有概念进行了扩展，提出了"组织科学与工程"概念，组织科学与工程还包括了组织工程非医疗方面的应用，如生物传感器。在发展目标方面，计划提出了 4 个总体目标：①理解和控制细胞应答；②阐述生物材料的支架功能和组织基质环境；③开发促成工具；④细胞研究方面包括理解细胞机器、辨别并验证生物标志物及分析方法、阐述细胞/环境的相互作用。组织工程相关技术研究包括：先进的成像技术、建立计算机模型系统等，在组织工程产品生产、产业化发展过程中设立了两个优先发展方向，包括改进组织的保存和储藏，促进实际应用和商品化。从新调整的发展战略可以看出，美国在今后组织工程方面的研究将非常重视基础研究及组织工程技术的实际应用和产品研发。NIH 下设的美国国立关节肌肉骨骼及皮肤病研究所在其发布的《2015—2019 年长期计划》中将再生医学列入皮肤与肌肉骨骼疾病研究的重点方向之一，并将皮肤的胚胎发育、皮肤组织再生、生物疗法、支架和生物材料、再生医学影像、多学科团队建设等方向列为主要研究方向。自 2010 年开始，NIH 下设的 Common Fund 设立了再生医学项目，主要进行新工具与方法、数据库和实验室及科技转化研究。此外，组织工程器官芯片也是 NIH 开展组织工程研究的重要方向之一。NIH 联合美国国防部高级研究计划局（Defense Advanced Research Projects Agency，DARPA）和 FDA 共同建立了 3D 组织工程平台，开展支持人体活细胞与组织的组织芯片和器官芯片研究，希望能在芯片上实现复杂的器官功能，代替培养皿与动物模型对人体生理学和疾病进行模仿，预测药物在人体内的作用，以加速药物的研发并减少实验动物的消耗。另外，NIH 在 2013 年开始了跨部门人工胰腺的开发，其下属国立糖尿病消化与肾病研究所、国立生物医学影像学与生物工程学研究所及国立儿童健康与人类发育研究所与 FDA 和工业界合作进行人工胰腺的开发。

2. 国家科技投入

NIH 在再生医学领域资助力度较大，2014～2017 年资助再生医学项目的投入约为 35 亿美元，每年的资助金额为 8.3 亿～9.4 亿美元（图 2-1）。具体来看，2014～2017 年，项目数量和资助金额都呈相对稳定、缓慢上升的趋势，平均单个项目资助金额约为 35.7 万美元。

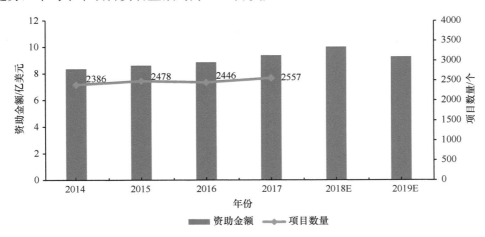

图 2-1　2014～2019 年 NIH 再生医学领域项目情况

E 表示 2018 年、2019 年项目资助金额为预估值

从对项目资助的中心/研究所来看，国立心、肺、血液病研究所，国立神经病学与中风研究所，国立糖尿病消化与肾病研究所，国立关节肌肉骨骼及皮肤病研究所，国立癌症研究所是资助项目数量居前 5 位的资助中心，这可以侧面体现 NIH 资助的再生医学课题中心脏、肺、血液、神经、肾脏、肌肉、骨骼、皮肤等是研究比较集中的领域（图 2-2）。此外，NIH 其他中心/研究所也从不同角度对再生医学课题予以资助，

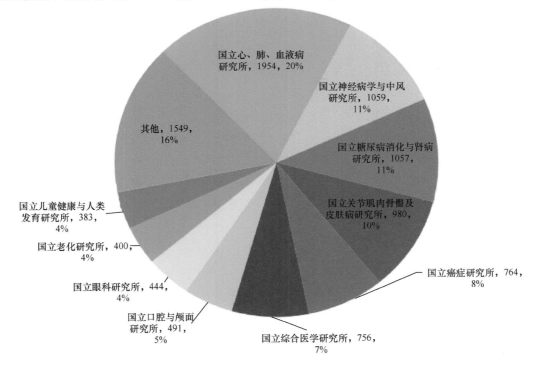

图 2-2　2014～2017 年 NIH 各中心/研究所资助的再生医学项目数量及比例

如国立生物医学影像学与生物工程学研究所的资助领域就包括用于扩增细胞、培养组织器官的先进生物反应器研究，以及可以缩短组织工程研发周期、降低经费成本和复杂程度的高通量仪器研究。

从项目受资助方来看，NIH 将该领域资助经费的 11%用于开展院内研究机构/中心的研究工作，其余部分用于院外研究资助。院外资助机构以高校和研究机构为主，也有部分医疗卫生机构和企业。加州大学、斯坦福大学和弗雷德·哈钦森癌症研究中心是 NIH 院外项目获得资助最多的 3 个机构（表 2-1）。

表 2-1　2014～2017 年 NIH 在再生医学领域资助的机构（top20）

排名	资助机构		资助金额/万美元	项目数量/个
	英文名称	中文名称		
1	National Institutes of Health	美国国立卫生研究院	39240	419
2	University of California	加州大学	25718	888
3	Stanford University	斯坦福大学	10349	337
4	Fred Hutchinson Cancer Research Center	弗雷德·哈钦森癌症研究中心	8211	151
5	University of Michigan	密歇根大学	7315	220
6	Columbia University	哥伦比亚大学	6646	189
7	University of Pittsburgh	匹兹堡大学	6287	243
8	University of Pennsylvania	宾夕法尼亚大学	6284	216
9	Johns Hopkins University	约翰斯·霍普金斯大学	6076	205
10	University of Texas	得克萨斯大学	5848	208
11	Duke University	杜克大学	5813	170
12	University of Washington（Seattle）	华盛顿大学（西雅图）	5759	167
13	Medical College of Wisconsin	威斯康星医学院	5491	47
14	Harvard University	哈佛大学	4923	122
15	Washington University（St. Louis）	华盛顿大学（圣路易斯）	4799	165
16	University of Wisconsin-Madison	威斯康星大学麦迪逊分校	4678	137
17	University of Illinois	伊利诺伊大学	4585	143
18	Massachusetts General Hospital	麻省总医院	4520	120
19	Yale University	耶鲁大学	4427	119
20	University of Minnesota	明尼苏达大学	4303	142

美国《21 世纪治愈法案》提出要支持再生医学的研究，在此框架下，NIH 在 2017～2020 年会继续对再生医学领域项目进行资助，资助额度每年约为 3000 万美元。此类项目通过两轮竞争性项目评审，项目研究范围由工作组讨论协商决定，需要申请方进行经费配套，配套比例为 1∶1，FDA 参与项目的协调工作。

此外，NIH 国立生物医学影像学与生物工程学研究所在 2015 年设立的支持小企业创新研究项目中也将组织工程和再生医学作为支持的研究方向之一。具体研究方向包括实时评估组织工程中组织功能的非侵入性工具，细胞及其环境在分子水平和细胞器水平下相互作用的实时分析与监测，具有工程功能的 3D 组织的计算机模型预测，高通量试验及工具用于降低组织工程费用、时间成本和复杂性，新型生物反应器用于大规模干细胞增殖和组织器官培养等。

（二）欧洲

欧盟委员会对组织工程与再生医学领域研究的规划侧重于应用及产品化，主要通过欧盟框架计划给予该领域项目资金资助并促进欧洲国家间的国际合作。英国在该领域的科技计划和资助领域较为全面，基础研究与转化应用研究并重，科研经费来源也更加多元化。

1. 欧盟委员会科技规划与投入

欧盟委员会在 2007 年颁布了《先进技术治疗医学产品法规》（*Regulation*（EC）*No.1397/2007 on Advanced Therapy Medicinal Product*），于 2008 年 12 月 30 日起实施，将基因治疗产品、体细胞治疗产品和组织工程产品定义为先进技术治疗医学产品（ATMP），它们分为四大类：基因治疗产品（转基因、载体类型、转基因细胞）、体细胞治疗产品、组织工程产品、联合 ATMP 产品，这些产品使用自体细胞或同种异体细胞。此后，在欧盟第七研发框架计划（FP7）和"地平线 2020"计划中都对组织工程与再生医学基础、临床、产品等方面的研究设立了资助项目。

到目前为止，欧盟委员会在"地平线 2020"计划中设立了多个和组织工程与再生医学临床研究、技术开发相关的课题，旨在通过研究和创新，解决健康、人口变化和福利主题中的人类健康问题，该主题是欧盟委员会在"地平线 2020"计划中设定的 3 个战略优先领域之一。"地平线 2020"计划分别于 2014 年、2015 年和 2016～2017 年 3 次设立再生医学临床研究项目，对共计 23 个子课题给予经费资助，其中来自欧盟委员会的资助金额为 13225 万欧元，部分项目经费要求承担单位提供配套资金（表 2-2）。

表 2-2 "地平线 2020"计划资助组织工程与再生医学项目

项目类别代码	立项时间	项目主题	下设子课题数量/个	课题经费总额/万欧元	欧盟委员会资助金额/万欧元
PHC-15 SC1-PM-11	2014 年 2015 年 2016～2017 年	再生医学临床研究	23	15760	13225
PHC-16	2015 年	先进疗法工具与技术	6	3467	3418
NMBP-09	2016 年	诊断和治疗中枢神经系统脱髓鞘疾病的生物材料	2	1271	1010
NMBP-15	2017 年	用于成像细胞移植和体内再生过程的纳米技术	3	1987	1983
SMEInst-05	2016～2017 年	小企业医疗生物技术研究	55	4945	4857
SC1-BHC-09	2018 年	未来先进医疗创新平台	—	—	—
SC1-BHC-31	2019 年	人类细胞地图基金	—	—	—
SC1-BHC-07	2019 年	再生医学：新视野到新应用	—	—	—

注："—"表示该年项目具体情况尚未公布

同时，欧盟委员会重视组织工程的产品化问题。欧盟委员会认为由于活细胞具有多样性、复杂性和多变性的特点，组织工程产品在市场安全性、可靠性、法律遵从和成本效益方面具有一定难度，这也给小企业的组织工程产品研发和上市带来了挑战。因此，欧盟委员会在 2016～2017 年和 2018～2020 年的"地平线 2020"计划中，2 次设立针对小企业的医疗健康相关生物技术研发项目，加速小企业组织工程理论到产品的转化进程，同时考虑产品生产、自动化、配送、管理流程及商业模式等产品化与市场问题。

此外，"地平线 2020"计划还通过其设立的战略优先领域——卓越科研中的欧洲研究理事会（European

Research Council，ERC）、未来和新兴技术（FET）和玛丽·居里（MSCA）等计划对组织工程与再生医学领域的自主性研究、高端前沿技术和人才培养进行资助。

此外，欧洲国家成立了国际再生医学联盟，通过区域间机构联盟的方式，为企业间跨领域、跨机构合作，熟悉相关法律法规，了解最新科技标准提供了有效平台。此外，联盟的建立也为管理机构与企业间加强联系，更加快速地改革完善再生医学管理体系提供了良好途径。

2. 英国科技规划与投入

英国研究和创新（UK Research and Innovation，UKRI）是英国最主要的研究资助机构，该机构由 7 个研究理事会、创新英国（Innovate UK）和英格兰研究（Research England）等主体共同组成，是具有行政权力的非营利机构，也是资助英国再生医学研究的主要机构。

2009～2018 年，UKRI 资助组织工程与再生医学领域项目近千个，资助总金额约 5 亿英镑，年项目数量和资助金额在 2014 年达到顶峰，其余年份呈现波动上升的趋势。其中英国工程与自然科学研究理事会（Engineering and Physical Sciences Research Council，EPSRC）、医学研究理事会（Medical Research Council，MRC）、生物技术与生物科学研究理事会（Biotechnology and Biological Sciences Research Council，BBSRC）和创新英国是给予组织工程和再生医学相关项目资助最多的下设机构，在近 10 年间对该领域给予高度重视，资助金额都超过 5000 万英镑（图 2-3）。

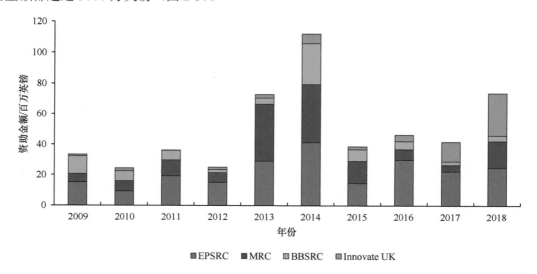

图 2-3　2009～2018 年 UKRI 下设机构对组织工程与再生医学领域项目的资助金额

从受资助机构来看，基本为英国高校、研究机构和少数企业，其中以伦敦大学学院、谢菲尔德大学、爱丁堡大学、拉夫堡大学、曼彻斯特大学等知名高校获得项目资助金额较多（表 2-3）。

表 2-3　2009～2018 年 UKRI 在组织工程与再生医学领域资助的机构（top20）

排名	资助机构		资助金额/万英镑	项目数量/个
	英文名称	中文名称		
1	University College London	伦敦大学学院	4721	61
2	University of Sheffield	谢菲尔德大学	4702	34
3	University of Edinburgh	爱丁堡大学	3599	30

排名	资助机构		资助金额/万英镑	项目数量/个
	英文名称	中文名称		
4	Loughborough University	拉夫堡大学	3245	29
5	University of Manchester	曼彻斯特大学	3053	51
6	University of Nottingham	诺丁汉大学	2997	27
7	University of Leeds	利兹大学	2730	24
8	Imperial College London	帝国理工学院	2148	36
9	University of Cambridge	剑桥大学	1827	35
10	University of Glasgow	格拉斯哥大学	1774	21
11	University of Warwick	华威大学	1323	17
12	University of Bristol	布里斯托大学	1185	17
13	University of Oxford	牛津大学	1123	29
14	University of Southampton	南安普顿大学	1106	19
15	King's College London	伦敦国王学院	1083	14
16	Newcastle University	纽卡斯尔大学	1064	15
17	National Institute for Biological Standards and Control	英国国家生物制品检定所	1020	4
18	University of Liverpool	利物浦大学	1005	22
19	University of Birmingham	伯明翰大学	730	10
20	National Institute for Health Research	英国国立卫生研究院	729	1

MRC 作为 UKRI 下属主要资助医学相关领域的研究中心，资助项目偏向医疗和临床方向，其每年对再生医学研究的资助金额为 1500 万英镑左右，其中包括对单个研究团队的项目支持及对研究机构的支持等，伦敦大学学院、谢菲尔德大学、剑桥大学、帝国理工学院、爱丁堡大学等知名高校是 MRC 在组织工程与再生医学领域的主要支持对象（表 2-4）。在机构建设方面，MRC 在爱丁堡大学下设了再生医学中心（MRC Centre for Regenerative Medicine），与维康信托基金会（Wellcome Trust）共同出资建立了剑桥大学干细胞研究所，在帝国理工学院建立了 MRC-LMS（London Institute of Medical Science）等再生医学研究基础设施，通过建立跨理事会合作、研究伙伴关系，丰富设施和资源等途径支持再生医学工作。在基础设施建设方面，MRC 对与再生医学相关的平台设施加以完善。

表 2-4 2009～2018 年 MRC 在组织工程与再生医学领域资助的机构（top10）

排名	资助机构		资助金额/万英镑	项目数量/个
	机构英文名称	机构中文名称		
1	University College London	伦敦大学学院	2096	25
2	University of Sheffield	谢菲尔德大学	1820	13
3	University of Cambridge	剑桥大学	1464	14
4	Imperial College London	帝国理工学院	1274	9
5	University of Edinburgh	爱丁堡大学	1104	7

排名	资助机构		资助金额/万英镑	项目数量/个
	机构英文名称	机构中文名称		
6	King's College London	伦敦国王学院	1042	10
7	National Institute for Biological Standards and Control	英国国家生物制品检定所	1020	4
8	University of Bristol	布里斯托大学	826	9
9	University of Nottingham	诺丁汉大学	633	6
10	University of Manchester	曼彻斯特大学	616	9

英国再生医学平台（UK Regenerative Medicine Platform，UKRMP）是一项耗资 4200 万英镑的跨委员会计划，旨在确保针对再生医学的研究从发现科学到临床和商业应用的无缝连接。它支持高质量的英国研究活动和转化活动，这些活动将产生科学知识，并有助于为患者和经济增长带来巨大希望。英国干细胞库（UK Stem Cell Bank，UKSCB）为全球研究人员提供符合道德规范和质量控制的人类胚胎干细胞系列及相关材料，旨在促进该领域的高质量和标准化研究。人类诱导多功能干细胞（iPS 细胞）计划是国际上最大、具有最全面基因型和表型特征的人 iPS 细胞系集合之一。

从 UKRI 的资助领域和阶段来看，基因、骨骼肌肉、神经、血液和免疫感染是资助最多的再生医学领域，然而大部分领域的研究都处于早期研究阶段，资助的三期临床及以后的再生医学研究领域主要包括骨骼肌肉、眼、皮肤、口腔及血液。针对再生医学产品化程度不高、应用范围不广的问题，2018 年 UKRI 又启动了先进疗法医学中心项目，旨在通过加强医院、企业和产品供应链上各方的合作，加快再生医学产品及疗法的生产与应用，资助总金额约为 2100 万英镑。

除 UKRI 以外，维康信托基金会在再生医学方面也投入了大量研究经费。2016 年，该信托基金会在生物医学上投资 10 亿英镑，其中 4950 万英镑用于开发先进疗法医学产品，还专门成立了再生医学专家组，该专家组对相关研究和项目资助提出建议。

（三）日本

日本政府对组织工程与再生医学领域资助相对稳定，资金主要来自于日本文部科学省（Ministry of Education, Culture, Sports, Science and Technology，MEXT）及日本学术振兴会（Japan Society for the Promotion of Science，JSPS），资助对象以高校和研究机构为主。

1. 科技规划

日本为解决组织器官的疾病和损伤，一直十分重视再生医学的研究与发展。2014 年，日本对其《药事法》（*Pharmaceutical Affairs Law*，PAL）进行修正，形成了新的《药品和医疗器械法案》（*Pharmaceuticals and Medical Devices Act*，PMD Act），并进行了一系列药品和医疗器械的改革，其中就包括增添再生医学产品这项产品分类，标志着日本再生医学向前迈出了新的一步。同年，日本又出台了《再生医学安全法》（*Act on the Safety of Regenerative Medicine*，ASRM），制定了针对再生医学产品的新的审查制度，提出了"有条件审批"的概念，严格规范了再生医学产品应用，确保了其使用的安全性和规范性。

日本再生医疗学会（Japanese Society for Regenerative Medicine，JSRM）等行业学会对再生医学产业的

有序发展也起到了推动作用。2012 年，JSRM 发布《横滨宣言》，希望现行的药品法律法规体系难以支撑快速发展的再生医学产业发展的相关情况能引起政府注意。此外，JSRM 还提出由于缺乏有效细胞类产品的应用标准，日本市场在组织细胞产品和干细胞使用方面存在混乱，需要在行业监管方面加强建设，在确保行业规范化管理的同时，促进其有序发展。

2. 国家科技投入

日本政府在组织工程与再生医学相关领域的资金资助主要来自于 MEXT 拨款、JSPS 负责资助管理的科学研究费补助金。JSPS 在职能方面类似于我国的国家自然科学基金委员会，其所管理的科学研究费补助金就是日本的国家科学基金。科学研究费补助金是为了振兴日本学术，以发展人文社会科学和自然科学领域中具有杰出性、独创性、先驱性研究为目的的研究经费，在大学等研究者及研究者团体策划的基础性研究中，依据同行评审选出符合学术研究动向的特别重要的研究项目，给予研究费的资助。

组织工程与再生医学领域已经成为继人类基因组大规模测序完成后生命科学中最活跃的研究领域之一及科技竞争的焦点，受到日本政府的重视。日本在 2011 年"第四期科技基本计划"中将诱导多功能干细胞（iPS 细胞）疾病的细胞模型、再生医疗技术列为重点发展的课题。此后，京都大学山中伸弥教授凭借在 iPS 细胞领域做出的巨大贡献获得 2012 年诺贝尔生理学或医学奖，而山中教授的工作开展得益于科学研究费补助金的大力支持。

从 2008～2017 年资助项目数量及资助金额来看，10 年间每年项目资助金额在 19 亿～39 亿日元，其中 2011 年和 2017 年资助金额较高，分别约为 37 亿日元和 39 亿日元，其余年份资助金额总体平稳，小幅波动。其间每年项目约为 300 个，平均每个项目资助金额约为 900 万日元（图 2-4）。

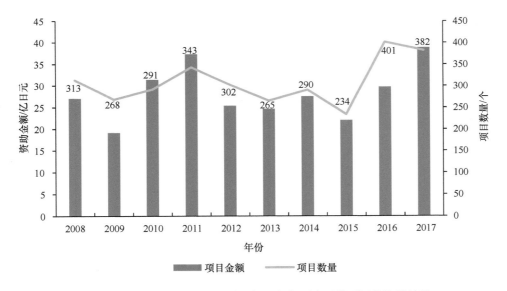

图 2-4　2008～2017 年 JSPS 对组织工程与再生医学项目的资助情况

2008～2017 年，获得 JSPS 对组织工程与再生医学项目资助的机构主要是日本的高校和研究机构，其中获得资助金额和项目数量最多的是京都大学，获得项目经费约为 30.5 亿日元，相当于 JSPS 在该领域 1 年的项目投入（表 2-5）。

表 2-5   2008～2017 年 JSPS 在组织工程与再生医学领域资助的机构（top20）

排名	资助机构		资助金额/亿日元	项目数量/个
	日文名称	中文名称		
1	京都大学	京都大学	30.5	194
2	東京大学	东京大学	24.2	191
3	大阪大学	大阪大学	16.5	160
4	九州大学	九州大学	12.5	113
5	慶應義塾大学	庆应义塾大学	11.7	152
6	名古屋大学	名古屋大学	11.7	87
7	東京医科歯科大学	东京医科齿科大学	10.3	91
8	東北大学	东北大学	9.9	115
9	岡山大学	冈山大学	5.9	66
10	横浜市立大学	横滨市立大学	5.4	41
11	京都府立医科大学	京都府立医科大学	4.7	69
12	広島大学	广岛大学	4.5	81
13	北海道大学	北海道大学	4.4	61
14	東京女子医科大学	东京女子医科大学	4.2	46
15	東京工業大学	东京工业大学	3.9	12
16	長崎大学	长崎大学	3.9	60
17	熊本大学	熊本大学	3.9	39
18	公益財団法人がん研究会	公益财团法人癌症研究会	3.6	2
19	東海大学	东海大学	3.5	51
20	独立行政法人理化学研究所	日本理化学研究所	3.5	15

（四）中国

中国组织工程与再生医学研究布局始于 20 世纪末期，在"十一五"至"十三五"期间持续有资金投入且投入不断增加。目前，国家对该领域资金投入主要由国家自然科学基金和国家重点研发计划两部分构成，前者资助对象以高校和研究机构为主，后者资助对象还包括了从事生物材料和组织工程产品研发的企业。

1. 战略规划

我国的组织工程与再生医学研究开始于 20 世纪末期，在过去的 20 年中国家对该领域十分重视，给予了多角度的科研投入。在 2006 年国务院发布的《国家中长期科学和技术发展规划纲要（2006—2020 年）》就明确指出干细胞和组织工程是重要的前沿生物技术，将引领诊断、治疗及再生医学的变革，要实现其关键性突破。"十三五"期间，组织工程与再生医学领域仍持续受到国家高度重视。2016 年 7 月，国务院发布《"十三五"国家科技创新规划》，提到要发展先进高效生物技术，其中就包括生物医用材料。文件提出要以组织替代、功能修复、智能调控为方向，加快 3D 生物打印、材料表面生物功能化及改性、新一代生物材料检验评价方法等关键技术突破，重点布局可组织诱导生物医用材料、组织工程产品、新一代植介入医疗器械、人工器官等重大战略性产品，提升医用级基础原材料的标准，构建新一代生物医用材料产品创新链，提升生物医用材料产业竞争力。此后，2016 年 10 月发布的《"健康中国 2030"规划纲要》中也提到要加快发展组学技术、干细胞与再生医学等前沿技术，以显著增强重大疾病防治和健康产业发展的科技支撑能力。

除了国家层面的宏观布局，多个科技、卫生与健康行政主管部门和学术界对再生医学的发展给予了密切关注和大力支持。中国科学院《中国至 2050 年人口健康科技发展路线图》和中国工程院《中国工程科技中长期发展战略研究》等科技规划中，都把再生医学列为重大研究方向。中国工程院在有关我国再生医学发展报告中指出，到 2020 年我国需要在组织修复与再生的关键理论上有重要创新和突破，在组织完美修复与再生的关键技术上有重要突破，建立比较完善的干细胞、组织工程及再生医学的法规和法律体系，建成 5~6 个集产、学、研为一体的具有国际一流水平的再生医学转化平台，使我国再生医学总体水平达到国际先进，某些领域达到国际领先水平。而学术界先后于 2005 年和 2010 年召开了 2 次"再生医学"香山科学会议，充分讨论了再生医学在中国发展的理念、范围、重点突破方向、技术路线及需要解决的关键科学问题等，这些都为中国再生医学今后的发展打下了良好的基础并提供了相关保证。

近年来，针对国家重大需求及国内外该领域发展动态和行业现状，我国管理部门又及时调整了相关管理政策，出台了《干细胞临床研究机构》和《干细胞临床研究管理办法（试行）》等管理规定。2016 年 10 月，我国批准了首批 30 个国家干细胞临床研究基地。2017 年初，军队 12 家干细胞临床研究基地也获得批准同时还组建了国家干细胞临床研究专家委员会，专家委员会为国家干细胞临床研究和基地建设及管理等提供咨询和技术支撑。

2. 国家科技投入

在宏观布局指导下，我国早在"十五""十一五"期间就通过国家重点基础研究发展计划（973 计划）、国家高技术研究发展计划（863 计划）、国家自然科学基金及地方政府科研基金等，对组织工程与再生医学领域的研究进行资助。"十二五"期间，我国不断加强对干细胞与再生医学领域的资助力度，已经累计投入约 40 亿元用于支持相关研究，在该领域建立了多个颇具实力的科研队伍，培养了大批科研人才。进入"十三五"时期以后，我国继续加大科研投入力度，完善国家自然科学基金选拔及管理机制，有针对性地设立多个国家重点研发计划，对包括组织工程与再生医学在内的科学研究给予支持。

（1）国家自然科学基金

来自国家自然科学基金数据库的数据显示，2014~2018 年，国家自然科学基金累计资助组织工程与再生医学领域相关研究课题 812 个，资助总金额约 4.1 亿元（图 2-5）。相关研究由国家自然科学基金委员会的生命科学部、医学科学部和工程与材料科学部审核授予，研究方向主要划分在生物力学与组织工程学（C10）、急重症医学/创伤/烧伤/整形（H15）、影像医学与生物医学工程（H18）及有机高分子材料（E03）这 4 个类别中。

从资助类型来看，国家自然科学基金资助课题中面上项目课题数量最多，资助金额也最大，分别占到总数的 47% 和 57%。其次是青年科学基金，单个课题资助金额较小，支持青年科研人员的探索研究和创新人才队伍建设，数量和金额占比分别为 41% 和 17%。重点项目和专项基金也有一定比例的投入，分别占到总资助金额的 10% 和 8%（图 2-6，图 2-7）。

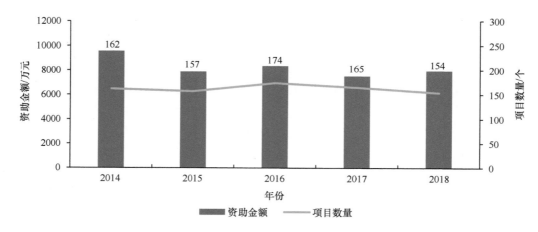

图 2-5 2014～2018 年国家自然科学基金资助组织工程与再生医学课题数量及金额

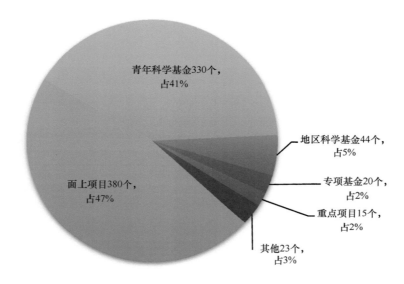

图 2-6 2014～2018 年国家自然科学基金组织工程与再生医学课题类型数量占比

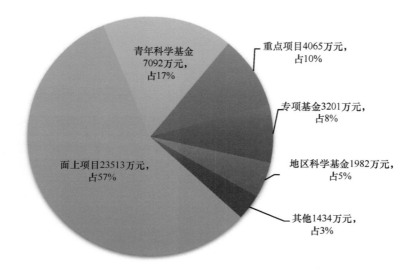

图 2-7 2014～2018 年国家自然科学基金组织工程与再生医学课题类型资助金额占比

从资助研究方向来看，以生命科学部管理的组织工程学、生物材料课题资助金额占比最大，分别占到组织工程相关课题总资助金额的 30% 和 26%，课题资助金额第 3、4 位的分别是由医学科学部管理的组织工程与再生医学课题和体表组织器官畸形、损伤与修复、再生课题，占比分别为 11% 和 8%，而资助金额第 5 位的研究方向是由工程与材料科学部管理的组织工程材料，占比为 7%（图 2-8）。

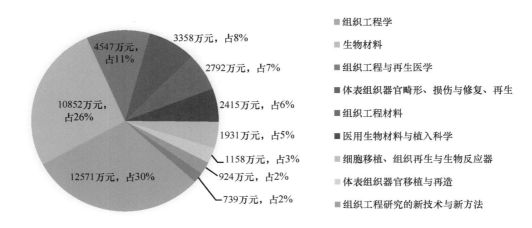

图 2-8　2014～2018 年国家自然科学基金组织工程资助研究方向资助金额占比

生命科学部管理的组织工程学课题又分为多个子领域，以不同申请代码区分。具体分析各子领域课题经费占比情况，发现以骨和软骨组织工程为研究方向的课题资助金额最多，该分类占 21%，其次是干细胞移植与组织再生和血管与心脏组织工程，分别占 18% 和 16%（图 2-9）。

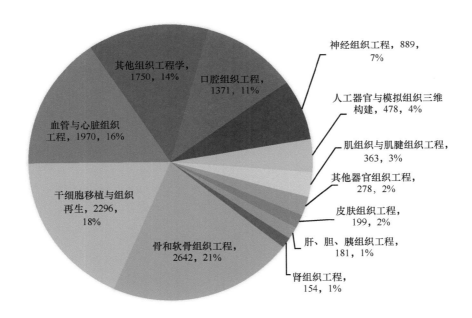

图 2-9　2014～2018 年国家自然科学基金组织工程学子领域资助金额占比

从相关课题资助机构来看，上海交通大学获得组织工程相关课题数量和金额最多，该机构获得课题的研究方向也较为广泛，基本覆盖了国家自然科学基金设立的组织工程相关课题的所有领域。中国科学院中共 19 个研究院所获得了组织工程相关领域的研究课题，研究方向以生物材料和组织工程学为主，其中获得资助最多的机构是中国科学院上海硅酸盐研究所、过程工程研究所和动物研究所。此外，浙江大学、四川大学和南开大学在组织工程课题研究方面也获得了国家自然科学基金较大支持（表 2-6）。

表 2-6　2014～2018 年国家自然科学基金组织工程领域课题资助前 20 名的机构及其研究方向

排名	机构名称	资助金额/万元	课题数量/个	课题主要研究方向
1	上海交通大学	2831	67	生物材料 组织工程学 体表组织器官畸形、损伤与修复、再生 体表组织器官移植与再造 细胞移植、组织再生与生物反应器 组织工程与再生医学 组织工程材料
2	中国科学院	2634	44	生物材料 组织工程学 组织工程材料
3	浙江大学	1993	33	生物材料 组织工程学 组织工程研究的新技术与新方法 细胞移植、组织再生与生物反应器 组织工程与再生医学 组织工程材料
4	四川大学	1943	49	生物材料 组织工程学 医用生物材料与植入科学 组织工程材料
5	南开大学	1575	21	生物材料 组织工程学 细胞移植、组织再生与生物反应器 组织工程与再生医学
6	中国人民解放军陆军军医大学（原第三军医大学）	1389	25	生物材料 组织工程学 体表组织器官畸形、损伤与修复、再生 组织工程与再生医学
7	中国医学科学院	1313	18	生物材料 组织工程学 体表组织器官畸形、损伤与修复、再生 体表组织器官移植与再造 人工器官与特殊感受器仿生医学
8	中国人民解放军空军军医大学（原第四军医大学）	1275.86	27	生物材料 组织工程学 体表组织器官畸形、损伤与修复、再生 体表组织器官移植与再造
9	华中科技大学	1251	22	生物材料 组织工程学 医用生物材料与植入科学
10	中山大学	1180	12	生物材料 组织工程学 细胞移植、组织再生与生物反应器 组织工程材料
11	北京大学	1078.13	18	组织工程学 体表组织器官畸形、损伤与修复、再生 医用生物材料与植入科学 组织工程与再生医学 组织工程材料

续表

排名	机构名称	资助金额/万元	课题数量/个	课题主要研究方向
12	南方医科大学	994	22	生物材料 组织工程学 体表组织器官畸形、损伤与修复、再生
13	南通大学	984	12	生物材料 组织工程学 组织工程与再生医学
14	清华大学	958	17	组织工程学 组织工程研究的新技术与新方法 组织工程与再生医学 组织工程材料
15	中国人民解放军军事医学科学院	892	9	组织工程学 组织工程与再生医学
16	苏州大学	808	14	生物材料 组织工程学
17	西南交通大学	788	15	生物材料
18	首都医科大学	769	7	生物材料 组织工程学 组织工程与再生医学
19	北京航空航天大学	739	9	生物材料 组织工程学
20	暨南大学	695	14	生物材料 组织工程学 组织工程研究的新技术与新方法

（2）国家重点研发计划

国家重点研发计划是融合之前多项科技计划，针对关乎国计民生的重大社会公益性研究，以及关乎产业核心竞争力、整体自主创新能力和国家安全的重大科学问题、重大共性关键技术和产品研究进行的资助，具有战略性、基础性和前瞻性，旨在为国民经济和社会发展主要领域提供持续性的支撑和引领。国家重点研发计划在 2016 年首次设立了"生物医用材料研发与组织器官修复替代"重点专项和"干细胞及转化研究"试点专项，对医疗器械技术和产品创新研发进行资助①。

1）"生物医用材料研发与组织器官修复替代"专项助力植介入器械发展

随着生命科学、材料科学及物理、化学等学科的发展，特别是组织工程技术的发展，人体组织器官的修复替代进入了一个崭新的阶段。在我国人口老龄化加速演进的新形势下，加快研发生物医用材料和组织工程技术及产品对于培育我国战略新兴产业、转变经济发展方式、实现科技惠及民生具有重要战略意义。在此背景下，2016 年科技部首次设立"生物医用材料研发与组织器官修复替代"重点专项，旨在面向国家保障全民基本医疗保健和转变发展方式对生物医用材料的重大战略需求，把握生物医用材料科学与产业发展的趋势和前沿，抢抓生物医用材料革命性变革的重大机遇，充分利用我国生物医用材料科学与工程研究方面的基础和优势，以新型生物医用材料和植介入器械、高值医用耗材为重点，构建我国新一代生物医用材料产业体系，引领生物医用材料产业技术进步，培育一批具有国际竞争力的高集中度、多元化生产的龙头企业及创新团队，为我国生物医用材料产业跻身国际先进行列奠定科学与技术基础，立项 3 年已资助课

---

① 本报告国家重点研发计划数据根据拟立项公示整理，与实际立项情况可能存在差异。

题总额约 8.2 亿元。

从资助领域来看，2016～2018 年"生物医用材料研发与组织器官修复替代"专项对组织诱导生物材料及植介入器械、组织工程技术两个研究方向资助力度较大。从具体资助结果来看，专项首年资助项目 31 个，资助总金额约 3.3 亿元。首年专项项目资助金额为 197 万～2000 万元，平均项目资助金额约为 1078 万元，资助项目实施周期为 2～4.5 年，具体资助项目涵盖植介入器材、3D 打印技术、可穿戴设备、生物材料等多个学科，项目牵头单位以企业与研究机构为主，兼顾高校及医疗卫生机构，体现了多学科结合、全链条部署、一体化实施的项目设立原则。2017 年，专项资助项目 18 个，资助金额约 2.5 亿元，项目资助金额为 986 万～2867 万元，平均资助金额约 1391 万元，资助项目实施周期均为 3.5 年。2018 年，专项资助项目 18 个，资助金额约 2.3 亿元，项目资助金额为 865 万～2777 万元，平均资助金额约为 1284 万元，资助项目实施周期为 3 年（表 2-7）。

表 2-7　2016～2018 年"生物医用材料研发与组织器官修复替代"专项资助情况

年份	总资助金额/万元	数量/个	高校项目金额/万元	数量/个	科研机构项目金额/万元	数量/个	医疗卫生机构项目金额/万元	数量/个	企业项目金额/万元	数量/个
2016	33415	31	4572	7	4050	4	2200	3	22593	17
2017	25031	18	6823	4	—	—	2842	2	15366	12
2018	23117	18	4934	4	2155	2	2407	2	13621	10

2）"干细胞及转化研究"专项支持再生医学研究

"干细胞及转化研究"试点专项于 2016 年首次设立，按照面向转化、夯实基础、突破瓶颈、实现引领的思路，旨在以我国多发的神经、血液、心血管、生殖等系统和肝、肾、胰等器官的重大疾病治疗为需求牵引，面向国际干细胞研究发展前沿，聚焦干细胞及转化研究的重大基础科学问题和瓶颈性关键技术，争取在优势重点领域取得科学理论和核心技术的原创性突破，推动干细胞研究成果向临床应用的转化，整体提升我国干细胞及转化研究医学领域的技术水平。其中对基于干细胞的组织和器官功能再造和干细胞的临床研究等重点任务的资助对医疗器械的创新研发发展给予了支持，3 年累计资助金额约 20.1 亿元。

从具体资助情况来看，"干细胞及转化研究"试点专项首年资助项目 25 个，其中一般项目 15 个，资助金额为 2707 万～3000 万元，青年科学家项目 10 个，资助金额为 359 万～600 万元，当年总资助金额约为 4.88 亿元，资助项目实施周期为 5 年。从当年的资助主体来看，牵头单位主要为高校，科研机构和医疗卫生机构也获得了少量项目资助。2017 年，专项批准资助项目 43 个，总资助金额约达 9.40 亿元，每个项目资助金额为 240 万～2989 万元，平均项目资助金额约 2187 万元，资助项目实施周期为 4.5 年。2017 年专项资助牵头单位仍以高校为主，科研机构和医疗卫生机构资助项目比例小幅上升。2018 年专项已完成申报和评审工作，批准资助项目 30 个，总资助金额约 5.9 亿元，每个项目资助金额为 92 万～2981 万元，平均项目资助金额约 1951 万元，资助项目实施周期为 4.5 年（表 2-8）。

表 2-8　2016～2018 年"干细胞及转化研究"专项资助情况

年份	总资助金额/万元	数量/个	高校项目金额/万元	数量/个	科研机构项目金额/万元	数量/个	医疗卫生机构项目金额/万元	数量/个
2016	48759	25	33456	18	12047	5	3256	2
2017	94021	43	56044	28	24065	9	13912	6
2018	58544	30	31282	18	15763	7	11499	5

　　从两个组织工程与再生医学重点专项资助的研究领域来看，干细胞研究占到项目经费投入的 **46%**，是该领域国家支持研究的重点方向。在干细胞研究中，又以干细胞分化的调控、干细胞的微环境及干细胞移植后的免疫机制为热点领域。除干细胞研究外，神经组织工程、生物材料的制备/共性技术研究、骨/关节/软骨组织工程等领域项目投入金额较大（图 2-10）。

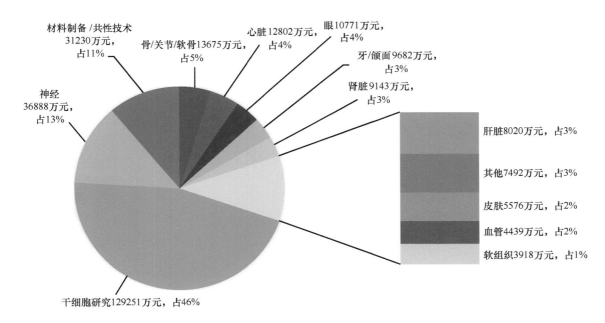

图 2-10　组织工程与再生医学重点专项主要研究领域

组织工程与再生医学治疗需求旺盛，未被满足的巨大医疗需求带动了组织工程与再生医学产品和产业发展。组织工程与再生医学产品包括生物产品（如细胞、器官、组织、衍生和加工的生物制剂）、生物材料（如基质和支架）、生物分子、装置和药物等，并运用了大量前沿工程学和生物医学创新技术。各国政府通过发布一系列法律法规与指南规范，来规范此类产品安全有效地应用，并促进组织工程与再生医学产品和产业发展。

美国、欧盟、日本对于组织工程与再生医学产品的概念界定的侧重点和管理方式各有不同，美国注重界定制药方式；欧盟侧重于临床应用范围，组织工程与再生医学产品可用于疾病的预防、诊断或治疗，并且强调了被处理程序和生物学特性；日本则强调了细胞的来源为自体或同源、对细胞进行的人工基因操作技术和主要用于治疗与再生修复。因此可以归纳出，组织工程与再生医学的产品界定可从细胞的来源、细胞人工基因操作的技术范围、制药方式、临床适用的范围进行约束。

不同国家卫生与药品监督管理体系职能有所不同，从监管与审批来看组织工程与再生医学产品及其临床应用总体分为 2 条路径：一是药物或医疗器械产品由药品监管部门进行临床准入与应用的监管审批，需要严格遵循药物产品审批的流程；二是医疗技术由卫生部门进行监管，之后在医院直接进行临床应用。不同国家法规界定的细胞治疗类型与应用有所差异。

（一）美国

在组织工程与再生医学产品的管理方面，美国倾向于采用基于产品危险等级的管理方法，即产品危险性越小，监管力度越小。美国食品药品监督管理局组建了组织工程工作组，组织工程工作组决定组织工程与再生医学产品由医疗器械和放射卫生中心主持审批，生物制品评价研究中心参与协同审批。

美国食品药品监督管理局根据相关管理法规和指导原则对美国上市使用的各种人体细胞、人体组织或基于人体细胞或组织的医疗产品进行监管，对这些产品的临床前和临床试验、安全性、有效性、研究开发、生产、标识、储存、记录保存、广告、推广、进口、出口、营销及分销等均有广泛而详细的规定，并已经形成了完善的法规监管框架。

1. 管理架构

FDA 倾向于采用基于产品危险等级的管理方法，即产品危险性越小，监管力度越小，在保障公众健康的同时，不给产品的改进造成不必要的限制和负担[①]。因此在组织工程与再生医学产品和公众健康相关的问题上，FDA 主要考虑 5 个方面：防止传染疾病的传播、防止污染和保持产品的完整与功能、临床使用的安全性和有效性、销售要求和产品标识、行业监督和教育。

FDA 组建了组织工程工作组（Tissue Engineering Working Group，TEWG），TEWG 定义组织工程医疗产品为带细胞的医疗器械，因此决定由医疗器械和放射卫生中心（Center for Devices and Radiological Health，CDRH）主持审批，生物制品评价研究中心（Center for Biological Evaluation and Research，CBER）参与协同审批。

CDRH 对组织工程与再生医学产品的监督管理贯穿于产品的整个生命周期，包括构思、设计、实验研究/毒理学/动物实验和临床试验（可行性/预试验/主体实验）；上市前评审和产品批准、临床使用（上市后研究）、改进、淘汰。CDRH 监管的产品包括肝、肾、胰等代谢支持系统，或用于心血管、软骨和骨、角膜、肌肉、神经等组织的修复或替代物[②]。

CBER 下设细胞、组织与基因治疗办公室，该办公室由人类组织管理部、临床评估与药理部、细胞与基因治疗部 3 个部门组成，其中细胞与基因治疗部负责接收组织工程与再生医学产品的审批与准入，快速审批程序时间为 6～10 个月。

2. 法规与指南

FDA 根据相关管理法规和指导原则对美国上市使用的各种人体细胞、人体组织或基于人体细胞或组织的医疗产品进行监管，对这些产品的临床前和临床试验、安全性、有效性、研究开发、生产、标识、储存、记录保存、广告、推广、进口、出口、营销及分销等均有广泛而详细的规定，并已经形成了完善的法规监管框架（表 3-1）[③]。

表 3-1　美国组织工程与再生医学产品主要法律法规与指南规范

分类	法律法规与指南规范名称		发布年份
	中文名称	英文名称	
法律	《食品、药品和化妆品法案》	*Federal Food，Drug，and Cosmetic Act*	2014 年修订
	《公共卫生服务法案》351Sec361	*Public Health Service Act*，351Sec361	2013 年修订
	《美国联邦条例》	*Code of Federal Regulations*	2010 年修订
法规	《人体细胞及组织产品的管理规定》《联邦规章典集》中的 21 条下面的 1271 部分	*Management Regulations for Human Cells and Tissue Products*，CFR-title21-part1271	2001 年发布
指南规范	《人类细胞治疗实验型新药化学、生产和控制信息指南》；《工业指南草案》	*Chemistry，Manufacturing，and Control*（CMC）*Information for Human Gene Therapy Investigational New Drug Applications*（INDs）；*Draft Guidance for Industry*	2018 年发布
	《罕见病基因治疗》	*Human Gene Therapy for Rare Diseases*	2018 年发布

[①] 中国食品药品网. 美国如何监管再生医学产品[EB/OL]. http://www.cnpharm.com/content/201902/12/c270124.html[2019-02-12].
[②] 奚廷斐，陈亮，赵鹏，等. 组织工程医疗产品监督管理与标准研究[J]. 中国修复重建外科杂志，2003，（6）：480-487.
[③] 吴曙霞，杨淑娇，吴祖泽. 美国、欧盟、日本细胞治疗监管政策研究[J]. 中国医药生物技术，2016，（6）：491-496.

分类	法律法规与指南规范名称		发布年份
	中文名称	英文名称	
指南规范	《同源使用人体细胞、组织及基于细胞、组织的产品指南》	*Regulatory Considerations for Human Cells，Tissues，and Cellular and Tissue-Based Products*	2017年发布
	《关于人体细胞、组织及基于细胞、组织的产品（HCT/Ps）不良反应的相关调查报告（公共健康服务法第361条和CFR-title21-part1271）指导原则》	*Deviation Reporting for Human Cells，Tissues，and Cellular and Tissue-Based Products Regulated Solely Under Section 361 of the Public Health Service Act and 21 CFR Part 1271*	2017年发布
	《与再生医学产品治疗配合使用器械的评价》	*Evaluation of Devices Used with Regenerative Medicine Advanced Therapies*	2017年发布
	《细胞治疗与基因治疗产品的早期临床试验设计指南》	*Considerations for the Design of Early-Phase Clinical Trials of Cellular and Gene Therapy Products*	2015年发布
	《研究性细胞和基因治疗产品的临床前评估》	*Preclinical Assessment of Investigational Cellular and Gene Therapy Products*	2013年发布
	《细胞和基因治疗产品效能测试指导原则》	*Potency Tests for Cellular and Gene Therapy Products*	2011年发布
	《人体细胞、组织及基于细胞、组织的供体鉴定及相关标签指导原则（2007.6.19终版）》	*Human Cells，Tissues，and Cellular and Tissue-Based Products；Donor Screening and Testing；and Related Labeling 6/19/2007 Final Rule*	2007年发布
	《现行药品生产质量管理规范》	*Current Good Manufacturing Practices，cGMP*	2010年修订
	《人体细胞、组织及基于细胞、组织的产品提供者的资格鉴定》	*Eligibility Determination for Donors of Human Cells，Tissues，and Cellular and Tissue-Based Products*	2007年发布
	《人体细胞治疗与基因治疗指南》	*Guidance for Human Somatic Cell Therapy and Gene Therapy*	1998年发布

数据来源：FDA官方网站 https://www.fda.gov/vaccines-blood-biologics/biologics-guidances/cellular-gene-therapy-guidances

　　在法律层面上，组织工程与再生医学产品管理的依据为美国法律《食品、药品和化妆品法案》（FD&C Act）、《公共卫生服务法案》（PHS Act）、《美国联邦条例》（CFR）。例如，《现行药品生产质量管理规范》（*Current Good Manufacturing Practices*，cGMP）是根据CFR中的21CFR210&211制定的，其中组织工程与再生医学产品的管理原则也适用于干细胞产品，包括制造产品设备的物理特征及在某种设备中制造细胞产品的过程和步骤。

　　在法规层面上，美国于2001年发布了CFR1271管理法规，并于2005年正式实施。这是组织工程与再生医学审批主要依据的法规，该法规将人体细胞组织分为PHS351产品与PHS361产品两大类进行管理。

　　在指南与规范层面上，FDA还与其他管理部门、企业、研究机构相互沟通、相互影响，形成了一系列生物产品制造和临床试验的指南与规范，此外，FDA还和美国国立卫生研究院（National Institutes of Health，NIH）之间通过签署正式的谅解备忘录协议促进干细胞管理建议的形成。

（二）欧盟

　　欧盟倾向采用集中化审评管理，由先进技术疗法委员会专门负责先进技术治疗医学产品的技术审评。先进技术疗法委员会对每一份提交至管理部门的先进技术治疗医学产品提出审评意见，该意见将被提交至人用医药产品委员会，由人用医药产品委员会做出采纳批准、变更、暂停或取消上市许可的建议，然后将建议发送至欧盟委员会做决定。一旦产品在欧盟被批准上市，管理部门将对其安全性和有效性进行进一步评价。除此之外，先进技术疗法委员会还应人用医药产品委员会的要求，对先进技术治疗医学产品类产品的质量、安全性和有效性进行评价。

　　在法律层面上，《医药产品法》与《医疗器械法》为欧盟管理先进技术治疗医学产品的法律依据，并为医药产品的临床前研究、临床研究、制造与销售等全产业链提供法律监管框架。

1. 管理架构

欧洲药品管理局（European Medicines Agency，EMA）将组织工程产品、体细胞治疗产品、基因治疗产品纳入先进技术治疗医学产品（advanced therapy medicinal products，ATMP）管理，该类产品的定义是能够为疾病带来革命性的治疗方案，对于医疗产业的发展来说具有广阔的前景。另外，EMA 规定 ATMP 必须执行集中化审评程序，并根据欧盟新兴医疗产品条款（*Regulation（EC）No1394/2007*）成立了先进技术疗法委员会（Committee for Advanced Therapies，CAT），专门负责 ATMP 的技术审评。CAT 对每一份提交至管理部门的 ATMP 提出审评意见，该意见将被提交至人用医药产品委员会（Committee for Medicinal Products for Human Use，CHMP），由 CHMP 做出采纳批准、变更、暂停或取消上市许可的建议，然后将建议发送至欧盟委员会做决定。一旦产品在欧盟被批准上市，管理部门将对其安全性和有效性进行进一步评价。

另外，CAT 还有如下作用[①]：①给予 ATMP 的分类建议；②评价中小企业的 ATMP 质量和非临床数据认证申请；③给予 ATMP 科学建议；④给予 ATMP 上市后监管的科学建议，如药物警戒和风险管理；⑤应 CHMP 的要求，在质量、安全性和有效性上评价 ATMP；⑥协助执行欧盟有关该类产品的法规；⑦鼓励 ATMP 研发；⑧应欧盟的要求，给予相关创新产品建议。

同时，为鼓励 ATMP 的研究和开发，欧盟执行了一些特殊的支持鼓励政策，如减免申请人向管理部门支付的部分费用、申请人可从欧盟获得更多科学支持和帮助等。

2. 法规与指南

在法律层面上，《医药产品法》（*Medicinal Products 2001/83/EC*）与《医疗器械法》（*Medical Devices 93/42/EEC*）为欧盟管理先进技术治疗医学产品的法律依据，并为医药产品的临床前研究、临床研究、制造与销售等全产业链提供法律监管框架（表 3-2）。

表 3-2　欧盟组织工程与再生医学产品主要法律法规与指南规范

分类	法律法规与指南规范		发布年份
	名称	英文名称	
法律	《医疗器械法》（93/42/EEC）	*Medical Devices 93/42/EEC*	2017 年修订
	《医药产品法》（2001/83/EC）	*Medicinal Products 2001/83/EC*	2001 年发布
法规	《先进技术治疗医学产品法规》No.1394/2007	*Regulation （EC） No. 1394/2007 on Advanced Therapy Medicinal Product*	2007 年发布
	《医院豁免条款》No.1394/2007 第 28 节	*Hospital Exemption Clause, Article28 of Regulation （EC） 1394/2007*	2007 年发布
指南规范	《ATMPs 类产品有关咨询程序方面的指导原则》	*Procedural Advice on the Evaluation of Advanced Therapy Medicinal Products（ATMPs）*	2018 年修订
	《临床试验中试验用先进医疗产品的质量、非临床和临床要求指南》	*Guideline on Quality, Non-clinical and Clinical Requirements for Investigational Advanced Therapy Medicinal Products in Clinical Trials*	2018 提交草案
	《ATMPs 的风险管理-安全性和有效性随访指南》	*Guide to Risk Assessment and Response*	2018 年修订
	《ATMPs 的 GMP 指南》	*EC Guideline on GMP for ATMPs*	2017 年发布
	《EMA 调查 ATMP 指南》	*EMA Guideline on Investigational ATMPs*	2017 年发布
	《ATMPs 的 GLP 要求》	*GLP Requirements for ATMPs*	2015 年发布

数据来源：EMA 官方网站 https://www.ema.europa.eu/en/documents/presentation/presentation-advanced-therapy-medicinal-products-atmps-support-developers-p-celis_en.pdf

---

[①] 韩倩倩，王春仁. 基因治疗产品、细胞治疗产品和组织工程产品在欧盟的监管[J]. 组织工程与重建外科杂志，2014，10（5）：244-246.

同法规一样，欧盟的指导原则也在 ATMP 的整个生命周期的各个环节给予指导。这些指导原则提出了对 ATMP 的研发和监管要求，如基于风险的产品开发途径和评价理念、对于细胞和结构组分之间相互作用的特殊要求、对于临床/非临床的灵活性考虑、对于《药品临床试验管理规范》（*Good Clinical Practice*，GCP）的特殊要求，以及关于上市后安全有效性跟踪和风险管理的特殊考虑等。2017 年 11 月，欧盟委员会公布了专门针对先进技术治疗医学产品的生产质量管理规范指南，针对组织工程与再生医学产品的特点，为其生产、销售及监管提供明确指导。

（三）日本

日本在管理方面更注重安全性和有效性。日本的研究性医疗产品的临床开发有注册试验和临床研究两种途径（双轨制），受到不同部门的监管。注册试验是指以上市许可为目的进行的临床试验，注册试验的发起者除公司外也可为学术研究人员，由药品和医疗器械管理局主要负责审查，厚生劳动省批准；临床研究不用于上市许可，由厚生劳动省主要负责监管，药品和医疗器械管理局仅负责细胞加工设施的调查。

2014 年，日本行使了《再生医学安全法》和《药品和医疗器械法》作为管理再生医学产品的法律依据，以加快再生医学的临床应用发展和市场化，并为再生医学产品的临床前研究、临床研究、制造与销售等全产业链提供法律监管框架。

1. 管理架构

2014 年 11 月，日本厚生劳动省（Ministry of Health, Labour and Welfare，MHLW）修订了旧的《药事法》，并实施了新的《药品和医疗器械法》（*Pharmaceuticals and Medical Devices Act*，PMD Act），在该法案中细胞医疗产品、离体基因医疗产品和体内基因医疗产品被新定义为"再生医学产品"。再生医疗领域的主要国家监管部门为：厚生劳动省、经济产业省、文部科学省、药品和医疗器械管理局（Pharmaceuticals and Medical Devices Agency，PMDA）。4 个部门在研究推动、设计开发、许可认定、品质评价、程序审查等具体事务上各有侧重和分工协作。

日本的研究性医疗产品的临床开发有注册试验和临床研究两种途径（双轨制），注册试验是指以上市许可为目的进行的临床试验，注册试验的发起者除公司外也可为学术研究人员；临床研究不用于上市许可。注册试验和临床研究受到不同部门的监管。

在注册试验和上市许可方面，PMDA 审查注册试验和上市许可申请的研究性新药通知，并且 MHLW 批准药品、医疗器械和再生医学产品的上市许可。

再生医学产品由 PMDA 依据《药品和医疗器械法》进行监管，其国家卫生科学研究所药品和医疗器械评估中心下设细胞与组织类产品审批办公室负责具体审批事务。再生医学产品在原有药物审批程序基础研究、临床研究、临床试验、审批准入的基础上，在临床研究证实再生医学产品的有效性与安全性之后，增加了条件性限制性准入许可。条件性限制性准入许可时间最长为 7 年，在证明细胞治疗产品临床试验与应用有效性之后，产品可以申请作为正式的再生医学产品长期上市，7 年时间到期后再次进行申请或者退出市场。

为加速创新审评，MHLW 于 2015 年 4 月设立了 SAKIGAKE（先驱者或先行者）药物指定系统。2015 年 7 月，MHLW 另外启动了医疗器械、体外诊断和再生医学产品的 SAKIGAKE 指定系统。SAKIGAKE 指定的药物和医疗器械的目标总审查时间为 6 个月（不适用于 SAKIGAKE 指定的再生医药产品）。一般而言，基因和细胞产品的目标总审查时间为 9 个月；审查时间不包括公司准备对 PMDA 的查询做出答复的时间。此 SAKIGAKE 指定类似于美国的突破性治疗指定和欧盟的优先药物（PRIME）。此外，MHLW 于 2012 年启动了"加强创新药物、医疗器械和再生医疗产品实际应用项目"（Project for Enhanced Practical Application of Innovative Drugs，Medical Devices and Regenerative Medical Products），以促进 PMDA 与学术机构合作，共同起草创新医疗产品评价的监管指导文件[①]。

在临床研究监管方面，根据《再生医学安全法》（Act on the Safety of Regenerative Medicine，ASRM），由经认证的委员会审查医疗或临床研究计划，并强制向 MHLW 提交计划；PMDA 仅负责细胞加工设施的调查。另外，目前任何涉及离体基因转移的 I 类和 II 类医学治疗或临床研究[②]均需经大阪大学再生医学认证特别委员会审查。该委员会能审查在所有日本医院进行的涉及离体基因转移的临床研究的应用。

2. 法规与指南

日本经济产业省主要在组织工程与再生医学细胞培养相关设备及工艺流程等方面制定了一些指导方针。近年来，厚生劳动省主导制定的法规较多，针对不同的疾病领域、细胞类型等都分门别类地做了详细规定，也是评估审查的主要参照标准（表 3-3）。

表 3-3　日本再生医学产品主要法律法规与指南规范[③]

分类	法律法规与指南规范		发布年份
	名称	英文全称	
法律	《药品和医疗器械法》	Pharmaceuticals and Medical Devices Act	2014 年修订
	《临床试验法》	Clinical Trial Law	2018 年发布
法规	《再生医学促进法》	Regenerative Medicine Promotion Act	2014 年发布
	《再生医学安全法》	Act on the Safety of Regenerative Medicine	2014 年发布
指导原则	《指定生物制品和再生医药产品的指南》	Guidance on Designation of Biological Products and Regenerative Medicine Products	2014 年发布
	《临床试验通知指南》	Guidance on Clinical Trial Notification	2014 年发布
	《临床试验期间不良事件报告指南》	Guidance on Adverse Event Reporting during Clinical Trial	2014 年发布
	《申请营销权指南》	Guidance on Application for Marketing Authorization	2014 年发布
	《药物主文件指南》	Guidance on Drug Master File	2014 年发布
	《数据完整性检查指南》	Guidance on Data Integrity Inspection	2014 年发布
	《GCTP/GQP/建筑物和设施法规指南》	Guidance on GCTP/GQP/Regulations for Buildings and Facilities	2014 年发布
	《关于上市后不良事件报告的指南》	Guidance on Post-market Adverse Event Reporting	2014 年发布
	《关于定期传染病监测报告的指南》	Guidance on Periodic Infectious Disease Surveillance Reports	2014 年发布
	《生物成分标准指南》	Guidance on Standards for Biological Ingredients	2014 年发布
	《加工产品质量和安全指南》	Guideline on Ensuring the Quality and Safety of Products Derived from Processed	2014 年发布
	《处理和使用细胞/组织产品的一般原则》	General Principles for the Handling and Use of Cells/Tissue-based Products	2000 年发布

---

①细胞治疗：科学监管如何引导产品开发良性发展[EB/OL]？http://www.360doc.com/content/19/0402/15/39750415_825940888.shtml [2019-04-03].

② 在 ASRM 的监管下，使用加工细胞的临床研究分为 I 类（高风险）、II 类（中等风险）或III类（低风险）。胚胎干细胞、诱导多功能干细胞、遗传修饰细胞、动物细胞或同种异体人细胞的使用被归类为 I 类；将自体细胞用于其他目的的用途被归类为 II 类；将自体细胞施用于与施用细胞相似的器官（同源使用）被归类为III类。

③ Azuma K. Regulatory Landscape of Regenerative Medicine in Japan[J]. Current Stem Cell Reports，2015，1（2）：118-128.

2014 年 11 月，MHLW 发布了《再生医学安全法》（*Act on the Safety of Regenerative Medicine*，ASRM）及修订了《药品和医疗器械法》（*Pharmaceuticals and Medical Devices Act*，PMD Act）。ASRM 适用于使用细胞医疗产品进行注册试验以外的临床研究，PMD Act 主要对再生医学产品进行上市批准和安全性评价。总体来讲，如果仅是在诊所或医院等机构内部实施的免疫细胞采集和治疗，以及研究者发起的临床试验，属于《再生医学安全法》的管辖范畴；如果有第三方企业参与免疫细胞的基因操作、加工制备、生产销售等，则归 PMD 法案管辖。

在指南与规范层面上，再生医疗创新论坛、日本再生医疗学会、京都大学 iPS 细胞研究所等主要相关机构在细胞采集、制备、运输、保存等具体技术层面上都制定了业内指导文件。

（四）中国

中国组织工程与再生医学产品由国家药品监督管理局受理、审批，并由中国食品药品检定研究院进行检测和评价。

在法规治理层面上，合理监管组织工程与再生医学产品的研发和临床应用对该领域的创新发展至关重要，国家药品监督管理局和国家卫生健康委员会已出台多项相关政策法规与指南规范以明确分工和管理路径，以促进组织工程与再生医学的快速发展。

1. 管理架构

国家药品监督管理局对组织工程与再生医学产品的监督管理日益重视，并明确组织工程与再生医学产品是指用组织工程技术和工艺制备的，用于修复、改善、再生组织或器官结构与功能的医用产品（不包括传统的组织和器官移植及体细胞与基因治疗产品），由医疗器械监管司（现为医疗器械监督管理司）受理、审批，并由中国食品药品检定研究院进行检测和评价。

医疗器械监管司主要负责：①掌握分析医疗器械安全形势、存在的问题并提出完善制度机制和改进工作的建议。②组织拟订医疗器械生产、经营、使用管理制度并监督实施，组织拟订医疗器械生产、经营、使用质量管理规范并监督实施。拟订医疗器械互联网销售监督管理制度并监督实施。③组织开展对医疗器械生产经营企业和使用环节的监督检查，组织开展医疗器械不良事件监测和再评价、监督抽验及安全风险评估，对发现的问题及时采取处理措施。④拟订境外医疗器械生产企业检查等管理制度并监督实施。组织开展有关医疗器械产品出口监督管理事项。⑤拟订问题医疗器械召回和处置制度，指导督促地方相关工作。⑥拟订医疗器械监督管理工作规范及技术支撑能力建设要求，督促下级行政机关严格依法实施行政许可、履行监督管理责任，及时发现、纠正违法和不当行为。⑦承办国家药品监督管理局交办的其他事项。

中国食品药品检定研究院主要负责国家药品、医疗器械标准物质和生产检定用菌毒种的研究、分发和管理，开展相关技术研究工作，并依法承担实施药品、生物制品、医疗器械、食品、保健食品、化妆品、实验动物、包装材料等多领域产品的审批注册检验、进口检验、监督检验、安全评价及生物制品批签发。

2. 法规与指南

2003 年 3 月，国家食品药品监督管理局发布了《人体细胞治疗研究和制剂质量控制技术指导原则》，要求每个方案的整个操作过程和最终制品必须制定标准操作程序并严格执行，以确保研究的安全性和有效性。

2007 年，国家发展改革委、卫生部、国家中医药管理局联合印发了《全国医疗服务价格项目规范》，对树突状细胞（DC）治疗及淋巴因子激活的杀伤细胞（LAK 细胞）治疗进行了费用规定。2012 年对规范进行了修订，对肿瘤免疫治疗的诊疗服务价格进行了统一规定，为医药费用的收取提供了法律依据。

2009 年 3 月，卫生部制定印发《医疗技术临床应用管理办法》，规定第三类医疗技术由卫生部负责技术审定和临床应用管理。研究机构证实动物试验和临床试验有效，之后提交申请给卫生部，经卫生部审定批准后再用于临床治疗。

2009 年 5 月，卫生部发布《首批允许临床应用的第三类医疗技术目录》，将自体免疫细胞（T 细胞、NK 细胞）治疗技术归为第三类医疗技术。

2009 年 6 月，卫生部为规范自体免疫细胞（T 细胞、NK 细胞）治疗技术临床应用，保证医疗质量和医疗安全，制定了《自体免疫细胞（T 细胞、NK 细胞）治疗技术管理规范（征求意见稿）》。对自体免疫细胞（T 细胞、NK 细胞）治疗技术制定了管理规范，这使得该项技术有了可循的质量管理细则。

2011 年 11 月，《"十二五"生物技术发展规划》明确发展重点包括："针对恶性肿瘤、心脑血管疾病、遗传性疾病、自身免疫性疾病等严重威胁人类健康的重大疾病，开展一批靶向基因治疗、细胞治疗、免疫治疗等前瞻性的生物治疗关键技术研究，以关键技术的突破来带动重点产品的研发，加快生物治疗技术应用于临床治疗的速度。"国家层面的政策支持，加快了生物治疗技术应用于临床治疗，对于国家技术创新和国民健康来说具有重大意义。

2011 年 12 月，卫生部和国家食品药品监督管理局联合发布《关于开展干细胞临床研究和应用自查自纠工作的通知》，决定联合开展为期一年的干细胞临床研究和应用等活动。自行开展、没有经过任何审批的活动要立刻停止。对于已经经过国家食品药品监督管理局批准的干细胞制品的临床试验项目，要按照批件和药品临床试验有关质量规范的要求严格执行，不能随意变更临床试验方案，更不能收费。同时，在 2012 年 7 月 1 日之前，停止所有的新项目申报。

2012 年 12 月，国务院印发《生物产业发展规划》，明确将抗肿瘤药物、治疗性疫苗、细胞治疗等产业列为重点支持的产业。

2015 年，国家卫生和计划生育委员会及国家食品药品监督管理局联合发布《干细胞临床试验研究管理办法（试行）》《干细胞临床试验研究基地管理办法（试行）》和《干细胞制剂质量控制和临床前研究指导原则（试行）》3 个文件的征求意见稿，指出干细胞临床试验研究必须在干细胞临床研究基地进行，研究基地必须具备三级甲等医院和国家食品药品监督管理局认定的药物临床试验机构等要求。

2015 年 7 月，国家卫生和计划生育委员会发布的《国家卫生计生委关于取消第三类医疗技术临床应用准入审批有关工作的通知》中明确指出，取消第三类医疗技术临床应用准入审批后，医疗机构对本机构医疗技术临床应用和管理承担主体责任。各级各类医疗机构应当按照《医疗技术临床应用管理办法》（卫医政发〔2009〕18 号）要求，强化主体责任意识，建立完善医疗技术临床应用管理制度，按照手术分级管理要求对医师进行手术授权并动态管理，建立健全医疗技术评估与管理档案制度。

2016 年 12 月 16 日，国家食品药品监督管理总局发布《细胞制品研究与评价技术指导原则》（征求意见稿），制定了细胞治疗类产品技术的一般性基本原则，以规范和指导细胞制品的开发与研究。

2017 年 12 月，国家食品药品监督管理总局发布了《细胞治疗产品研究与评价技术指导原则（试行）》，规范和指导这类产品按照药品管理规范进行研究、开发与评价。

2019 年 2 月，国家卫生健康委员会发布《生物医学新技术临床应用管理条例（征求意见稿）》，从体细胞治疗的临床研究项目申请与审查、研究过程管理、转化应用管理、监督管理和法律责任等角度进行了详细的说明。3 月，国家卫生健康委员会发布关于征求《体细胞治疗临床研究和转化应用管理办法（试行）》

（征求意见稿），以规范和促进体细胞治疗临床研究及转化应用。

表 3-4 总结了以上法律法规与指南规范。

表 3-4　中国组织工程与再生医学产品主要法律法规与指南规范

分类	名称	发布机构	发布时间
法律	《中华人民共和国药品管理法》	全国人民代表大会常务委员会	2015 年修订
法规	《体细胞治疗临床研究和转化应用管理办法（试行）》（征求意见稿）	国家卫生健康委员会	2019 年
	《生物医学新技术临床应用管理条例（征求意见稿）》	国家卫生健康委员会	2019 年
	《关于政协十三届全国委员会第一次会议第 4443 号（医疗体育类 434 号）提案答复的函》	国家卫生健康委员会	2018 年
	《"十三五"生物产业发展规划》	国家发展改革委	2017 年
	《国家卫生计生委关于取消第三类医疗技术临床应用准入审批有关工作的通知》	国家卫生计生委	2015 年
	《干细胞制剂质量控制和临床前研究指导原则（试行）》（征求意见稿）	国家卫生计生委、国家食品药品监督管理局	2013 年
	《干细胞临床试验研究管理办法（试行）》（征求意见稿）	国家卫生计生委、国家食品药品监督管理局	2013 年
	《干细胞临床试验研究基地管理办法（试行）》（征求意见稿）	国家卫生计生委、国家食品药品监督管理局	2013 年
	《"十二五"生物技术发展规划》	科技部	2011 年
	《关于开展干细胞临床研究和应用自查自纠工作的通知》	卫生部、国家食品药品监督管理局	2011 年
	《药品生产质量管理规范（2010 年修订）》	卫生部	2010 年修订
指南规范	《造血干细胞移植技术管理规范（2017 年版）》	国家卫生计生委	2017 年
	《造血干细胞移植技术临床应用质量控制指标（2017 年版）》	国家卫生计生委	2017 年
	《细胞治疗产品研究与评价技术指导原则（试行）》	国家食品药品监督管理总局	2017 年
	《细胞制品研究与评价技术指导原则》（征求意见稿）	国家食品药品监督管理总局	2016 年
	《自体免疫细胞（T 细胞、NK 细胞）治疗技术管理规范（征求意见稿）》	卫生部	2009 年
	《首批允许临床应用的第三类医疗技术目录》	卫生部	2009 年
	《医疗技术临床应用管理办法》	卫生部	2009 年
	《全国医疗服务价格项目规范》	国家发展改革委、卫生部、国家中医药管理局	2007 年
	《人体细胞治疗研究和制剂质量控制技术指导原则》	国家食品药品监督管理局	2003 年

四 基础研究现状与趋势

对剔除临床研究相关成果报道后的基础研究论文集[①]进行分析,其分析结果可反映一个领域的基础研究态势。对数据库有史以来收录的组织工程与再生医学领域基础研究论文进行分析,展示该领域及主要子领域的基础研究规模、发展速度[②]和顶尖研究成果[③],了解该领域及主要子领域的全球现状与趋势,揭示中国、中国机构和学者在全球及中美竞争中的创新力。

从全球来看,组织工程与再生医学领域基础研究活跃,发展速度较快,已经产出了一批影响力较大的顶尖研究成果。骨和软骨、神经、皮肤、心脏及眼组织工程领域发展态势与总领域一致,仅肝脏组织工程领域因肝细胞再生能力较强且肝移植手术开展较多,其发展增速[④]略低于上述子领域。

从中国来看,通过国际比较和中美对比分析,我们作出以下判断。

中国组织工程与再生医学领域基础研究实力突出,优于整个医疗器械领域,研究规模大,经过多年快速增长,规模已趋近甚至追平美国,已经积累了一定数量的顶尖研究成果,但顶尖成果产出率相对较低。中国在骨和软骨、神经、肝脏和皮肤组织工程 4 个子领域基础研究中的国际竞争力与总领域一致,但在心脏和眼组织工程 2 个子领域的研究规模与美国相比还存在较大差距。

中国学术机构在组织工程与再生医学领域基础研究竞争中跻身全球前列且发展势头强劲,如骨和软骨组织工程领域的上海交通大学、四川大学和中国科学院,神经组织工程领域的南通大学,肝脏组织工程领域的河南师范大学,皮肤组织工程领域的中国科学院和上海交通大学,眼组织工程领域的香港大学和中山大学。

中国学者在组织工程与再生医学领域已取得卓越研究成果,部分学者的研究成果数量跻身全球前列,如骨和软骨组织工程领域的常江和曹谊林、神经组织工程领域的顾晓松和丁斐、肝脏组织工程领域的徐存拴、皮肤组织工程领域的付小兵和金岩、眼组织工程领域的苏国辉。

---

① 本报告仅纳入基础研究论文,为剔除综述、临床试验和病例报告后的科技论文集。
② 受制于检索时间(2018 年 11 月 6 日)且数据库收录存在延迟,计算增速时取 2008~2017 年的复合增长率。
③ 将组织工程与再生医学领域的 F1000 论文、高被引论文及顶级综合期刊论文视为顶尖论文,其中 F1000 论文是由 F1000 文献评估系统的同行专家从每年发布的论文中推荐的优秀论文(不足千分之二),高被引论文是 Web of Science 数据库收录的被引频次在该领域排前 1% 的论文,顶级综合期刊论文在本报告中被定义为在影响因子大于 20 的顶级综合期刊上发表的论文。
④ 增速为复合增长率。

（一）组织工程与再生医学总领域

对剔除临床研究相关成果报道后的基础研究论文集[①]进行分析，其分析结果可反映一个领域的基础研究态势。对文献数据库有史以来（1900～2018 年）收录的组织工程与再生医学领域基础研究论文[②]进行分析，展示该领域的基础研究规模、发展速度[③]和顶尖研究成果[④]，了解该领域的全球现状与趋势，揭示中国、中国机构和学者在全球及中美竞争中的创新力。

全球组织工程与再生医学基础研究活跃，发展速度较快，已经产出了一批影响力较大的顶尖研究成果。全球在该领域的基础研究论文约 13 万篇（128100 篇），约占整个医疗器械领域基础研究论文量的 1/10，近 10 年复合增长率达 8.0%，略高于整个医疗器械领域（7.3%）[⑤]。在约 13 万篇论文中，顶尖论文 3899 篇，占 3.0%。

中国组织工程与再生医学基础研究实力突出，优于整个医疗器械领域，研究规模大，经过多年快速增长，规模已趋近于美国，已经积累了一定数量的顶尖研究成果，但顶尖研究成果产出率相对较低。全球组织工程与再生医学领域论文平均每 8 篇有 1 篇有中国机构参与发表（17031 篇，占 13.3%），平均每 4 篇有 1 篇有美国机构参与发表（35966 篇，占 28.1%），中国该领域论文量接近美国的一半，优于整个医疗器械领域（不及美国的 1/5）；中国近 10 年该领域论文量复合增长率达 19.9%，远高于全球平均水平（8.0%）和美国（8.1%），多年高速增长带动论文量逐渐趋近于美国，近 3 年论文量已达美国的 81.5%（中国 6794 篇 vs.美国 8340 篇）；从该领域顶尖论文情况来看，全球平均每 20 篇有 1 篇有中国机构参与发表（195 篇，占 5.0%），平均每 2 篇有 1 篇有美国机构参与发表（2022 篇，占 51.9%），中国顶尖论文量约为美国的 1/10，优于整个医疗器械领域（约为美国的 1/20）[⑤]；从该领域顶尖论文量占本国论文量的比例来看，中国平均每 100 篇有 1 篇顶尖论文（占 1.1%），美国平均每 20 篇有 1 篇顶尖论文（占 5.6%）。

中国众多机构在组织工程与再生医学领域基础研究竞争中跻身全球前列且发展势头强劲，顶尖研究成果数量仍有上升空间。中国科学院、上海交通大学、四川大学、浙江大学、香港大学、中山大学、第四军医大学、北京大学、台湾大学、复旦大学、第三军医大学和华中科技大学 12 家中国机构在组织工程与再生医学领域的基础研究论文量进入全球前 50 位，其中前 3 家机构跻身全球前 10 位。以上 12 家中国机构近 10 年论文量的复合增长率平均值达 21.1%，远高于全球前 50 位机构的平均值（14.9%）。在论文量排名全球前 50 位的机构中，顶尖论文量超过 100 篇的机构包括哈佛大学、加州大学和斯坦福大学，其中哈佛大学多达 254 篇。中国顶尖论文产出超过 10 篇的机构包括中国科学院、复旦大学、北京大学、香港大学、四川大学和浙江大学，所有中国机构的顶尖论文量占本机构该领域论文量的比例均低于全球前 50 位机构的平均值（4.9%）。

中国研究者在组织工程与再生医学领域已取得卓越研究成果。顾晓松（南通大学）、曹谊林（上海交通大学）、常江（中国科学院）、金岩（第四军医大学）、戴建武（中国科学院）等学者的论文量跻身全球前 25 位。

中国在组织工程与再生医学领域的研究集中在骨和软骨、神经、肝脏、皮肤、心脏及眼等子领域，与全球研究领域一致。

---

① 本报告仅纳入基础研究论文，为剔除综述、临床试验和病例报告后的科技论文集。

② 本章文献检索时间为 2018 年 11 月 6 日，另行标注的情况除外。

③ 受制于检索时间（2018 年 11 月 6 日）且数据库收录存在延迟，计算增速时取 2008～2017 年的复合增长率。

④ 将组织工程与再生医学领域的 F1000 论文、高被引论文及顶级综合期刊论文视为顶尖论文，其中 F1000 论文是由 F1000 文献评估系统的同行专家从每年发布的论文中推荐的优秀论文（不足千分之二），高被引论文是 Web of Science 数据库收录的被引频次在该领域排前 1% 的论文，顶级综合期刊论文在本报告中被定义为在影响因子大于 20 的顶级综合期刊上发表的论文。

⑤ 池慧. 中国医疗器械创新力发展报告[M]. 北京：科学出版社，2018.

1. 全球概况

全球组织工程与再生医学基础研究活跃，发展速度较快，已经产出了一批影响力较大的顶尖研究成果。自 1900 年至今，全球组织工程与再生医学领域的基础研究论文量约 13 万篇，约占整个医疗器械领域基础研究论文量（约 112 万篇）的 1/10，近 10 年复合增长率达 8.0%，略高于整个医疗器械领域（7.3%）[①]。在约 13 万篇（128100 篇）论文中，顶尖论文 3899 篇，占 3.0%。

2. 国别分析

对组织工程与再生医学领域基础研究论文量排名全球前 20 位的国家进行对比分析，考虑到论文量相当的国家之间更具有可比性，因此，主要进行中美对比，以了解中国在该领域基础研究竞争中的创新力。

（1）中国在组织工程与再生医学领域的基础研究规模排名全球第 2 位，论文量约为美国一半

如图 4-1 所示，组织工程与再生医学领域基础研究论文量排名全球前 5 位的国家依次是美国、中国、日本、德国和英国。全球组织工程与再生医学领域论文平均每 8 篇有 1 篇有中国机构参与发表（17031 篇，占 13.3%），平均每 4 篇有 1 篇有美国机构参与发表（35966 篇，占 28.1%），中国该领域论文量接近美国的一半，优于整个医疗器械领域（不及美国的 1/5）[①]。

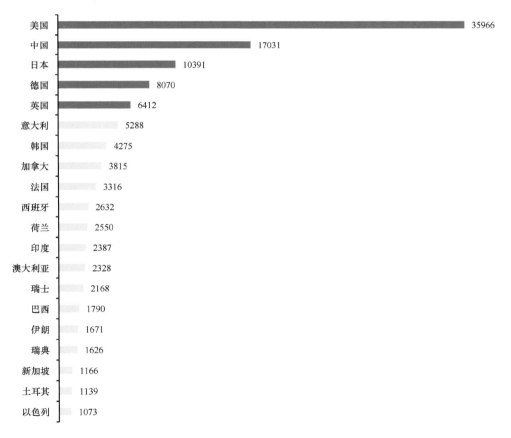

图 4-1　组织工程与再生医学领域基础研究论文量排名全球前 20 位的国家（单位：篇）

---

① 池慧. 中国医疗器械创新力发展报告[M]. 北京：科学出版社，2018.

（2）中国在组织工程与再生医学领域的基础研究增速达全球平均水平的2倍多，多年高速增长带动研究规模逐渐趋近于美国

如图4-2所示，近10年，中国组织工程与再生医学领域基础研究论文量复合增长率为19.9%，是全球平均水平（8.0%）的2倍多，远高于美国（8.1%）。在论文量排名全球前5位的国家中，中国增长最快，是这5个国家平均增速（10.6%）的近2倍。

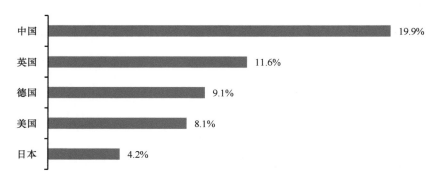

图4-2　论文量排名全球前5位的国家在组织工程与再生医学领域的基础研究论文量增长情况

从中美两国历年在该领域的论文量变化情况来看（图4-3），两国论文量的差距逐渐缩小，中国近3年论文量高达美国的81.5%（中国6794篇 vs.美国8340篇）。随着两国论文量趋近，其增速也有所趋近。

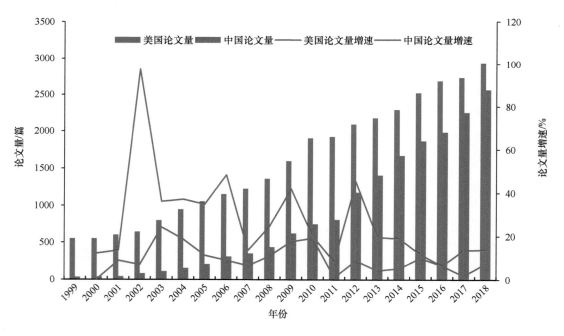

图4-3　中美两国历年在组织工程与再生医学领域的基础研究论文量及其增速变化
受制于检索时间（2018年11月6日）和数据库收录存在延迟，2018年数据不全

（3）中国在组织工程与再生医学领域积累了一定数量的顶尖研究成果，但比例仍较低

从该领域顶尖论文情况来看（图4-4），排名全球前5位的国家是美国、英国、德国、日本和中国，全球平均每

20 篇有 1 篇有中国机构参与发表（195 篇，占 5.0%），平均每 2 篇有 1 篇为美国机构参与发表（2022 篇，占 51.9%），中国顶尖论文量约为美国的 1/10，优于整个医疗器械领域（约为美国的 1/20）；从该领域顶尖论文量占本国总论文量的比例来看，中国平均每 100 篇有 1 篇顶尖论文（占 1.1%），美国平均每 20 篇有 1 篇顶尖论文（占 5.6%）。

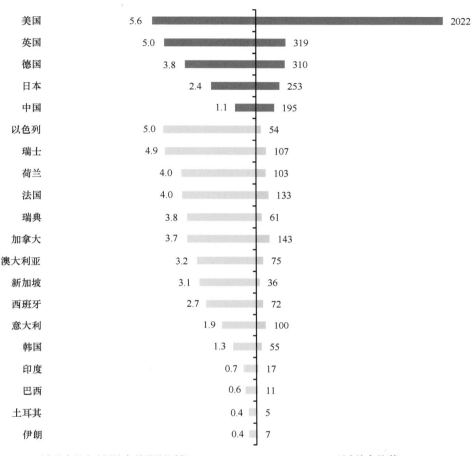

图 4-4 各国在组织工程与再生医学领域的顶尖论文量及占比

图中所列占比为顶尖论文量占本国该领域总论文量的比例；深色为论文量排名前 5 位的国家，浅色为论文量排名 5～20 位的国家，分别在前 5 位和第 5～20 位中按顶尖论文占比排序

3. 机构分析

对组织工程与再生医学领域基础研究论文量排名全球前 50 位的机构进行分析，了解中国机构在该领域的基础研究实力。

（1）中国 12 家机构在组织工程与再生医学领域的基础研究规模进入全球前 50 位

如图 4-5 所示，众多中国机构在组织工程与再生医学领域基础研究竞争中跻身全球前列，中国科学院、上海交通大学、四川大学、浙江大学、香港大学、中山大学、第四军医大学、北京大学、台湾大学、复旦大学、第三军医大学和华中科技大学在该领域的基础研究论文量分别排名全球第 7、8、9、19、21、23、25、28、31、39、44 和 49 位。值得一提的是，中国科学院、上海交通大学、四川大学 3 家机构跻身全球前 10 位。

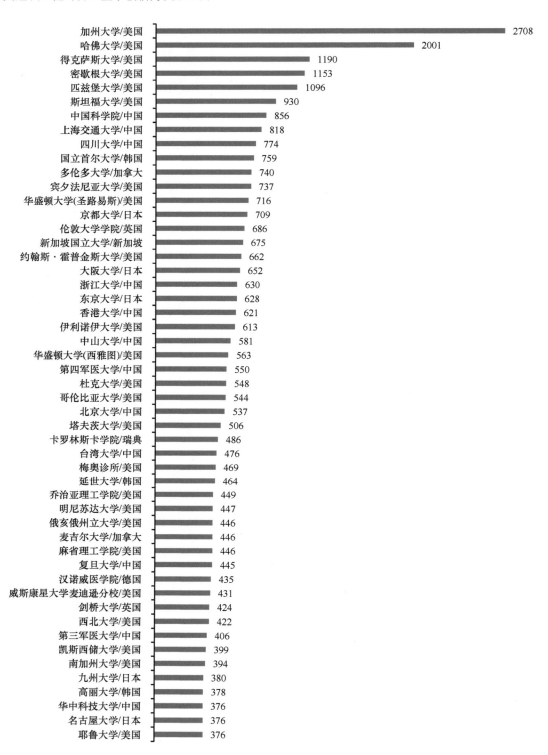

图 4-5 组织工程与再生医学领域基础研究论文量排名全球前 50 位的机构（单位：篇）

（2）中国机构近 10 年的基础研究增速远高于全球前 50 位机构的平均水平

如图 4-6 所示，中国机构在组织工程与再生医学领域发展势头强劲。在论文量排名全球前 50 位的机构中，上海交通大学、中国科学院、台湾大学、四川大学、中山大学、第三军医大学、复旦大学、北京大学、华中科技大学、浙江大学、香港大学和第四军医大学近 10 年论文量的复合增长率分别排第 2、3、5、7（2家并列）、10、12（2 家机构）、14、15、17 和 29 位，其中上海交通大学和中国科学院均跻身前 3 位，另有 4 家跻身前 10 位。以上 12 家中国机构的平均增速达 21.1%，远高于全球前 50 位机构的平均值（14.9%）。

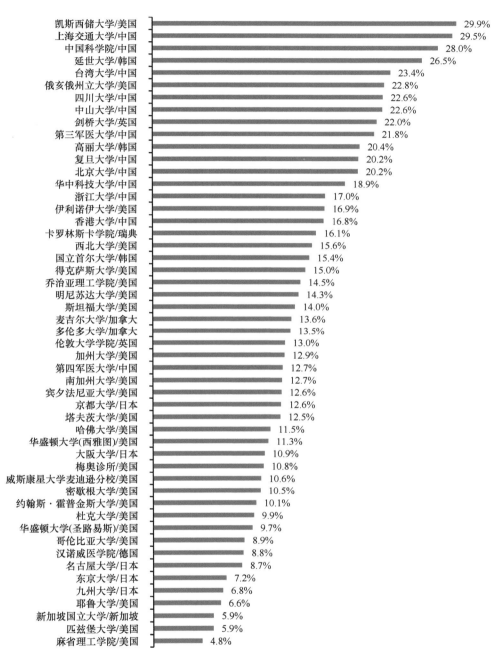

图 4-6　各机构在组织工程与再生医学领域的基础研究论文量增速

（3）中国机构的顶尖研究成果数量和比例仍有上升空间

如图 4-7 所示，中国机构在组织工程与再生医学领域的基础研究质量与全球领先机构相比还有较大差距。在论文量排名全球前 50 位的机构中，顶尖论文量超过 100 篇的机构包括哈佛大学、加州大学和斯坦福大学，其中哈佛大学多达 254 篇。中国顶尖论文量产出超过 10 篇的机构包括中国科学院、复旦大学、北京大学、香港大学、四川大学和浙江大学。需要注意的是，从顶尖论文量占本机构该领域论文量的比例来看，中国 12 家机构分别排名第 23、29、36、38、42（2 家机构）、45、46、47、48、49、50 位，其中仅 2 家机构进入前 30 位，所有中国机构的顶尖论文量占本机构该领域论文量的比例均低于全球前 50 位机构的平均值（4.9%）。

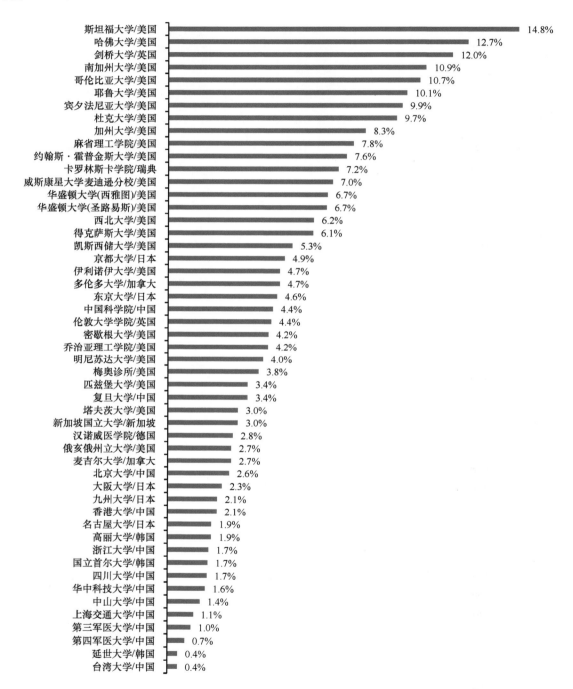

图 4-7　组织工程与再生医学领域顶尖论文量占比的机构排名

4. 研究者分析

根据组织工程与再生医学领域基础研究论文量和高被引论文作者分布的情况，可以了解中国学者在该领域的基础研究实力。

（1）中国 5 名研究者在组织工程与再生医学领域的论文量排名进入全球前 25 位

中国研究者在组织工程与再生医学领域已经取得了卓越研究成果。表 4-1 展示了组织工程与再生医学领域基础研究论文量排名全球前 25 位的研究者，其中有美国研究者 12 名、中国研究者 5 名、日本研究者 4 名、葡萄牙研究者 2 名、韩国研究者 1 名、新加坡研究者 1 名。值得一提的是，顾晓松（南通大学）、曹谊林（上海交通大学）、常江（中国科学院）、金岩（第四军医大学）、戴建武（中国科学院）5 位学者的论文量均跻身全球前 25 位。

表 4-1　组织工程与再生医学领域基础研究论文量排名全球前 25 位的研究者

序号	人名	机构[1]	所属国家	论文量[2]/篇
1	Kaplan, David L	塔夫茨大学	美国	272
2	Okano, Teruo	东京女子医科大学	日本	232
3	Reis, Rui L	米尼奥大学	葡萄牙	229
4	Khademhosseini, Ali	哈佛大学	美国	178
5	Yamato, Masayuki	东京女子医科大学	日本	174
6	Tabata, Yasuhiko	京都大学	日本	164
7	Mikos, Antonios G	莱斯大学	美国	161
8	Atala, Anthony	维克森林大学	美国	149
9	Vunjak-Novakovic, Gordana	哥伦比亚大学	美国	138
10	Kim, Hae-Won	国立首尔大学	韩国	134
11	Longaker, Michael T	斯坦福大学	美国	130
12	Nakamura, T	京都大学	日本	121
13	Huard, Johnny	匹兹堡大学	美国	113
13	Athanasiou, Kyriacos A	莱斯大学	美国	113
15	Mano, Joao F	米尼奥大学	葡萄牙	112
16	Langer, Robert	麻省理工学院	美国	105
16	Gu, Xiaosong（顾晓松）	南通大学	中国	105
18	Ramakrishna, Seeram	新加坡国立大学	新加坡	104
19	Cao, Yilin（曹谊林）	上海交通大学	中国	103
20	Chang, Jiang（常江）	中国科学院	中国	101
20	Jin, Yan（金岩）	第四军医大学	中国	101
20	Mauck, Robert L	宾夕法尼亚大学	美国	101
23	Badylak, Stephen F	匹兹堡大学	美国	100
24	Yoo, James J	维克森林大学	美国	98
24	Dai, Jianwu（戴建武）	中国科学院	中国	98

注：1. 同一名作者的发文机构可能不止 1 个，该表仅列出其论文量最多的机构

　　2. 含合作发文

（2）中国研究者主要来自中国科学院、上海交通大学、南通大学等机构

表4-2展示了组织工程与再生医学领域基础研究论文量排名中国前10位的研究者，其中有3名来自上海交通大学，2名来自中国科学院，分别有1名来自南通大学、第四军医大学、浙江大学、台湾大学和东华大学。

表4-2　组织工程与再生医学领域基础研究论文量排名中国前10位的研究者

序号	人名	机构[1]	论文量[2]/篇
1	顾晓松	南通大学	105
2	曹谊林	上海交通大学	103
3	常江	中国科学院	101
3	金岩	第四军医大学	101
5	戴建武	中国科学院	98
6	高长有	浙江大学	83
7	徐善慧	台湾大学	81
8	莫秀梅	东华大学	79
9	刘伟	上海交通大学	74
10	蒋欣泉	上海交通大学	66

注：1. 同一名作者的发文机构可能不止1个，该表仅列出其论文量最多的机构

2. 含合作发文

（3）被引频次排名前20位文章的作者主要来自欧美国家

表4-3列出了组织工程与再生医学领域被引频次排名前20位的文章，其中美国学者15篇，德国学者2篇，新加坡、意大利和英国学者各1篇。美国学者在该领域的学术影响力最大，中国学者的学术影响力还有较大提升空间。

表4-3　组织工程与再生医学领域被引频次前20位基础研究论文

序号	标题	通讯作者	通讯作者所在单位/国家	出版物	出版年	被引频次
1	*Tissue engineering*	Langer, R	麻省理工学院/美国	*Science*	1993	6531
2	*Multilineage cells from human adipose tissue: Implications for cell-based therapies*	Hedrick, MH	加州大学/美国	*Tissue Eng*	2001	4372
3	*Bone marrow cells regenerate infarcted myocardium*	Anversa, P*	纽约医学院/美国	*Nature*	2001	3758
4	*Glioma stem cells promote radioresistance by preferential activation of the DNA damage response*	Rich, JN	杜克大学/美国	*Nature*	2006	3324
5	*Microglia: A sensor for pathological events in the CNS*	Kreutzberg, GW	马普学会/德国	*Trends Neurosci*	1996	3042
6	*Scaffolds in tissue engineering bone and cartilage*	Hutmacher, DW	新加坡国立大学/新加坡	*Biomaterials*	2000	3002

续表

序号	标题	通讯作者	通讯作者所在单位/国家	出版物	出版年	被引频次
7	*Subventricular zone astrocytes are neural stem cells in the adult mammalian brain*	Alvarez-Buylla, A	洛克菲勒大学/美国	*Cell*	1999	2629
8	*Mesenchymal stem cells*	Caplan, AI	凯斯西储大学/美国	*J Orthop Res*	1991	2421
9	*Adult cardiac stem cells are multipotent and support myocardial regeneration*	Anversa, P[*]	纽约医学院/美国	*Cell*	2003	2349
10	*Postnatal human dental pulp stem cells (DPSCs) in vitro and in vivo*	Shi, S	NIH/美国	*PNAS*	2000	2086
11	*Muscle regeneration by bone marrow-derived myogenic progenitors*	Cossu, G	罗马大学/意大利	*Science*	1998	2032
12	*Multi-organ, multi-lineage engraftment by a single bone marrow-derived stem cell*	Krause, DS	耶鲁大学/美国	*Cell*	2001	2002
13	*Identification of the hepatocyte growth factor receptor as the c-met proto-oncogene product*	Bottaro, DP	NIH/美国	*Science*	1991	1959
14	*Porous scaffold design for tissue engineering*	Hollister, SJ	密歇根大学/美国	*Nat Mater*	2005	1907
15	*Silk-based biomaterials*	Kaplan, DL	塔夫茨大学/美国	*Biomaterials*	2003	1898
16	*Bone marrow as a potential source of hepatic oval cells*	Petersen, BE	匹兹堡大学/美国	*Science*	1999	1837
17	*Prospective identification of tumorigenic prostate cancer stem cells*	Collins, AT	约克大学/英国	*Cancer Res*	2005	1813
18	*Electrospun nanofibrous structure: A novel scaffold for tissue engineering*	Li, WJ	德雷塞尔大学/美国	*J Biomed Mater Res*	2002	1651
19	*Transplantation of progenitor cells and regeneration enhancement in acute myocardial infarction (TOPCARE-AMI)*	Dimmeler, S	法兰克福歌德大学/德国	*Circulation*	2002	1634
20	*p63 is essential for regenerative proliferation in limb, craniofacial and epithelial development*	McKeon, F	哈佛大学/美国	*Nature*	1999	1620

注：检索日期是 2018 年 12 月 29 日

* 文章因作者科研诚信问题被撤稿

5. 研究热点

中国在组织工程与再生医学领域的研究集中在骨和软骨、神经、肝脏、皮肤、心脏及眼等子领域，与全球一致（表 4-4）。从论文量来看，全球范围内论文量超过 5000 篇且顶尖论文量超过 100 篇的子领域包括骨和软骨、神经、肝脏、皮肤、心脏及眼等子领域，中国论文量超过 500 篇且顶尖论文量超过 10 篇的子领域同样是上述领域。

表 4-4　组织工程与再生医学各子领域的基础研究总论文量和顶尖论文量

研究领域	全球			中国				
	总论文量/篇	顶尖论文量/篇	顶尖论文量占全球总论文量的比例/%	总论文量/篇	总论文量占全球总论文量的比例/%	顶尖论文量/篇	顶尖论文量占全球顶尖论文量的比例/%	顶尖论文量占本国总论文量的比例/%
骨和软骨组织工程	31120	627	2.0	4487	14.4	36	5.7	0.8
神经组织工程	24249	639	2.6	3551	14.6	31	4.9	0.9
肝脏组织工程	11182	401	3.6	1328	11.9	24	6.0	1.8
皮肤组织工程	9944	332	3.3	1185	11.9	15	4.5	1.3
心脏组织工程	9170	392	4.3	1088	11.9	24	6.1	2.2
眼组织工程	5792	135	2.3	689	11.9	12	8.9	1.7

（二）骨和软骨组织工程领域

对剔除临床研究相关成果报道后的基础研究论文集[①]进行分析，其分析结果可反映一个领域的基础研究态势。对文献数据库有史以来（1900～2018 年）收录的骨和软骨组织工程领域基础研究论文进行分析，展示该领域的基础研究规模、发展速度[②]和顶尖研究成果[③]，了解该领域的全球现状与趋势，揭示中国、中国机构和学者在全球及中美竞争中的创新力。

全球骨和软骨组织工程领域发展速度较快，已经产出了一批影响力较大的顶尖研究成果。全球在该领域的基础研究论文超过 3 万篇（31120 篇），约占整个组织工程与再生医学领域的 1/4，近 10 年复合增长率达 9.2%，略高于整个组织工程与再生医学领域（8.0%）。在超过 3 万篇论文中，顶尖论文 627 篇，约占 2.0%，低于整个组织工程与再生医学领域（3.0%）。

中国骨和软骨组织工程领域基础研究规模大，经过多年快速增长，规模已趋近于美国，已经积累了一定数量的顶尖研究成果，但顶尖研究成果产出率相对较低。全球骨和软骨组织工程领域论文平均每 7 篇有 1 篇有中国机构参与发表（4487 篇，占 14.4%），平均每 4 篇有 1 篇有美国机构参与发表（8460 篇，占 27.2%），中国该领域论文量约为美国的一半；中国近 10 年该领域论文量复合增长率达 19.3%，远高于全球平均水平（9.2%）和美国（8.6%），多年高速增长带动论文量逐渐趋近于美国，近 3 年论文量已达美国的 88.8%（中国 1878 篇 vs.美国 2116 篇）；从该领域顶尖论文情况来看，全球平均每 17 篇有 1 篇有中国机构参与发表（36 篇，占 5.7%），每 2 篇有 1 篇有美国机构参与发表（318 篇，占 50.7%），中国顶尖论文量约为美国的 1/9；从该领域顶尖论文量占本国论文量的比例来看，中国平均每 125 篇有 1 篇顶尖论文（占 0.8%），美国平均每 26 篇有 1 篇顶尖论文（占 3.8%）。

中国众多机构在骨和软骨组织工程领域基础研究竞争中跻身全球前列且发展势头强劲，顶尖研究成果数量仍有上升空间。上海交通大学、四川大学、中国科学院、浙江大学、香港大学、北京大学和第四军医大学 7 家中国机构在骨和软骨组织工程领域的基础研究论文量进入全球前 30 位，其中前 3 个机构跻身全球前 10 位。以上 7 家中国机构近 10 年论文量的复合增长率达 21.1%，远高于前 30 位机构的平均值（12.6%）。在论文量排名前 30 位机构中，顶尖论文量超过 20 篇的机构包括哈佛大学、加州大学和斯坦福大学，其中哈佛大学的顶尖论文量多达 33 篇。中国顶尖论文产出最多的是中国科学院（6 篇），其次是四川大学（5 篇）和上海交通大学（4 篇），其余机构的顶尖论文均不超过 3 篇。所有中国机构的顶尖论文量占本机构该领域论文量的比例均低于前 30 位机构的平均值（3.1%）。

中国研究者在骨和软骨组织工程领域已取得了卓越研究成果。常江（中国科学院）和曹谊林（上海交通大学）2 位学者的论文量跻身全球前 10 位。

1. 全球概况

骨和软骨组织工程属于组织工程与再生医学领域体量最大的子领域，全球骨和软骨组织工程领域发展速度较快，已经产出了一批影响力较大的顶尖研究成果。自 1900 年至今，全球在该领域的基础研究论文

---

① 本报告仅纳入基础研究论文，为剔除综述、临床试验和病例报告后的科技论文集。

② 受制于检索时间（2018 年 11 月 6 日）且数据库收录存在延迟，计算增速时取 2008~2017 年的复合增长率。

③ 将组织工程与再生医学领域的 F1000 论文、高被引论文及顶级综合期刊论文视为顶尖论文，其中 F1000 论文是由 F1000 文献评估系统的同行专家从每年发布的论文中推荐的优秀论文（不足千分之二），高被引论文是 Web of Science 数据库收录的被引频次在该领域排前 1%的论文，顶级综合期刊论文在本报告中被定义为在影响因子大于 20 的顶级综合期刊上发表的论文。

超过 3 万篇，约占整个组织工程与再生医学领域的 1/4，近 10 年复合增长率达 9.2%，略高于整个组织工程与再生医学领域（8.0%）。在超过 3 万篇论文中，顶尖论文超过 600 篇，约占 2.0%，低于整个组织工程与再生医学领域（3.0%）。

2. 国别分析

对骨和软骨组织工程领域基础研究论文量排名全球前 20 位的国家进行对比分析，考虑到论文量相当的国家之间更具可比性，因此，主要进行中美对比，以了解中国在该领域基础研究竞争中的创新力。

（1）中国在骨和软骨组织工程领域的基础研究规模排名全球第 2 位，论文量约为美国一半

骨和软骨组织工程领域的基础研究论文量排全球前 5 位的国家依次是美国、中国、日本、德国、意大利（图 4-8）。全球骨和软骨组织工程领域论文平均每 7 篇有 1 篇有中国机构参与发表（4487 篇，占 14.4%），平均每 4 篇有 1 篇有美国机构参与发表（8460 篇，占 27.2%），中国该领域论文量约为美国的一半。

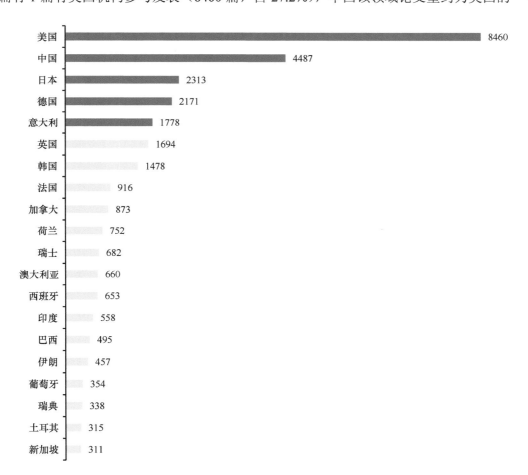

图 4-8　骨和软骨组织工程领域基础研究论文量排名全球前 20 位的国家（单位：篇）

（2）中国在骨和软骨组织工程领域的基础研究增速达全球平均水平的 2 倍多，多年高速增长带动研究规模逐渐趋近于美国

如图 4-9 所示，近 10 年，中国骨和软骨组织工程基础研究论文量复合增长率为 19.3%，是全球平均水

平（9.2%）的 2 倍多，远高于美国（8.6%）。在论文量排名全球前 5 位的国家中，中国增长最快，比排第 2 位的意大利（9.4%）高 9.9 个百分点，比这 5 个国家平均增速（10.0%）高 9.3 个百分点。

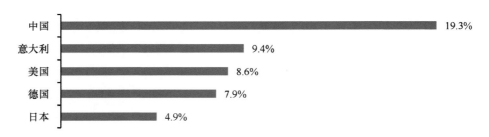

图 4-9　论文量排名全球前 5 位的国家在骨和软骨组织工程领域的基础研究论文量增长情况

如图 4-10 所示，从中美两国历年在该领域的论文量变化情况可以看出，两国论文量的差距逐渐缩小，中国近 3 年论文量高达美国的 88.8%（中国 1878 篇 vs.美国 2116 篇）。随着两国论文量趋近，增速也有所趋近。

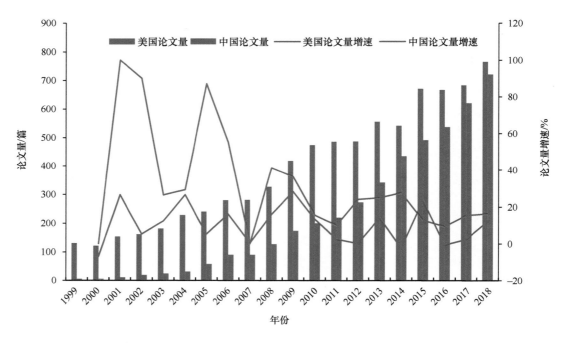

图 4-10　中美两国历年在骨和软骨组织工程领域的基础研究论文量及其增速变化
受制于检索时间（2018 年 11 月 6 日）和数据库收录存在延迟，2018 年数据不全

（3）中国在骨和软骨组织工程领域积累了一定数量的顶尖研究成果，但比例仍较低

如图 4-11 所示，从该领域顶尖论文情况来看，排名全球前 5 位的国家是美国、英国、德国、中国、法国，全球平均每 17 篇有 1 篇有中国机构参与发表（36 篇，占 5.7%），每 2 篇有 1 篇有美国机构参与发表（318 篇，占 50.7%），中国顶尖论文量约为美国 1/9；从该领域顶尖论文量占本国论文量的比例来看，中国平均每 125 篇有 1 篇顶尖论文（占 0.8%），美国平均每 26 篇有 1 篇顶尖论文（占 3.8%）。

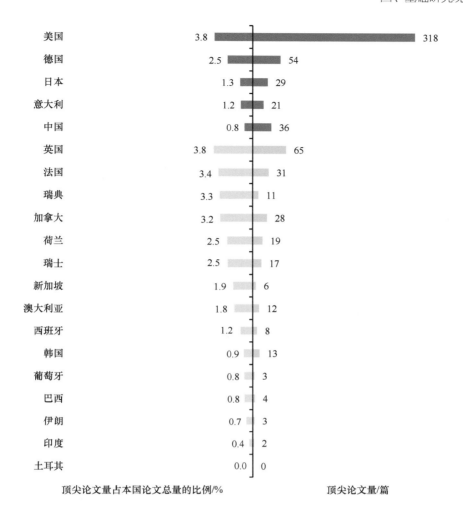

图 4-11 各国在骨和软骨组织工程领域的顶尖论文量及占比

图中所列占比为顶尖论文量占本国该领域总论文量的比例；深色为论文量排名前 5 位的国家，浅色为论文量排名 5～20 位的国家，
分别在前 5 位和第 5～20 位中按顶尖论文占比排序

3. 机构分析

对骨和软骨组织工程领域基础研究论文量排名全球前 30 位的机构进行分析，了解中国机构在该领域的基础研究实力。

（1）中国 7 家机构在骨和软骨组织工程领域的基础研究规模进入全球前 30 位

如图 4-12 所示，众多中国机构在骨和软骨组织工程领域基础研究竞争中跻身全球前列，上海交通大学、四川大学、中国科学院、浙江大学、香港大学、北京大学和第四军医大学在该领域的基础研究论文量分别排名全球第 3、4、9、12、14、15 和 18 位。值得一提的是，上海交通大学、四川大学和中国科学院 3 家机构跻身全球前 10 位。

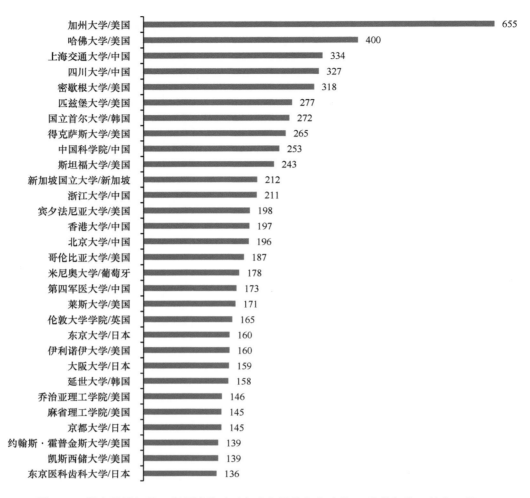

加州大学/美国 655
哈佛大学/美国 400
上海交通大学/中国 334
四川大学/中国 327
密歇根大学/美国 318
匹兹堡大学/美国 277
国立首尔大学/韩国 272
得克萨斯大学/美国 265
中国科学院/中国 253
斯坦福大学/美国 243
新加坡国立大学/新加坡 212
浙江大学/中国 211
宾夕法尼亚大学/美国 198
香港大学/中国 197
北京大学/中国 196
哥伦比亚大学/美国 187
米尼奥大学/葡萄牙 178
第四军医大学/中国 173
莱斯大学/美国 171
伦敦大学学院/英国 165
东京大学/日本 160
伊利诺伊大学/美国 160
大阪大学/日本 159
延世大学/韩国 158
乔治亚理工学院/美国 146
麻省理工学院/美国 145
京都大学/日本 145
约翰斯·霍普金斯大学/美国 139
凯斯西储大学/美国 139
东京医科齿科大学/日本 136

图 4-12 骨和软骨组织工程领域基础研究论文量排名全球前 30 位的机构（单位：篇）

（2）中国机构近 10 年的基础研究增速远高于全球前 30 位机构的平均水平

如图 4-13 所示，中国机构在骨和软骨组织工程领域发展势头强劲。在论文量排名前 30 位的机构中，上海交通大学、中国科学院、四川大学、北京大学、第四军医大学、浙江大学和香港大学在增速方面分别排第 1、2、4、5、15、18 和 19 位，其中上海交通大学和中国科学院均跻身前 3 位，另有 2 家跻身前 5 位。以上 7 家中国机构的平均增速达 21.1%，远高于前 30 位机构的平均值（12.6%）。

（3）中国机构的顶尖研究成果数量和比例仍有上升空间

中国科研机构的顶尖研究成果还相对较少。在论文量排名前 30 位的机构中，顶尖论文量超过 20 篇的机构包括哈佛大学、加州大学和斯坦福大学，其中哈佛大学的顶尖论文多达 33 篇。中国顶尖论文产出最多的是中国科学院（6 篇），其次是四川大学（5 篇）和上海交通大学（4 篇），其余机构的顶尖论文均不超过 3 篇。如图 4-14 所示，从顶尖论文占本机构该领域论文量之比来看，中国 7 家机构分别排名第 16、21（2 家机构并列）、24、25、26 和 28 位。这 7 家机构的顶尖论文占比均处于第 10 位之后，其中 6 家处于第 20 位之后，所有中国机构的顶尖论文占本机构该领域论文量的比例均低于前 30 位机构的平均值（3.1%）。

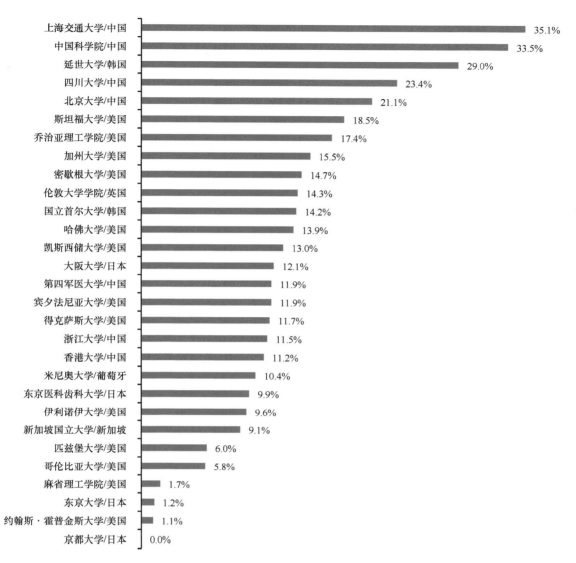

图4-13　各机构在骨和软骨组织工程领域的基础研究论文量增速

论文量排名前30位的莱斯大学的复合增长率为–10.5%，未列于该图中

4. 研究者分析

根据骨和软骨组织工程领域基础研究论文量和高被引论文作者分布情况，可以了解中国学者在该领域的基础研究实力。

（1）中国有2名研究者在骨和软骨组织工程领域的论文量进入全球前10位

表4-5展示了骨与软骨组织工程领域基础研究论文量排名全球前10位的研究者（共12名），其中有美国研究者6名，中国研究者2名，葡萄牙、日本、韩国、瑞士研究者各1名。值得一提的是，常江（中国科学院）和曹谊林（上海交通大学）2位学者在该领域的论文量跻身全球前10位。

（2）中国研究者主要来自上海交通大学、中国科学院、浙江大学等机构

表4-6展示了骨与软骨组织工程领域基础研究论文量排名中国前10位的研究者，从表4-6可以看出，

在骨和软骨组织工程领域,论文量排名中国前10位的研究者有5名来自上海交通大学,2名来自四川大学,2名来自中国科学院,1名来自浙江大学。

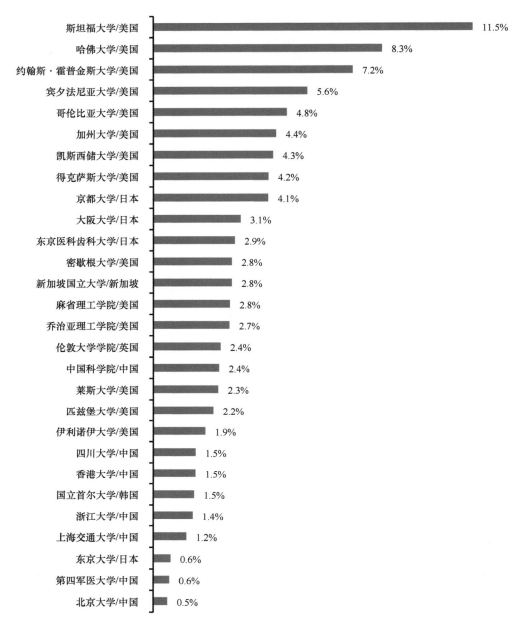

图 4-14 各机构在骨和软骨组织工程领域的顶尖论文占本机构该领域总论文量的比例

论文量排名前30位的延世大学和米尼奥大学在该领域的顶尖论文量为0,未列于该图中

表 4-5 骨和软骨组织工程领域基础研究论文量排名全球前 10 位的研究者

排名	人名	机构[1]	所属国家	论文量[2]/篇
1	Reis, Rui L	米尼奥大学	葡萄牙	136
2	Mikos, Antonios G	莱斯大学	美国	105
3	Athanasiou, Kyriacos A	加州大学	美国	101
4	Kaplan, David L	塔夫茨大学	美国	96

排名	人名	机构[1]	所属国家	论文量[2]/篇
4	Tabata, Yasuhiko	京都大学	日本	96
6	Kim, Hae-Won	檀国大学	韩国	94
7	Martin, Ivan	巴塞尔大学	瑞士	88
8	Huard, Johnny	匹兹堡大学	美国	78
9	Chang, Jiang（常江）	中国科学院	中国	73
10	Cao, Yilin（曹谊林）	上海交通大学	中国	68
10	Longaker, Michael T	斯坦福大学	美国	68
10	Mauck, Robert L	宾夕法尼亚大学	美国	68

注：1. 同一名作者的发文机构可能不止 1 个，该表仅列出其论文量最多的机构
    2. 仅包括作者在骨和软骨组织工程领域的论文量，含合作发文

表 4-6　骨和软骨组织工程领域基础研究论文量排名中国前 10 位的研究者

排名	人名	机构[1]	论文量[2]/篇
1	常江	中国科学院	73
2	曹谊林	上海交通大学	68
3	吴成铁	中国科学院	62
4	周广东	上海交通大学	48
5	张文杰	上海交通大学	47
5	蒋欣泉	上海交通大学	47
7	刘伟	上海交通大学	43
7	高长有	浙江大学	43
9	李玉宝	四川大学	34
10	左奕	四川大学	33

注：1. 同一名作者的发文机构可能不止 1 个，该表仅列出其论文量最多的机构
    2. 仅包括作者在骨和软骨组织工程领域的论文量，含合作发文

在骨和软骨组织工程领域基础研究论文产出较多的研究团队包括上海交通大学医学院附属第九人民医院整复外科曹谊林团队、上海交通大学医学院附属第九人民医院口腔修复科蒋欣泉团队、四川大学分析测试中心李玉宝团队、四川大学华西口腔医学院口腔疾病研究国家重点实验室张兴栋团队、中国科学院上海硅酸盐研究所生物材料与组织工程研究中心生物医用材料与组织工程研究课题组常江团队、浙江大学高分子科学与工程学系组织修复与再生医用高分子材料课题组高长有团队、北京大学第三医院运动医学研究所敖英芳团队、第四军医大学军事口腔医学国家重点实验室口腔颌面缺损组织再生关键科学问题研究课题组金岩团队、武汉大学口腔医学院口腔生物医学工程教育部重点实验室张玉峰团队、华中科技大学同济医学院附属协和医院邵增务团队等。

（3）被引频次前 20 位文章的作者主要来自欧美国家

表 4-7 列出了骨和软骨组织工程领域被引频次排名前 20 位的文章，其中产自美国学者 12 篇、法国学者 3 篇、瑞士学者 2 篇、新加坡学者 1 篇、以色列学者 1 篇、意大利学者 1 篇。美国学者在该领域的学术

影响力明显最大，中国尚无文章的被引频次进入全球前 20 位。

表 4-7　骨和软骨组织工程领域被引频次前 20 位基础研究论文

序号	标题	通讯作者	通讯作者所在单位/国家	出版物	出版年	被引频次
1	*Scaffolds in tissue engineering bone and cartilage*	Hutmacher, DW	新加坡国立大学/新加坡	*Biomaterials*	2000	3003
2	*SHED: Stem cells from human exfoliated deciduous teeth*	Shi, ST	NIH/美国	*PNAS*	2003	1323
3	*Tissue-engineered bone regeneration*	Petite, H	巴黎狄德罗大学（巴黎第七大学）/法国	*Nature Biotechnology*	2000	976
4	*Role of material surfaces in regulating bone and cartilage cell response*	Boyan, BD	得克萨斯大学/美国	*Biomaterials*	1996	910
5	*Synthetic matrix metalloproteinase-sensitive hydrogels for the conduction of tissue regeneration: Engineering cell-invasion characteristics*	Hubbell, JA	苏黎世联邦理工学院/瑞士	*PNAS*	2003	856
6	*Inflammatory monocytes recruited after skeletal muscle injury switch into antiinflammatory macrophages to support myogenesis*	Chazaud, B	法国国家健康与医学研究院/法国	*Journal of Experimental Medicine*	2007	847
7	*Regenerating functional myocardium: Improved performance after skeletal myoblast transplantation*	Taylor, DA	杜克大学/美国	*Nature Medicine*	1998	814
8	*Hematopoietic potential of stem cells isolated from murine skeletal muscle*	Goodell, MA	贝勒医学院/美国	*PNAS*	1999	759
9	*Substrate elasticity regulates skeletal muscle stem cell self-renewal in culture*	Blau, HM	斯坦福大学/美国	*Science*	2010	754
10	*Engineering vascularized skeletal muscle tissue*	Langer, R	以色列理工学院/以色列	*Nature Biotechnology*	2005	741
11	*Enhanced bone apposition to a chemically modified SLA titanium surface*	Buser, D	伯尔尼大学/瑞士	*Journal of Dental Research*	2004	723
12	*Self-assembling peptide hydrogel fosters chondrocyte extracellular matrix production and cell division: Implications for cartilage tissue repair*	Zhang, S	麻省理工学院/美国	*PNAS*	2002	717
13	*Localized Igf-1 transgene expression sustains hypertrophy and regeneration in senescent skeletal muscle*	Rosenthal, N	哈佛大学/美国	*Nature Genetics*	2001	713
14	*A three-dimensional nanofibrous scaffold for cartilage tissue engineering using human mesenchymal stem cells*	Tuan, RS	NIH/美国	*Biomaterials*	2005	654
15	*Direct isolation of satellite cells for skeletal muscle regeneration*	Montarras, D	巴斯德研究所/法国	*Science*	2005	611
16	*Functional tissue engineering of articular cartilage through dynamic loading of chondrocyte-seeded agarose gels*	Mauck, RL	哥伦比亚大学/美国	*Journal of Biomechanical Engineering*	2000	609
17	*Gelatin as a delivery vehicle for the controlled release of bioactive molecules*	Mikos, AG	莱斯大学/美国	*Journal of Controlled Release*	2005	606
18	*Mesenchymal stem cells in in bone development, bone repair, and skeletal regeneration therapy*	Bruder, SP	奥西里斯治疗公司/美国	*Journal of Cellular Biochemistry*	1994	596
19	*Pericytes of human skeletal muscle are myogenic precursors distinct from satellite cells*	Bianco, P	圣拉斐尔科学研究所/意大利	*Nature Cell Biology*	2007	585
20	*Single-cell analysis of regulatory gene expression in quiescent and activated mouse skeletal muscle satellite cells*	Cornelison, DDW	加州理工学院/美国	*Developmental Biology*	1997	581

注：检索日期是 2018 年 12 月 29 日

（三）神经组织工程领域

对剔除临床研究相关成果报道后的基础研究论文集[①]进行分析，其分析结果可反映一个领域的基础研究态势。对文献数据库有史以来（1900～2018 年）收录的神经组织工程领域基础研究论文进行分析，展示该领域的基础研究规模、发展速度[②]和顶尖研究成果[③]，了解该领域的全球现状与趋势，揭示中国、中国机构和学者在全球及中美竞争中的创新力。

全球神经组织工程领域发展速度较快，已经产出了一批影响力较大的顶尖研究成果。全球在该领域的基础研究论文约 2.5 万篇（24249 篇），约占整个组织工程与再生医学领域的 1/5，近 10 年复合增长率为 7.0%，略低于整个组织工程与再生医学领域（8.0%）。在约 2.5 万篇论文中，顶尖论文 639 篇，占 2.6%，略低于整个组织工程与再生医学领域（3.0%）。

中国神经组织工程基础研究规模大，经过多年快速增长，规模已与美国相当，已经积累了一定数量的顶尖研究成果，但顶尖研究成果产出率相对较低。全球神经组织工程领域论文平均每 7 篇有 1 篇有中国机构参与发表（3551 篇，占 14.6%），平均每 4 篇有 1 篇有美国机构参与发表（6901 篇，占 28.5%），中国该领域论文量约为美国的一半；中国近 10 年该领域论文量复合增长率达 19.5%，远高于全球平均水平（7.0%）和美国（7.4%），多年高速增长带动论文量逐渐追平美国，近 3 年论文量已与美国相当（中国 1299 篇 vs. 美国 1336 篇）；从该领域顶尖论文情况来看，全球平均每 20 篇有 1 篇有中国机构参与发表（31 篇，占 4.9%），每 2 篇有 1 篇有美国机构参与发表（318 篇，占 49.8%），中国顶尖论文量约为美国的 1/10；从该领域顶尖论文占本国论文量之比来看，中国平均每 111 篇有 1 篇顶尖论文（占 0.9%），美国平均每 22 篇有 1 篇顶尖论文（占 4.6%）。

中国众多机构在神经组织工程领域基础研究竞争中跻身全球前列且发展势头强劲，顶尖研究成果数量仍有上升空间。南通大学、中山大学、复旦大学、中国科学院、香港大学、吉林大学、首都医科大学、上海交通大学、第四军医大学、第三军医大学和北京大学 11 家中国机构在该领域的基础研究论文量进入全球前 30 位，其中南通大学跻身全球前 5 位。以上 11 家中国机构近 10 年论文量的复合增长率达 20.4%，远高于前 30 位机构的平均值（14.6%）。在论文量排名前 30 位机构中，顶尖论文量超过 15 篇的机构包括加州大学、哈佛大学、斯坦福大学和华盛顿大学，其中加州大学的顶尖论文量多达 48 篇，哈佛大学多达 36 篇。中国顶尖论文产出最多的是中国科学院（4 篇），其次是复旦大学（3 篇），其余机构的顶尖论文均不到 3 篇。所有中国机构的顶尖论文量占本机构该领域论文量的比例均低于前 30 位机构的平均值（3.9%）。

中国研究者在神经组织工程领域已取得卓越研究成果。顾晓松（南通大学）和丁斐（南通大学）2 位学者的论文量跻身全球前 10 位。

1. 全球概况

神经组织工程属于组织工程与再生医学领域体量排名第 2 位的子领域，全球神经组织工程领域发展速度较快，已经产出一批影响力较大的顶尖研究成果。自 1900 年至今，全球在该领域的基础研究论文量约 2.5 万篇（24249 篇），约占整个组织工程与再生医学领域的 1/5，近 10 年复合增长率为 7.0%，略低于整个组织工程与再生医学领域（8.0%）。在约 2.5 万篇论文中，顶尖论文 639 篇，占 2.6%，略低于整个组织工

---

① 本报告仅纳入基础研究论文，为剔除综述、临床试验和病例报告后的科技论文集。
② 受制于检索时间（2018 年 11 月 6 日）且数据库收录存在延迟，计算增速时取 2008～2017 年的复合增长率。
③ 将组织工程与再生医学领域的 F1000 论文、高被引论文及顶级综合期刊论文视为顶尖论文，其中 F1000 论文是由 F1000 文献评估系统的同行专家从每年发布的论文中推荐的优秀论文（不足千分之二），高被引论文是 Web of Science 数据库收录的被引频次在该领域排前 1% 的论文，顶级综合期刊论文在本报告中被定义为在影响因子大于 20 的顶级综合期刊上发表的论文。

程与再生医学领域（3.0%）。

2. 国别分析

对神经组织工程领域基础研究论文量排名全球前 20 位的国家进行对比分析，考虑到论文量相当的国家之间更具可比性，因此，主要进行中美对比，以了解中国在该领域基础研究竞争中的创新力。

（1）中国在神经组织工程领域的基础研究规模排名全球第 2 位，论文量约为美国一半

如图 4-15 所示，神经组织工程领域基础研究论文量排名全球前 5 位的国家依次是美国、中国、日本、德国、英国，均超过 1000 篇。全球神经组织工程领域论文平均每 7 篇有 1 篇有中国机构参与发表（3551 篇，占 14.6%），平均每 4 篇有 1 篇有美国机构参与发表（6901 篇，占 28.5%），中国该领域论文量约为美国的一半。

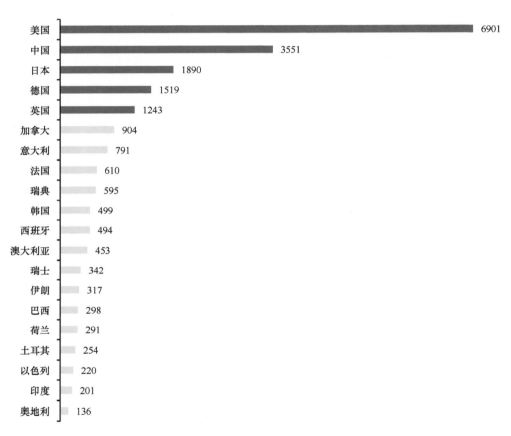

图 4-15　神经组织工程领域基础研究论文量排名全球前 20 位的国家（单位：篇）

（2）中国在神经组织工程领域的基础研究增速达全球平均水平的 2 倍多，多年高速增长带动研究规模逐渐追平美国

如图 4-16 所示，近 10 年，中国神经组织工程领域基础研究论文量复合增长率为 19.5%，是全球平均水平（7.0%）的 2 倍多，远高于美国（7.4%）。在论文量排名全球前 5 位的国家中，中国增长最快，比排第 2 位的英国（7.8%）高 11.7 个百分点，比这 5 个国家的平均增速（8.5%）高 11 个百分点。

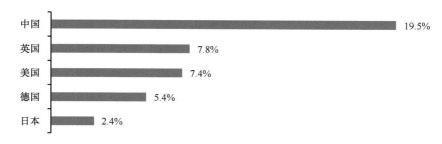

图 4-16　论文量排名全球前 5 位的国家在神经组织工程领域的基础研究论文量增长情况

从中美两国历年在该领域的论文量变化情况来看（图 4-17），两国论文量的差距逐渐缩小，近几年论文量几乎相当（近 3 年中国 1299 篇 vs.美国 1336 篇），中国 2014 年、2015 年和 2018 年的论文量甚至超过美国，这反映出中国在神经组织工程领域发展相当迅速。不过，随着论文量趋近，两个国家论文数量增速也逐渐趋近。

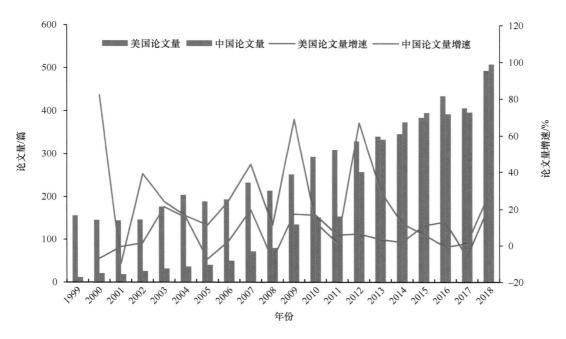

图 4-17　中美两国历年在神经组织工程领域的基础研究论文量及其增速变化
受制于检索时间（2018 年 11 月 6 日）和数据库收录存在延迟，2018 年数据不全

（3）中国在神经组织工程领域积累了一定数量的顶尖研究成果，但比例仍较低

如图 4-18 所示，从该领域顶尖论文情况来看，排名全球前 5 位的国家是美国、德国、英国、加拿大和日本，全球平均每 20 篇有 1 篇有中国机构参与发表（31 篇，占 4.9%），每 2 篇有 1 篇有美国机构参与发表（318 篇，占 49.8%），中国顶尖论文量约为美国的 1/10；从该领域顶尖论文量占本国论文量的比例来看，中国平均每 111 篇有 1 篇顶尖论文（占 0.9%），美国平均每 22 篇有 1 篇顶尖论文（占 4.6%）。

3. 机构分析

对神经组织工程领域基础研究论文量排名全球前 30 位的机构进行分析，可以了解中国机构在该领域的基础研究实力。

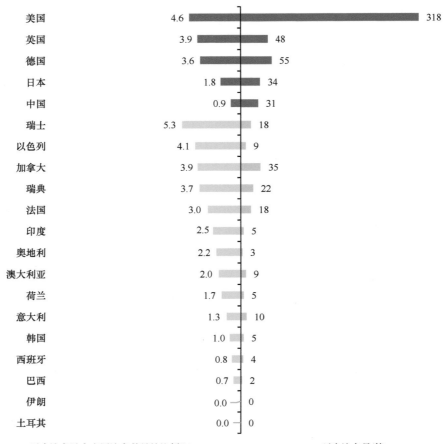

图 4-18　各国在神经组织工程领域的顶尖论文量及占比

图中所列占比为顶尖论文量占本国该领域总论文量的比例；深色为论文量排名前 5 位的国家，浅色为论文量排名 5～20 位的国家，
分别在前 5 位和第 5～20 位中按顶尖论文占比排序

（1）中国 11 家机构在神经组织工程领域的基础研究规模进入全球前 30 位

如图 4-19 所示，众多中国机构在神经组织工程领域的基础研究竞争中跻身全球前列，南通大学、中山大学、复旦大学、中国科学院、香港大学、吉林大学、首都医科大学、上海交通大学、第四军医大学、第三军医大学和北京大学在神经组织工程领域的基础研究论文量分别排名全球第 4、11、16、20、21、23、24、25、26、27 和 29 位。值得一提的是，南通大学的论文量排名第 4 位，仅次于美国的加州大学、哈佛大学和华盛顿大学（圣路易斯）。

从全球前 30 位机构（共 31 家）的分布来看，中国机构 11 家（35.5%），美国机构 12 家（38.7%），加拿大 3 家，日本和英国各 2 家，瑞典 1 家，中国和美国的机构数量占绝对优势。

（2）中国机构近 10 年的基础研究增速远高于全球前 30 位机构的平均水平

中国机构在神经组织工程领域发展势头强劲。如图 4-20 所示，在论文量排名全球前 30 位机构中，上海交通大学、首都医科大学、北京大学、中国科学院、吉林大学、第三军医大学、中山大学、复旦大学、第四军医大学、香港大学和南通大学在增速方面分别排第 1、2、3、6、7、9、11、15、18、19、23 位，其中上海交通大学、首都医科大学和北京大学包揽前 3 位，另有 3 家机构跻身前 10 位。以上 11 家中国机构的平均增速达 20.4%，远高于前 30 位机构的平均值（14.6%）。

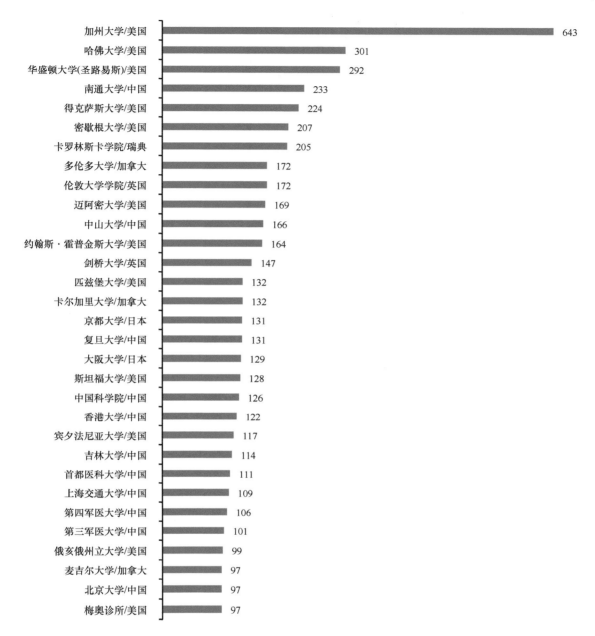

图 4-19 神经组织工程领域基础研究论文量排名全球前 30 位的机构（单位：篇）

（3）中国机构的顶尖研究成果数量和比例仍有上升空间

中国机构的顶尖论文产出相对较少。在论文量排名全球前 30 位的机构中，顶尖论文量超过 15 篇的机构包括加州大学、哈佛大学、斯坦福大学和华盛顿大学，其中加州大学的顶尖论文量多达 48 篇，哈佛大学多达 36 篇。中国顶尖论文产出最多的是中国科学院（4 篇），其次是复旦大学（3 篇），其余机构的顶尖论文均不到 3 篇。如图 4-21 所示，从顶尖论文量占本机构该领域论文量的比例来看，中国 11 家机构的顶尖论文占比分别排名 17、18、19、21、23、24（2 家机构并列）、26、28 和 29 位（2 家），均处于 15 位之后，其中 8 家处于 20 位之后，所有中国机构的顶尖论文量占本机构该领域论文量的比例均低于前 30 位机构平均值（3.9%）。

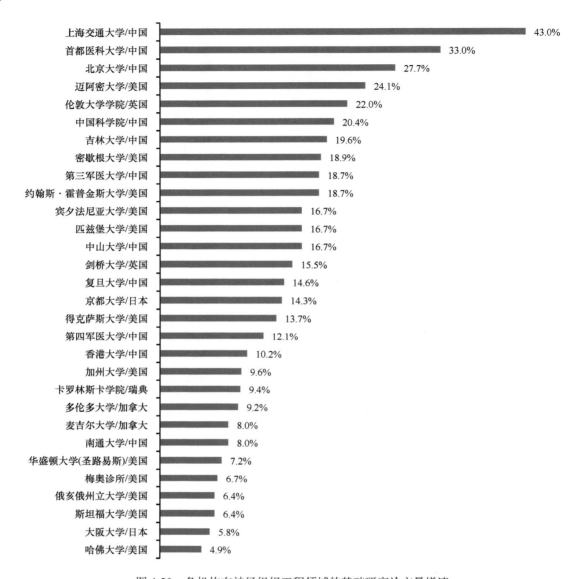

图 4-20　各机构在神经组织工程领域的基础研究论文量增速

论文量排名前 30 位的卡尔加里大学的复合增长率为–6.0%，未列于该图中

4. 研究者分析

根据神经组织工程领域的基础研究论文量和高被引论文作者分布情况，可了解中国学者在该领域的基础研究实力。

（1）中国有 2 名研究者在神经组织工程领域的论文量进入全球前 10 位

表 4-8 展示了在神经组织工程领域基础研究论文量排名全球前 10 位的研究者，在论文量排名全球前 10 位的研究者中，有美国研究者 3 名，中国研究者 2 名，英国、西班牙、以色列、瑞典和加拿大研究者各 1 名。值得一提的是，南通大学的顾晓松和丁斐 2 位学者在该领域的论文量分别排名全球第 3 位和第 4 位，学术产出相当突出。

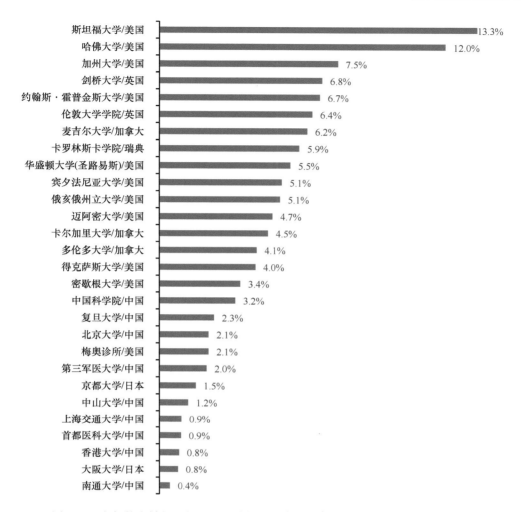

图 4-21　各机构在神经组织工程领域的顶尖论文占本机构该领域总论文量的比例
论文量排名前 30 位的第四军医大学、吉林大学和匹兹堡大学在该领域的顶尖论文量为 0，未列于该图中

表 4-8　神经组织工程领域基础研究论文量排名全球前 10 位的研究者

序号	人名	机构[1]	所属国家	论文量[2]/篇
1	Mackinnon, Susan E	华盛顿大学	美国	156
2	Hunter, Daniel A	华盛顿大学	美国	118
3	Gu, Xiaosong（顾晓松）	南通大学	中国	102
4	Ding, Fei（丁斐）	南通大学	中国	70
4	Lundborg, G	隆德大学	瑞典	70
6	Schwartz, M	魏茨曼科学研究所	以色列	68
7	Navarro, Xavier	巴塞罗那自治大学	西班牙	55
8	Fawcett, James W	剑桥大学	英国	53
9	Tuszynski, Mark H	加州大学	美国	51
9	Shoichet, Molly S	多伦多大学	加拿大	51

注：1. 同一名作者的发文机构可能不止 1 个，该表仅列出其论文量最多的机构
　　2. 仅包括作者在神经组织工程领域的论文量，含合作发文

（2）中国研究者主要来自南通大学、中国科学院等机构

表 4-9 展示了神经组织工程领域基础研究论文量排名中国前 10 位的研究者，从表 4-9 中可以看出，在神经组织工程领域，论文量排名中国前 10 位的研究者有 4 名来自南通大学，2 名来自中国科学院，2 名来自北京大学，另外中国医药大学、香港大学各 1 名。

表 4-9　神经组织工程领域基础研究论文量排名中国前 10 位的研究者

排名	人名	机构[1]	论文量[2]/篇
1	顾晓松	南通大学	102
2	丁斐	南通大学	70
3	吴武田	香港大学	48
4	戴建武	中国科学院	46
5	陈悦生	中国医药大学	43
6	杨宇民	南通大学	39
7	肖志峰	中国科学院	35
8	王勇军	南通大学	32
9	姜保国	北京大学	30
10	张培训	北京大学	29

注：1. 同一名作者的发文机构可能不止 1 个，该表仅列出其论文量最多的机构
　　2. 仅包括作者在神经组织工程领域的论文量，含合作发文

在神经组织工程领域基础研究论文产出较多的研究团队包括南通大学江苏省神经再生重点实验室顾晓松团队、中国科学院分子发育生物学重点实验室戴建武团队、香港大学李嘉诚医学院脑与认知科学国家重点实验室吴武田团队等。

（3）被引频次前 20 位文章的作者主要来自欧美国家

表 4-10 列出了神经组织工程领域被引频次排名前 20 位的文章，其中产自美国学者 11 篇，英国、瑞士和瑞典学者各 2 篇，日本、德国和新加坡学者各 1 篇。美国学者在该领域的学术影响力明显最大，中国尚无文章的被引频次进入全球前 20 位。

表 4-10　神经组织工程领域被引频次前 20 位基础研究论文

序号	标题	通讯作者	通讯作者所在单位/国家	出版物	出版年	被引频次
1	*Direct conversion of fibroblasts to functional neurons by defined factors*	Wernig, M	斯坦福大学/美国	*Nature*	2010	1554
2	*Chondroitinase ABC promotes functional recovery after spinal cord injury*	Bradbury, EJ	伦敦国王学院/英国	*Nature*	2002	1404
3	*Direct isolation of human central nervous system stem cells*	Uchida, N	美国 StemCells 公司/美国	*PNAS*	2000	1281
4	*Regeneration of hippocampal pyramidal neurons after ischemic brain injury by recruitment of endogenous neural progenitors*	Nakatomi, H	东京大学/日本	*Cell*	2002	1087

续表

序号	标题	通讯作者	通讯作者 所在单位/国家	出版物	出版年	被引频次
5	*Axonal regeneration in the rat spinal cord produced by an antibody against myelin-associated neurite growth inhibitors*	Schnell, L	苏黎世大学/瑞士	*Nature*	1990	1041
6	*Proliferating subventricular zone cells in the adult mammalian forebrain can differentiate into neurons and glia*	Lois, C	洛克菲勒大学/美国	*PNAS*	1993	954
7	*Transplanted embryonic stem cells survive，differentiate and promote recovery in injured rat spinal cord*	McDonald, JW	华盛顿大学/美国	*Nature Medicine*	1999	873
8	*GABA regulates synaptic integration of newly generated neurons in the adult brain*	Song, HJ	约翰斯·霍普金斯大学/美国	*Nature*	2006	764
9	*Dopamine neurons derived from human ES cells efficiently engraft in animal models of Parkinson's disease*	Studer, L	纪念斯隆·凯特琳癌症中心/美国	*Nature*	2011	754
10	*Neurotrophin-3 enhances sprouting of corticospinal tract during development and after adult spinal-cord lesion*	Schnell, L	苏黎世大学/瑞士	*Nature*	1994	736
11	*Marrow stromal cells form guiding strands in the injured spinal cord and promote recovery*	Prockop, DJ	卡罗林斯卡研究所/瑞典	*PNAS*	2002	711
12	*Glial growth factors are alternatively spliced erbB2 ligands expressed in the nervous system*	Marchionni, MA	Cambridge NeuroScience, Inc./英国	*Nature*	1993	696
13	*Functional recovery following traumatic spinal cord injury mediated by a unique polymer scaffold seeded with neural stem cells*	Langer, R	麻省理工学院/美国	*PNAS*	2002	669
14	*Differential regulation of mRNA encoding nerve growth factor and its receptor in rat sciatic-nerve during development，degeneration，and regeneration: Role of macrophages*	Heumann, R	马普学会/德国	*PNAS*	1987	656
15	*The injured spinal cord spontaneously forms a new intraspinal circuit in adult rats*	Bareyre, FM	华盛顿大学/美国	*Nature Neuroscience*	2004	648
16	*Derivation of midbrain dopamine neurons from human embryonic stem cells*	Studer, L	纪念斯隆·凯特琳癌症中心/美国	*PNAS*	2004	642
17	*Spinal cord repair in adult paraplegic rats：Partial restoration of hind limb function*	Cheng, H	卡罗林斯卡研究所/瑞典	*Science*	1996	606
18	*Electrospun poly (epsilon-caprolactone)/gelatin nanofibrous scaffolds for nerve tissue engineering*	Ramakrishna, S	新加坡国立大学/新加坡	*Biomaterials*	2008	585
19	*Regeneration of adult axons in white matter tracts of the central nervous system*	Davies, SJA	凯斯西储大学/美国	*Nature*	1997	583
20	*Recovery from spinal-cord injury mediated by antibodies to neurite growth-inhibitors*	Bregman, BS	乔治城大学/美国	*Nature*	1995	571

注：检索日期是 2018 年 12 月 29 日

（四）肝脏组织工程领域

对剔除临床研究相关成果报道后的基础研究论文集[①]进行分析，其分析结果可反映一个领域的基础研究态势。对文献数据库有史以来（1900～2018 年）收录的肝脏组织工程领域基础研究论文进行分析，展示

---

① 本报告仅纳入基础研究论文，为剔除综述、临床试验和病例报告后的科技论文集。

该领域的基础研究规模、发展速度^①和顶尖研究成果^②，反映该领域的全球现状与趋势，揭示中国、中国机构和学者在全球及中美竞争中的创新力。

肝细胞再生能力较强，且肝移植手术开展较多，因此全球肝脏组织工程领域基础研究发展增速略低于其他子领域。全球在该领域的基础研究论文超过 1.1 万篇（11182 篇），约占整个组织工程与再生医学领域的 1/10，近 10 年复合增长率为 3.5%，远低于整个组织工程与再生医学领域（8.0%）。在超过 1.1 万篇论文中，顶尖论文 401 篇，占 3.6%，略高于整个组织工程与再生医学领域（3.0%）。

中国肝脏组织工程基础研究规模大，经过多年快速增长，规模已与美国相当，已经积累了一定数量的顶尖研究成果，但顶尖研究成果产出率相对较低。全球肝脏组织工程领域论文平均每 8 篇有 1 篇有中国机构参与发表（1328 篇，占 11.9%），平均每 4 篇有 1 篇有美国机构参与发表（2610 篇，占 23.3%），中国该领域论文量约为美国的一半；中国近 10 年该领域论文量复合增长率达 14.6%，远高于全球平均水平（3.5%）和美国（3.8%），多年高速增长带动论文量逐渐追平美国，近 3 年论文量已与美国相当（中国 427 篇 vs.美国 433 篇）；从该领域顶尖论文情况来看，全球平均每 17 篇有 1 篇有中国机构参与发表（24 篇，占 6.0%），平均每 2 篇有 1 篇有美国机构参与发表（171 篇，占 42.6%），中国顶尖论文量约为美国的 1/7；从该领域顶尖论文量占本国论文量的比例来看，中国平均每 56 篇有 1 篇顶尖论文（占 1.8%），美国平均每 15 篇有 1 篇顶尖论文（占 6.6%）。

中国部分机构在肝脏组织工程领域基础研究竞争中跻身全球前列且发展势头较强，顶尖研究成果数量仍有上升空间。河南师范大学、中国科学院、浙江大学、四川大学、台湾大学、中山大学 6 家中国机构在该领域的基础研究论文量进入全球前 30 位，其中河南师范大学跻身全球前 10 位。以上 6 家中国机构近 10 年论文量的复合增长率达 9.4%，略高于前 30 位机构的平均值（7.4%）。在论文量排名前 30 位的机构中，顶尖论文量排名前 3 位的依次是加州大学（22 篇）、哈佛大学（14 篇）和爱丁堡大学（13 篇）。中国顶尖论文产出最多的是中国科学院（8 篇），其顶尖论文量达到排首位加州大学的 1/3，且其顶尖论文量占本机构该领域论文量的比例（12.3%）超过前 30 位机构的平均水平（6.5%）。

中国研究者在肝脏组织工程领域已取得卓越研究成果，其中徐存拴（河南师范大学）的论文量跻身全球第 2 位。

1. 全球概况

肝细胞再生能力较强，且肝移植手术开展较多，因此全球肝脏组织工程领域基础研究发展增速略低于其他子领域。自 1900 年至今，全球肝脏组织工程领域基础研究论文超过 1.1 万篇（11182 篇），约占整个组织工程与再生医学领域的 1/10，近 10 年复合增长率为 3.5%，远低于整个组织工程与再生医学领域（8.0%）。在超过 1.1 万篇论文中，顶尖论文 401 篇，占 3.6%，略高于整个组织工程与再生医学领域（3.0%）。

2. 国别分析

对肝脏组织工程领域基础研究论文量排名全球前 20 位的国家进行对比分析，考虑到论文量相当的国家之间更具可比性，因此，主要进行中美对比，以了解中国在该领域基础研究竞争中的创新力。

---

① 受制于检索时间（2018 年 11 月 6 日）且数据库收录存在延迟，计算增速时取 2008~2017 年的复合增长率。

② 将组织工程与再生医学领域的 F1000 论文、高被引论文及顶级综合期刊论文视为顶尖论文，其中 F1000 论文是由 F1000 文献评估系统的同行专家从每年发布的论文中推荐的优秀论文（不足千分之二），高被引论文是 Web of Science 数据库收录的被引频次在该领域排前 1% 的论文，顶级综合期刊论文在本报告中被定义为在影响因子大于 20 的顶级综合期刊上发表的论文。

（1）中国在肝脏组织工程领域的基础研究规模排名全球第 3 位，论文量约为美国一半

如图 4-22 所示，肝脏组织工程领域基础研究论文量排名全球前 5 位的国家为美国、日本、中国、德国和意大利。全球肝脏组织工程领域论文平均每 8 篇有 1 篇有中国机构参与发表（1328 篇，占 11.9%），平均每 4 篇有 1 篇有美国机构参与发表（2610 篇，占 23.3%），中国该领域论文量约为美国的一半。与中国在其他子领域的论文量仅次于美国不同的是，中国该领域论文量落后于美国和日本，排名第 3 位。

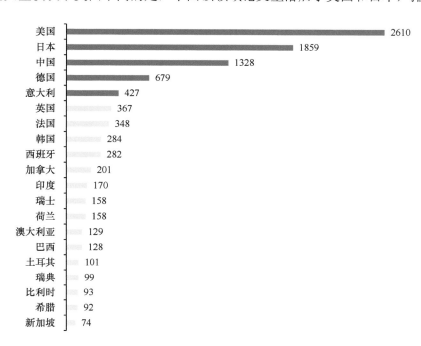

图 4-22　肝脏组织工程领域基础研究论文量排名全球前 20 位的国家（单位：篇）

（2）中国在肝脏组织工程领域的基础研究增速达全球平均水平的 4 倍多，多年高速增长带动研究规模逐渐追平美国

如图 4-23 所示，近 10 年，中国肝脏组织工程领域论文量复合增长率为 14.6%，是全球平均水平（3.5%）的 4 倍多，远高于美国（3.8%）。在论文量排名全球前 5 位的国家中，中国增长最快，比排第 2 位的德国（5.9%）高 8.7 个百分点，比这 5 个国家平均增速（4.4%）高 10.2 个百分点。

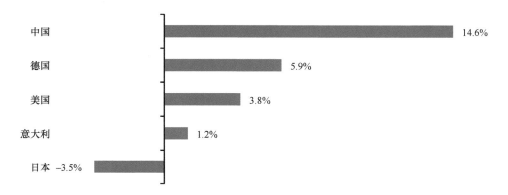

图 4-23　论文量排名全球前 5 位的国家在肝脏组织工程领域的基础研究论文量增长情况

从图 4-24 中美两国历年在该领域的论文量变化情况来看，两国论文量的差距逐渐缩小，近几年论文量几乎相当（近 3 年中国 427 篇 vs.美国 433 篇），中国在 2015 年和 2016 年的论文量甚至超过了美国。然而，随着两国论文量趋近，增速也有所趋近。

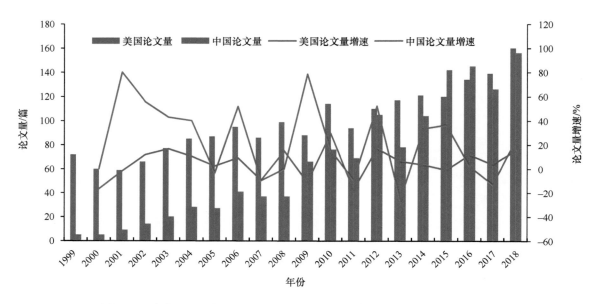

图 4-24　中美两国历年在肝脏组织工程领域的基础研究论文量及其增速变化
受制于检索时间（2018 年 11 月 6 日）和数据库收录存在延迟，2018 年数据不全

（3）中国在肝脏组织工程领域积累了一定数量的顶尖研究成果，但比例仍较低

如图 4-25 所示，从该领域顶尖论文情况来看，排名全球前 5 位的国家是美国、日本、德国、英国和中国，全球平均每 17 篇有 1 篇有中国机构参与发表（24 篇，占 6.0%），平均每 2 篇有 1 篇有美国机构参与发表（171 篇，占 42.6%），中国顶尖论文量约为美国的 1/7；从该领域顶尖论文量占本国论文量的比例来看，中国平均每 56 篇有 1 篇顶尖论文（占 1.8%），美国平均每 15 篇有 1 篇顶尖论文（占 6.6%）。

3. 机构分析

对肝脏组织工程领域基础研究论文量排名全球前 30 位的机构进行分析，可以了解中国机构在该领域的基础研究实力。

（1）中国 6 家机构在肝脏组织工程领域的基础研究规模进入全球前 30 位

如图 4-26 所示，不少中国机构在肝脏组织工程领域基础研究竞争中跻身全球前列，河南师范大学、中国科学院、浙江大学、四川大学、台湾大学、中山大学在该领域的基础研究论文量分别排名全球第 8、11、12、18、20 和 23 位，其中河南师范大学跻身全球前 10 位。

从全球前 30 位机构分布来看，中国 6 家（20.00%）、美国 13 家（43.33%）、日本 7 家（23.33%）、韩国 2 家（6.67%）、英国 1 家（3.33%）、瑞典 1 家（3.33%）[①]，美国、日本和中国的机构数量占绝对优势。与其他子领域不同的是，在该子领域的全球前 30 位机构中，日本机构数量超过了中国。

---

① 百分比之和不等于 100%是因为有些数据进行过舍入修约。

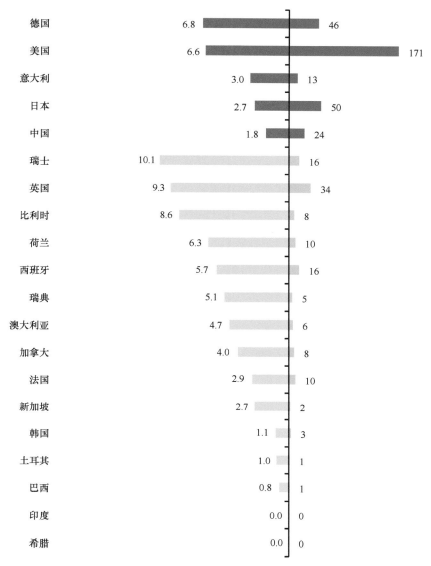

图 4-25　各国在肝脏组织工程领域的顶尖论文量及占比

图中所列占比为顶尖论文量占本国该领域总论文量的比例

（2）中国机构近 10 年的基础研究增速高于全球前 30 位机构的平均水平

中国机构在肝脏组织工程领域发展势头较强。如图 4-27 所示，在论文量排名全球前 30 位机构中，中山大学、中国科学院、浙江大学、四川大学、河南师范大学和台湾大学在增速方面分别排第 4、7、8、12、16、28 位。以上 6 家中国机构的平均增速达 9.4%，略高于前 30 位机构的平均值（7.4%）。

（3）中国个别机构的顶尖研究成果产出较多且比例较高

在论文量全球前 30 位的机构中，顶尖论文量排名前 3 位的依次是加州大学（22 篇）、哈佛大学（14 篇）和爱丁堡大学（13 篇）。中国顶尖论文产出最多的是中国科学院（8 篇），其顶尖论文量达到排首位的加州大学的 1/3，且其顶尖论文量占本机构该领域论文量的比例（12.3%）超过前 30 位机构的平均水平（6.5%）（图 4-28）。

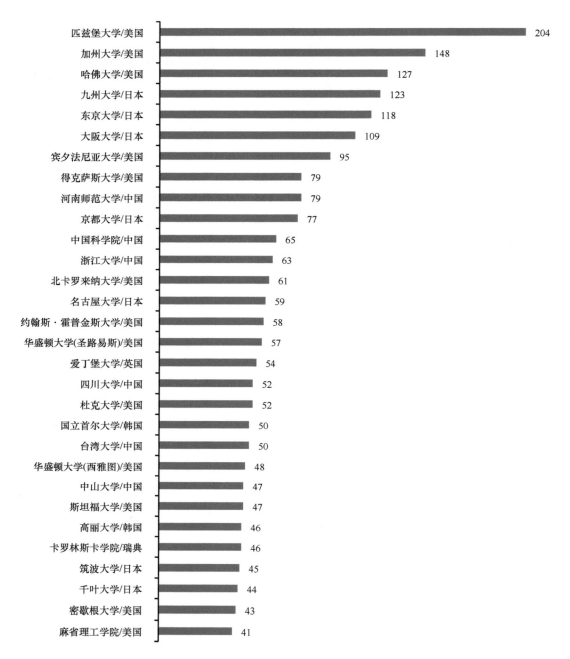

图 4-26　肝脏组织工程领域基础研究论文量排名全球前 30 位的机构（单位：篇）

4. 研究者分析

根据肝脏组织工程领域基础研究论文量和高被引论文作者分布情况，可以了解中国学者在该领域的基础研究实力。

（1）中国有 1 名研究者在肝脏组织工程领域的论文量进入全球前 10 位

表 4-11 展示了肝脏组织工程领域基础研究论文量排名全球前 10 位的研究者（共 11 名），在论文量排全球前 10 位的研究者中，有中国研究者 1 名、美国研究者 7 名、日本研究者 3 名。值得一提的是，河南师范大学的徐存拴教授在该领域的论文量排名全球第 2 位。

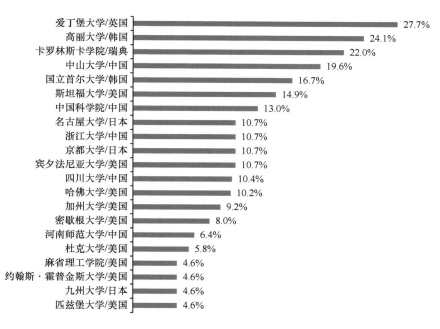

图 4-27　各机构在肝脏组织工程领域的基础研究论文量增速

论文量排名前 30 位的千叶大学、华盛顿大学（西雅图）、华盛顿大学（圣路易斯）、北卡罗来纳大学、大阪大学的复合增长率为 0.0%，
得克萨斯大学、台湾大学、东京大学、筑波大学的复合增长率均为负，未列于该图中

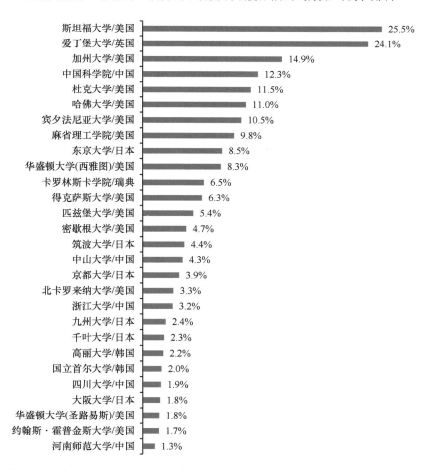

图 4-28　各机构在肝脏组织工程领域的顶尖论文占本机构该领域总论文量的比例

论文量排名前 30 位的台湾大学和名古屋大学在该领域的顶尖论文量为 0，未列于该图中

表 4-11 　肝脏组织工程领域基础研究论文量排名全球前 10 位的研究者

序号	人名	机构[1]	所属国家	论文量[2]/篇
1	Nakamura, T	大阪大学	日本	116
2	Xu, Cunshuan（徐存拴）	河南师范大学	中国	72
3	Matsumoto, K	大阪大学	日本	58
4	Michalopoulos, George K	匹兹堡大学	美国	50
5	Starzl, T E	匹兹堡大学	美国	41
6	Monga, Satdarshan P S	匹兹堡大学	美国	37
7	Thorgeirsson, S S	NIH	美国	34
7	Yarmush, Martin L	哈佛大学	美国	34
9	Taub, R	宾夕法尼亚大学	美国	33
10	Fausto, N	华盛顿大学	美国	31
10	Eguchi, Susumu	长崎大学	日本	31

注：1. 同一名作者的发文机构可能不止 1 个，该表仅列出其论文量最多的机构

　　2. 仅包括作者在肝脏组织工程领域的论文量，含合作发文

（2）中国研究者主要来自河南师范大学、四川大学、浙江大学等机构

表 4-12 展示了肝脏组织工程领域基础研究论文量排名中国前 10 位的研究者（共 11 名），从表 4-12 可以看出，论文量排名前 10 位的研究者有 2 名来自河南师范大学，3 名来自四川大学，3 名来自浙江大学，另外台湾大学、中国科学院和首都医科大学各 1 名。

表 4-12 　肝脏组织工程领域基础研究论文量排名中国前 10 位的研究者

排名	人名	机构[1]	论文量[2]/篇
1	徐存拴	河南师范大学	72
2	常翠芳	河南师范大学	23
3	李君	浙江大学	24
4	步宏	四川大学	19
5	李宝黄	台湾大学	14
6	李兰娟	浙江大学	12
7	惠利健	中国科学院	11
7	安威	首都医科大学	11
7	包骥	四川大学	11
7	石毓君	四川大学	11
7	曹红翠	浙江大学	11

注：1. 同一名作者的发文机构可能不止 1 个，该表仅列出其论文量最多的机构

　　2. 仅包括作者在肝脏组织工程领域的论文量，含合作发文

在肝脏组织工程领域基础研究论文产出较多的研究团队包括河南师范大学生命科学学院徐存拴团队，中国科学院生物化学与细胞生物学研究所细胞生物学国家重点实验室干细胞与再生医学研究团队惠利健课题组，浙江大学传染病诊治国家重点实验室李兰娟团队，四川大学卫生部移植工程与移植免疫重点实验室，台湾大学医学院附设医院外科李宝黄团队，首都医科大学肝脏保护与再生调节北京市重点实验室等。

（3）被引频次前 20 位文章的作者有 2 名来自中国

表 4-13 列出了肝脏组织工程领域被引频次排名前 20 位的文章，其中产自美国学者 12 篇，中国学者 2 篇，日本学者 2 篇，奥地利、德国、西班牙和法国学者各 1 篇。美国学者在该领域的学术影响力明显最大。值得一提的是，中国香港大学的 Guan, XY 于 2007 年发表的有关肝癌干细胞/祖细胞的文章获得了 758 次被引，台湾卫生研究院的 Whang-Peng, J 于 2004 年发表的有关人间充质干细胞体外肝分化的文章获得了 577 次被引，分别排该领域第 8 位和第 19 位。

表 4-13　肝脏组织工程领域被引频次前 20 位基础研究论文

序号	标题	通讯作者	通讯作者所在单位/国家	出版物	出版年	被引频次
1	*Identification of the hepatocyte growth factor receptor as the c-met protooncogene product*	Bottaro, DP	NIH/美国	*Science*	1991	1959
2	*Bone marrow as a potential source of hepatic oval cells*	Petersen, BE	匹兹堡大学/美国	*Science*	1999	1837
3	*Liver failure and defective hepatocyte regeneration in interleukin-6-deficient mice*	Taub, R	宾夕法尼亚大学/美国	*Science*	1996	1125
4	*Gender disparity in liver cancer due to sex differences in MyD88-dependent IL-6 production*	Karin, M	加州大学/美国	*Science*	2007	1034
5	*Liver from bone marrow in humans*	Theise, ND	纽约大学/美国	*Hepatology*	2000	958
6	*Transplanted bone marrow regenerates liver by cell fusion*	Russell, DW	华盛顿大学/美国	*Nature*	2003	931
7	*Liver regeneration*	Fausto, N	华盛顿大学/美国	*Journal of Hepatology*	2000	887
8	*Identification and characterization of tumorigenic liver cancer stem/progenitor cells*	Guan, XY	香港大学/中国	*Gastroenterology*	2007	758
9	*Initiation of liver growth by tumor necrosis factor: Deficient liver regeneration in mice lacking type I tumor necrosis factor receptor*	Fausto, N	华盛顿大学/美国	*PNAS*	1997	742
10	*IKK beta couples hepatocyte death to cytokine-driven compensatory proliferation that promotes chemical hepatocarcinogenesis*	Karin, M	加州大学/美国	*Cell*	2005	738
11	*Induction of apoptosis in cultured-hepatocytes and in regressing liver by transforming growth factor-beta-1*	Oberhammer, FA	维也纳大学/奥地利	*PNAS*	1992	700
12	*Microscale culture of human liver cells for drug development*	Bhatia, SN	麻省理工学院/美国	*Nature Biotechnology*	2008	658
13	*Evidence for the identity of human scatter factor and human hepatocyte growth-factor*	Weidner, KM	杜伊斯堡-埃森大学/德国	*PNAS*	1991	656
14	*Transforming growth factors B. and a1 in chronic liver-disease-effects of interferon alfa therapy*	Castilla, A	纳瓦拉大学/西班牙	*NEJM*	1991	652
15	*Organ reengineering through development of a transplantable recellularized liver graft using decellularized liver matrix*	Uygun, K	哈佛大学/美国	*Nature Medicine*	2010	645
16	*Vascularized and functional human liver from an iPSC-derived organ bud transplant*	Takebe, T	横滨市立大学/日本	*Nature*	2013	610
17	*Impact of graft size mismatching on graft prognosis in liver transplantation from living donors*	Kiuchi, T	东京大学/日本	*Transplantation*	1999	608
18	*The secretory proprotein convertase neural apoptosis-regulated convertase 1(NARC-1): Liver regeneration and neuronal differentiation*	Seidah, NG	蒙特利尔大学/法国	*PNAS*	2003	598

续表

序号	标题	通讯作者	通讯作者 所在单位/国家	出版物	出版年	被引频次
19	*In vitro hepatic differentiation of human mesenchymal stem cells*	Whang-Peng, J	台湾卫生研究院/中国	*Hepatology*	2004	577
20	*Transforming growth factor-alpha may be a physiological regulator of liver-regeneration by means of an autocrine mechanism*	Mead, JE	布朗大学/美国	*PNAS*	1989	560

注：检索日期是 2018 年 12 月 29 日

（五）皮肤组织工程领域

对剔除临床研究相关成果报道后的基础研究论文集[①]进行分析，其分析结果可反映一个领域的基础研究态势。对文献数据库有史以来（1900～2018 年）收录的皮肤组织工程领域基础研究论文进行分析，展示该领域的基础研究规模、发展速度[②]和顶尖研究成果[③]，反映该领域的全球现状与趋势，揭示中国、中国机构和学者在全球和中美竞争中的创新力。

全球皮肤组织工程领域发展速度较快，已经产出一批影响力较大的顶尖研究成果。全球在该领域的基础研究论文约 1 万篇（9944 篇），约占整个组织工程与再生医学领域的 1/10，近 10 年复合增长率达 9.2%，略高于整个组织工程与再生医学领域（8.0%）。在约 1 万篇论文中，顶尖论文 332 篇，占 3.3%，略高于整个组织工程与再生医学领域（3.0%）。

中国皮肤组织工程基础研究规模大，经过多年快速增长，规模已趋近于美国，已经积累了一定数量的顶尖研究成果，但顶尖研究成果产出率相对较低。全球皮肤组织工程领域论文平均每 8 篇有 1 篇有中国机构参与发表（1185 篇，占 11.9%），平均每 4 篇有 1 篇有美国机构参与发表（2716 篇，占 27.3%），中国该领域论文量约为美国的一半；中国近 10 年该领域论文量复合增长率达 21.8%，远高于全球平均水平（9.2%）和美国（4.6%），多年高速增长带动论文量逐渐趋近于美国，近 3 年论文量已达美国的 86.5%（中国 482 篇 vs.美国 557 篇）；从该领域顶尖论文情况来看，全球平均每 20 篇有 1 篇有中国机构参与发表（15 篇，占 4.5%），平均每 2 篇有 1 篇有美国机构参与发表（177 篇，占 53.3%），中国顶尖论文量约为美国的 1/10；从该领域顶尖论文量占本国论文量的比例来看，中国平均每 77 篇有 1 篇顶尖论文（占 1.3%），美国平均每 15 篇有 1 篇顶尖论文（占 6.5%）。

中国众多机构在皮肤组织工程领域的基础研究竞争中跻身全球前列且发展势头较强，顶尖研究成果数量仍有上升空间。中国科学院、上海交通大学、台湾大学、第三军医大学、第四军医大学、浙江大学、中国人民解放军总医院（解放军总医院）、中山大学、南方医科大学、四川大学 10 家中国机构在该领域的基础研究论文量进入全球前 30 位，其中中国科学院和上海交通大学跻身全球前 10 位。以上 10 家中国机构近 10 年论文量的复合增长率达 18.2%，略高于前 30 位机构的平均值（14.5%）。在论文量排名前 30 位的机构中，顶尖论文量排名前 3 位的依次是哈佛大学（16 篇）、加州大学（15 篇）和宾夕法尼亚大学（12 篇）。中国的四川大学、上海交通大学、中国科学院均产出顶尖论文 2 篇，其他机构均不足 2 篇。所有中国机构的顶尖论文量占本机构该领域论文量的比例均低于前 30 位机构的平均值（5.0%）。

中国研究者在皮肤组织工程领域已取得卓越研究成果，付小兵（解放军总医院）和金岩（第四军医大

---

① 本报告仅纳入基础研究论文，为剔除综述、临床试验和病例报告后的科技论文集。
② 受制于检索时间（2018 年 11 月 6 日）且数据库收录存在延迟，计算增速时取 2008～2017 年的复合增长率。
③ 将组织工程与再生医学领域的 F1000 论文、高被引论文及顶级综合期刊论文视为顶尖论文，其中 F1000 论文是由 F1000 文献评估系统的同行专家从每年发布的论文中推荐的优秀论文（不足千分之二），高被引论文是 Web of Science 数据库收录的被引频次在该领域排名 1% 的论文，顶级综合期刊论文在本报告中被定义为在影响因子大于 20 的顶级综合期刊上发表的论文。

学）的论文量跻身全球前 5 位，高长友（浙江大学）的 1 篇论文被引频次进入该领域前 10 位。

1. 全球概况

全球皮肤组织工程领域发展速度较快，已经产出一批影响力较大的顶尖研究成果。自 1900 年至今，全球在皮肤组织工程领域的基础研究论文量约 1 万篇（9944 篇），约占整个组织工程与再生医学领域基础研究论文量的 1/10，近 10 年复合增长率达 9.2%，略高于整个组织工程与再生医学领域（8.0%）。在约 1 万篇论文中，顶尖论文 332 篇，占 3.3%，略高于整个组织工程与再生医学领域（3.0%）。

2. 国别分析

对皮肤组织工程领域基础研究论文量排名全球前 20 位的国家进行对比分析，考虑到论文量相当的国家之间更具可比性，因此，主要进行中美对比，以了解中国在该领域基础研究竞争中的创新力。

（1）中国在皮肤组织工程领域的基础研究规模排名全球第 2 位，论文量约为美国一半

肝脏组织工程领域基础研究论文量排名全球前 20 位的国家见图 4-29，美国、中国、日本、德国、英国在该领域排名前 5 位。全球皮肤组织工程领域论文平均每 8 篇有 1 篇有中国机构参与发表（1185 篇，占 11.9%），平均每 4 篇有 1 篇有美国机构参与发表（2716 篇，占 27.3%），中国该领域论文量约为美国的一半。

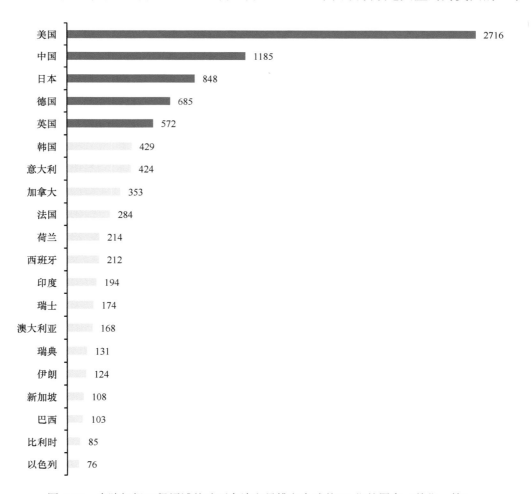

图 4-29　皮肤组织工程领域基础研究论文量排名全球前 20 位的国家（单位：篇）

（2）中国在皮肤组织工程领域的基础研究增速达全球平均水平的2倍多，多年高速增长带动研究规模逐渐趋近于美国

如图4-30所示，近10年，中国皮肤组织工程领域论文量复合增长率为21.8%，是全球平均水平（9.2%）的2倍多，远高于美国（4.6%）。在论文量排名全球前5位的国家中，中国增长最快，比排第2位的英国（11.5%）高10.3个百分点，比这5个国家平均增速（10.2%）高11.6个百分点。

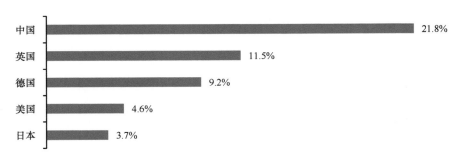

图4-30　论文量排名全球前5位的国家在皮肤组织工程领域的基础研究论文量增长情况

如图4-31所示，从中美两国历年在该领域的论文量变化情况来看，两国论文量的差距逐渐缩小，中国近3年的论文量已达美国的86.5%（中国482篇 vs.美国557篇）。随着两国论文量的趋近，其增速也有所趋近。

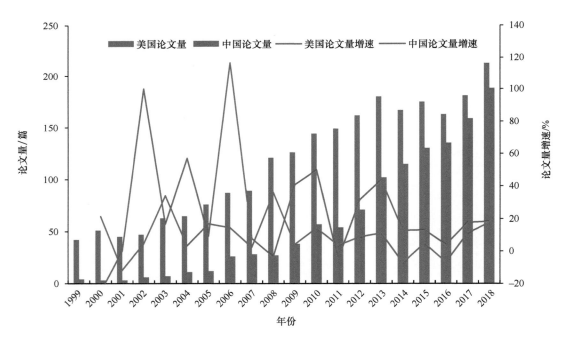

图4-31　中美两国历年在皮肤组织工程领域的基础研究论文量及其增速变化
受制于检索时间（2018年11月6日）和数据库收录存在延迟，2018年数据不全

（3）中国在皮肤组织工程领域积累了一定数量的顶尖研究成果，但比例仍较低

如图4-32所示，从该领域顶尖论文情况来看，排名全球前5位的国家是美国、德国、日本、英国和中

国，全球平均每 20 篇有 1 篇有中国机构参与发表（15 篇，占 4.5%），平均每 2 篇有 1 篇有美国机构参与发表（177 篇，占 53.3%），中国顶尖论文量约为美国的 1/10；从该领域顶尖论文量占本国论文量的比例来看，中国平均每 77 篇有 1 篇顶尖论文（占 1.3%），美国平均每 15 篇有 1 篇顶尖论文（占 6.5%）。

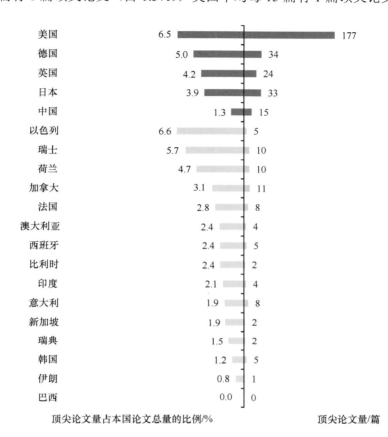

图 4-32　各国在皮肤组织工程领域的顶尖论文量及占比

图中所列占比为顶尖论文量占本国该领域总论文量的比例

3. 机构分析

对皮肤组织工程领域基础研究论文量排名全球前 30 位的机构进行分析，可以了解中国机构在该领域的基础研究实力。

（1）中国 10 家机构在皮肤组织工程领域的基础研究规模进入全球前 30 位

众多中国机构在皮肤组织工程领域的基础研究竞争中跻身全球前列。如图 4-33 所示，中国科学院、上海交通大学、台湾大学、第三军医大学、第四军医大学、浙江大学、解放军总医院、中山大学、南方医科大学、四川大学在皮肤组织工程领域的基础研究论文量分别排名全球第 9、10、14、15、18、19 和 29（4 家）位，其中中国科学院和上海交通大学跻身全球前 10 位。

从全球前 30 位机构（共 33 家）的分布来看，中国机构 10 家（30.30%）、美国机构 13 家（39.39%）、日本 3 家（9.09%）、英国 3 家（9.09%）、韩国 1 家（3.03%）、加拿大 1 家（3.03%）、新加坡 1 家（3.03%）、瑞典 1 家（3.03%），美国和中国的机构数量占绝对优势。

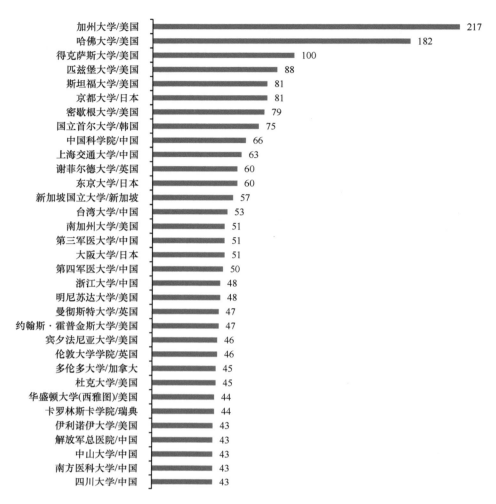

图 4-33　皮肤组织工程领域基础研究论文量排名全球前 30 位的机构（单位：篇）

（2）中国机构近 10 年的基础研究增速高于全球前 30 位机构的平均水平

中国机构在皮肤组织工程领域发展势头较强。如图 4-34 所示，在论文量排名全球前 30 位的机构（共33 家）中，南方医科大学、中国科学院、中山大学、上海交通大学、解放军总医院、第三军医大学、浙江大学、四川大学、台湾大学和第四军医大学在增速方面分别排第 1、2、3、6、12、13、14（2 家大学并列）、27、33 位，中国机构包揽了增速前 3 位。以上 10 家中国机构近 10 年论文量的复合增长率达 18.2%，略高于前 30 位机构的平均值（14.5%）。

（3）中国机构的顶尖研究成果数量和比例仍有上升空间

在论文量排名全球前 30 位的机构中，顶尖论文量排名前 3 位的依次是哈佛大学（16 篇）、加州大学（15篇）和宾夕法尼亚大学（12 篇）。中国的四川大学、上海交通大学、中国科学院分别产出顶尖论文 2 篇，其他机构的顶尖论文均不足 2 篇。如图 4-35 所示，从顶尖论文量占论文量的比例来看，中国 10 家机构分别排名 12、17、18、20、26、27、28 和 30 位（3 家），占比最高的四川大学也仅排在第 12 位，所有中国机构的顶尖论文量占本机构该领域论文量的比例均低于前 30 位机构平均值（5.0%）。

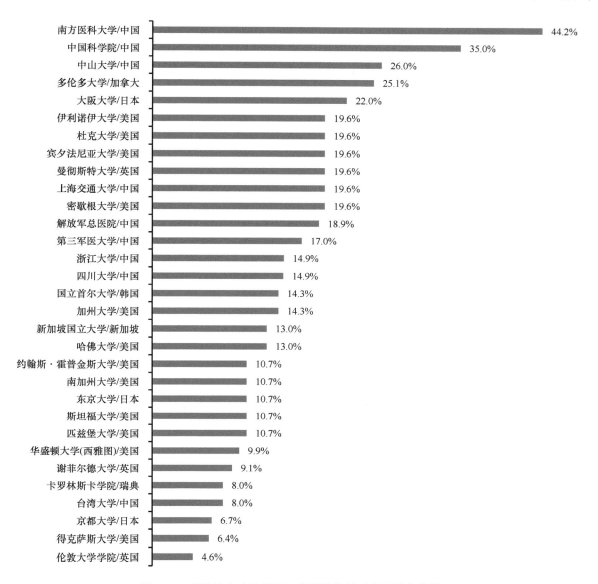

图 4-34　各机构在皮肤组织工程领域的基础研究论文量增速

论文量排名前 30 位的明尼苏达大学和第四军医大学的复合增长率分别为 0.0% 和−16.4%，未列于该图中

4. 研究者分析

根据皮肤组织工程领域基础研究论文量和高被引论文作者分布情况，可以了解中国学者在该领域的基础研究实力。

（1）中国有 2 名研究者在皮肤组织工程领域的论文量进入全球前 10 位

表 4-14 展示了皮肤组织工程领域基础研究论文量排名全球前 10 位的研究者，在论文量排全球前 10 位的研究者中，有中国研究者 2 名，瑞士研究者 3 名，美国研究者 2 名，英国、新加坡和意大利研究者各 1 名。值得一提的是，解放军总医院的付小兵和第四军医大学的金岩在皮肤组织工程领域的论文量均进入全球前 5 位。

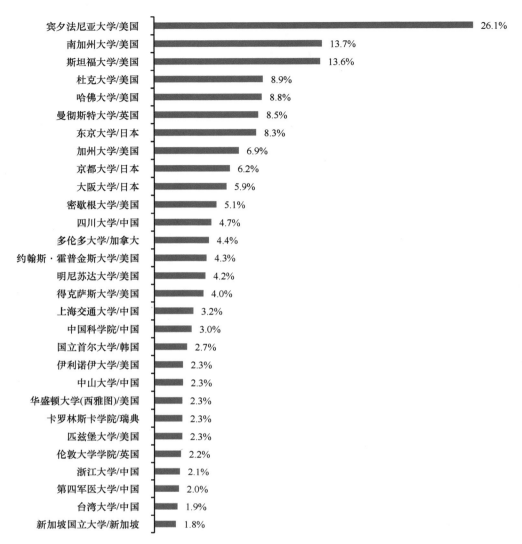

图 4-35　各机构在皮肤组织工程领域的顶尖论文量占本机构该领域总论文量的比例

论文量排名前 30 位的谢菲尔德大学、第三军医大学、南方医科大学和解放军总医院的顶尖论文量为 0，未列于该图中

表 4-14　皮肤组织工程领域基础研究论文量排名全球前 10 位的研究者

序号	人名	机构[1]	所属国家	论文量[2]/篇
1	MacNeil, Sheila	谢菲尔德大学	英国	44
2	Fu, Xiaobing（付小兵）	解放军总医院	中国	42
3	Reichmannk Ernst	苏黎世大学儿童医院	瑞士	33
4	Jin, Yan（金岩）	第四军医大学	中国	30
5	Biedermann, Thomas	苏黎世大学儿童医院	瑞士	29
6	Meuli, Martin	苏黎世大学儿童医院	瑞士	28
7	Chuong, Cheng-Ming	南加州大学	美国	25
8	Ramakrishna, Seeram	新加坡国立大学	新加坡	20
9	Alibardi, Lorenzo	博洛尼亚大学	意大利	19
10	Tranquillo, Robert T	明尼苏达大学	美国	19

注：1. 同一名作者的发文机构可能不止 1 个，该表仅列出其论文量最多的机构

　　2. 仅包括作者在皮肤组织工程领域的论文量，含合作发文

（2）中国研究者主要来自解放军总医院、第四军医大学、浙江大学等机构

表 4-15 展示皮肤组织工程领域基础研究论文量排名中国前 10 位的研究者，从表 4-15 可以看出，在皮肤组织工程领域，论文量排名前 10 位的研究者有 3 名来自浙江大学，2 名来自解放军总医院，2 名来自上海交通大学，2 名来自第四军医大学，1 名来自中国科学院。

表 4-15　皮肤组织工程领域基础研究论文量排名中国前 10 位的研究者

排名	人名	机构[1]	论文量[2]/篇
1	付小兵	中国人民解放军总医院	42
2	金岩	第四军医大学	30
3	刘伟	上海交通大学	21
4	曹谊林	上海交通大学	17
4	黄沙	解放军总医院	17
6	邓志宏	第四军医大学	13
6	高长有	浙江大学	13
8	戴建武	中国科学院	12
8	韩春茂	浙江大学	12
8	马列	浙江大学	12

注：1. 同一名作者的发文机构可能不止 1 个，该表仅列出其论文量最多的机构
　　2. 仅包括作者在皮肤组织工程领域的论文量，含合作发文

在皮肤组织工程领域基础研究论文产出较多的研究团队包括中国人民解放军总医院第一附属医院全军创伤修复与组织再生重点实验室/皮肤损伤修复与组织再生北京市重点实验室付小兵团队，第四军医大学组织工程研发中心、第四军医大学军事口腔医学国家重点实验室金岩团队，浙江大学高分子科学与工程学系组织修复与再生医用高分子材料课题组高长有团队，浙江大学医学院附属第二医院烧伤科韩春茂团队，上海交通大学医学院附属第九人民医院整复外科/上海组织工程研究重点实验室，第三军医大学西南医院全军烧伤研究所创伤、烧伤与复合伤国家重点实验室等。

（3）被引频次排名前 20 位文章的作者有 1 名来自中国

表 4-16 列出了皮肤组织工程领域被引频次排名前 20 位的文章，其中产自美国学者 12 篇，德国学者 3 篇，日本学者 2 篇，中国、荷兰和意大利学者各 1 篇。值得一提的是，中国浙江大学的高长有于 2003 年发表的 1 篇有关胶原蛋白/壳聚糖多孔支架用于皮肤组织工程的文章获得了 603 次被引，排该领域第 3 位。

表 4-16　皮肤组织工程领域被引频次排名前 20 位基础研究论文

序号	标题	通讯作者	通讯作者所在单位/国家	出版物	出版年	被引频次
1	*Mesenchymal stem cells suppress lymphocyte proliferation in vitro and prolong skin graft survival in vivo*	Bartholomew, A	伊利诺伊大学/美国	*Experimental Hematology*	2002	1462
2	*Defining the epithelial stem cell niche in skin*	Fuchs, E	洛克菲勒大学/美国	*Science*	2004	1275
3	*Collagen/chitosan porous scaffolds with improved biostability for skin tissue engineering*	高长有	浙江大学/中国	*Biomaterials*	2003	603
4	*Regulation of connective tissue growth factor gene expression in human skin fibroblasts and during wound repair*	Igarashi, A	迈阿密大学/美国	*Molecular Biology of the Cell*	1993	569
5	*Synthesis and characterization of a model extracellular matrix that induces partial regeneration of adult mammalian skin*	Yannas, IV	麻省理工学院/美国	*PNAS*	1989	559

续表

序号	标题	通讯作者	通讯作者所在单位/国家	出版物	出版年	被引频次
6	Mesenchymal stem cells are recruited into wounded skin and contribute to wound repair by transdifferentiation into multiple skin cell type	Shimizu, H	北海道大学/日本	*Journal of Immunology*	2008	517
7	Wnt-dependent de novo hair follicle regeneration in adult mouse skin after wounding	Cotsarelis, G	宾夕法尼亚大学/美国	*Nature*	2007	458
8	Differential roles of macrophages in diverse phases of skin repair	Eming, SA	科隆大学/德国	*Journal of Immunology*	2010	423
9	Telomerase activity in the regenerative basal layer of the epidermis in human skin and in immortal and carcinoma-derived skin keratinocytes	HarleBachor, C	德国癌症研究中心/德国	*PNAS*	1996	422
10	Lgr6 marks stem cells in the hair follicle that generate all cell lineages of the skin	Clevers, H	皇家艺术和科学院/荷兰	*Science*	2010	383
11	Skin regenerated from cultured epithelial autografts on full-thickness burn wounds from 6 days to 5 years after grafting. A light, electron-microscopic and immunohistochemical study	Compton, CC	哈佛大学/美国	*Laboratory Investigation*	1989	379
12	Connective tissue growth factor gene expression in tissue sections from localized scleroderma, keloid, and other fibrotic skin disorders	Igarashi, A	东京大学/日本	*Journal of Investigative Dermatology*	1996	363
13	Stem cells of the skin epithelium	Fuchs, E	洛克菲勒大学/美国	*PNAS*	2003	308
14	Contribution of bone marrow-derived cells to skin: collagen deposition and wound repair	Isik, F	华盛顿大学/美国	*Stem Cells*	2004	304
15	Hair follicle stem cells are specified and function in early skin morphogenesis	Fuchs, E	洛克菲勒大学/美国	*Cell Stem Cell*	2008	292
16	Electrospun poly (lactic acid-co-glycolic acid) scaffolds for skin tissue engineering	Laurencin, CT	弗吉尼亚大学/美国	*Biomaterials*	2008	291
17	c-jun and JunB antagonistically control cytokine-regulated mesenchymal-epidermal interaction in skin	Angel, P	德国癌症研究中心/德国	*Cell*	2000	291
18	Skin responses to fractional photothermolysis	Laubach, HJ	哈佛大学/美国	*Lasers in Surgery and Medicine*	2006	281
19	EFNS guidelines on the use of skin biopsy in the diagnosis of peripheral neuropathy	Lauria, G	IRCCS Besta Neurological Institute/意大利	*European Journal of Neurology*	2005	278
20	Transplanted acellular allograft dermal matrix: potential as a template for the reconstruction of viable dermis	Livesey, SA	得克萨斯大学/美国	*Transplantation*	1995	277

注：检索日期是 2018 年 12 月 29 日

（六）心脏组织工程领域

对剔除临床研究相关成果报道后的基础研究论文集[①]进行分析，其分析结果可反映一个领域的基础研究态势。对文献数据库有史以来（1900～2018 年）收录的心脏组织工程领域基础研究论文进行分析，展示该领域的基础研究规模、发展速度[②]和顶尖研究成果[③]，反映该领域的全球现状与趋势，揭示中国、中国机构和学者在全球和中美竞争中的创新力。

---

① 本报告仅纳入基础研究论文，为剔除综述、临床试验和病例报告后的科技论文集。
② 受制于检索时间（2018 年 11 月 6 日）且数据库收录存在延迟，计算增速时取 2008～2017 年的复合增长率。
③ 将组织工程与再生医学领域的 F1000 论文、高被引论文及顶级综合期刊论文视为顶尖论文，其中 F1000 论文是由 F1000 文献评估系统的同行专家从每年发布的论文中推荐的优秀论文（不足千分之二），高被引论文是 Web of Science 数据库收录的被引频次在该领域排前 1% 的论文，顶级综合期刊论文在本报告中被定义为在影响因子大于 20 的顶级综合期刊上发表的论文。

全球心脏组织工程领域发展速度较快，已经产出了一批影响力较大的顶尖研究成果。全球在该领域的基础研究论文共 9000 多篇（9170 篇），约占整个组织工程与再生医学领域的 1/10，近 10 年复合增长率为 7.3%，略低于整个组织工程与再生医学领域（8.0%）。在 9000 多篇论文中，顶尖论文 392 篇，占 4.3%，略高于整个组织工程与再生医学领域（3.0%）。

中国心脏组织工程基础研究规模中等，经过多年快速增长仍与美国存在一定差距，积累了部分顶尖研究成果，但比例仍较低。全球心脏组织工程领域论文平均每 8 篇有 1 篇有中国机构参与发表（1088 篇，占 11.9%），平均每 3 篇有 1 篇有美国机构参与发表（3393 篇，占 37.0%），与中国多数子领域论文量约为美国一半不同的是，中国该领域论文量仅为美国的 1/3；中国近 10 年该领域论文量复合增长率达 19.6%，远高于全球平均水平（7.3%）和美国（6.9%），虽然经过多年高速增长，但中国该领域近 3 年论文量仍与美国差距明显（中国 438 篇 vs.美国 841 篇）；从该领域顶尖论文情况来看，全球平均每 16 篇有 1 篇有中国机构参与发表（24 篇，占 6.1%），平均每不到 2 篇就有 1 篇有美国机构参与发表（232 篇，占 59.2%），中国顶尖论文量约为美国的 1/10；从该领域顶尖论文量占本国论文量的比例来看，中国平均每 45 篇有 1 篇顶尖论文（占 2.2%），美国平均每 15 篇有 1 篇顶尖论文（占 6.8%）。

中国少数机构在心脏组织工程领域基础研究竞争中跻身全球前列，发展势头强劲，但顶尖研究成果数量仍有上升空间。复旦大学、香港大学、中国科学院 3 家中国机构在该领域的基础研究论文量进入全球前 30 位，但无任何机构进入全球前 15 位。以上 3 家中国机构近 10 年论文量的复合增长率达 27.0%，远高于前 30 位机构的平均值（11.7%）。在论文量排名前 30 位的机构中，顶尖论文量超过 15 篇的机构包括哈佛大学、加州大学和得克萨斯大学，其中哈佛大学的顶尖论文多达 36 篇。中国顶尖论文产出最多的是中国科学院（6 篇），其次是复旦大学（4 篇）和香港大学（2 篇）。

中国研究者在心脏组织工程领域的研究成果还较少，无任何学者在该领域的论文量进入全球前 10 位。

1. 全球概况

全球心脏组织工程领域发展速度较快，已经产出了一批影响力较大的顶尖研究成果。自 1900 年至今，全球心脏组织工程基础研究论文 9170 篇，约占整个组织工程与再生医学领域的 1/10，近 10 年复合增长率为 7.3%，略低于整个组织工程与再生医学领域（8.0%）。在 9000 多篇论文中，顶尖论文 392 篇，占 4.3%，略高于整个组织工程与再生医学领域（3.0%）。本节将对中国、中国机构和学者在全球及中美竞争中的创新力进行分析。

2. 国别分析

对心脏组织工程领域基础研究论文量排名全球前 20 位的国家进行对比分析，考虑到论文量相当的国家之间更具可比性，因此，主要进行中美对比，以了解中国在该领域基础研究竞争中的创新力。

（1）中国在心脏组织工程领域的基础研究规模排名全球第 2 位，论文量约为美国 1/3

心脏组织工程领域基础研究论文量排名全球前 20 位的国家见图 4-36，美国、中国、德国、日本、意大利在该领域排名前 5 位。全球心脏组织工程领域论文平均每 8 篇有 1 篇有中国机构参与发表（1088 篇，占 11.9%），平均每 3 篇有 1 篇有美国机构参与发表（3393 篇，占 37.0%），与中国多数子领域论文量约为美国一半不同的是，中国该领域论文量仅为美国的 1/3。

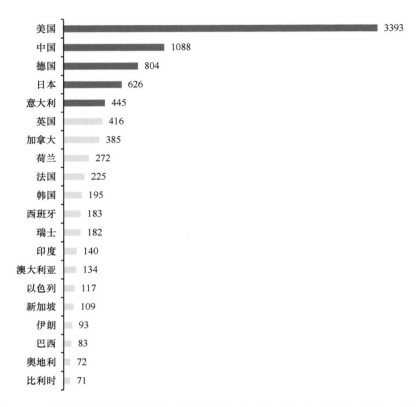

图 4-36　心脏组织工程领域基础研究论文量排名全球前 20 位的国家（单位：篇）

（2）中国在心脏组织工程领域的基础研究增速达全球平均水平的 2 倍多，经过多年快速增长仍与美国存在一定差距

如图 4-37 所示，近 10 年，中国心脏组织工程领域论文量复合增长率为 19.6%，是全球平均水平（7.3%）的 2 倍多，远高于美国（6.9%）。在论文量排名全球前 5 位的国家中，中国增长最快，比排第 2 位的意大利（11.6%）高 8 个百分点，比这 5 个国家平均增速（10.9%）高 8.7 个百分点。

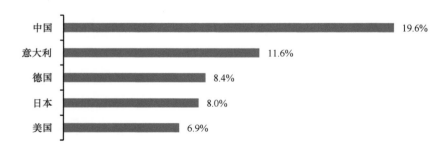

图 4-37　论文量排名全球前 5 位的国家在心脏组织工程领域的基础研究论文量增长情况

如图 4-38 所示，从中美两国历年在该领域的论文量变化情况来看，两国历年增长率均呈较大波动状态，这主要是因为两国在该领域的论文产出均较少，产出最多的 2018 年也仅分别为 301 篇（美国）和 165 篇（中国）。在基数较小的情况下计算增长率是非常不稳定的，近 10 年复合增长率也不可做过多解读。需要注意到，中国近 3 年在心脏组织工程领域的论文量与美国还存在较大差距（中国 438 篇 vs.美国 841 篇），这与中国近几年在多个子领域的论文量已经追平美国有所不同。

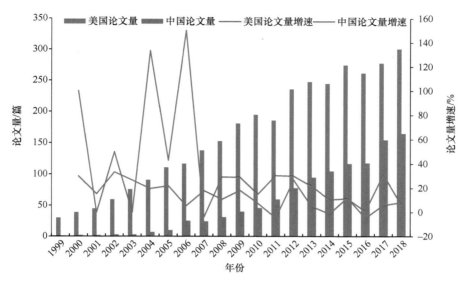

图 4-38 中美两国历年在心脏组织工程领域的基础研究论文量及其增速变化
受制于检索时间（2018 年 11 月 6 日）和数据库收录存在延迟，2018 年数据不全

（3）中国在心脏组织工程领域积累了一定数量的顶尖研究成果，但比例仍较低

如图 4-39 所示，从该领域顶尖论文情况来看，排名全球前 5 位的国家是美国、德国、英国、中国和日

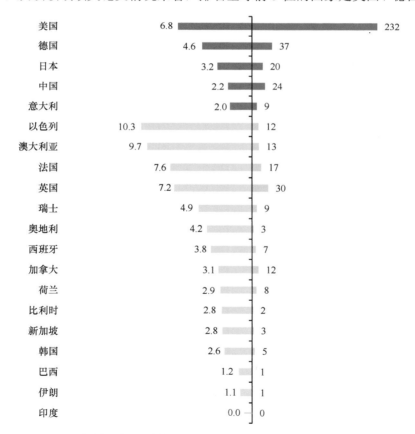

顶尖论文量占本国论文总量的比例/%　　　　　　　　　　顶尖论文量/篇

图 4-39 各国在心脏组织工程领域的顶尖论文量及占比
图中所列占比为顶尖论文量占本国该领域总论文量的比例

本，全球平均每 16 篇有 1 篇有中国机构参与发表（24 篇，占 6.1%），平均每不到 2 篇就有 1 篇有美国机构参与发表（232 篇，占 59.2%），中国顶尖论文量约为美国的 1/10；从该领域顶尖论文量占本国论文量的比例来看，中国平均每 45 篇有 1 篇顶尖论文（占 2.2%），美国平均每 15 篇有 1 篇顶尖论文（占 6.8%）。

3. 机构分析

对心脏组织工程领域基础研究论文量排名全球前 30 位的机构进行分析，可以了解中国机构在该领域的基础研究实力。

（1）中国 3 家机构在心脏组织工程领域的基础研究规模进入全球前 30 位

少数中国机构在心脏组织工程领域基础研究竞争中跻身全球前列。如图 4-40 所示，复旦大学、香港大学、中国科学院在心脏组织工程领域的基础研究论文量分别排名全球第 16、25 和 27 位。

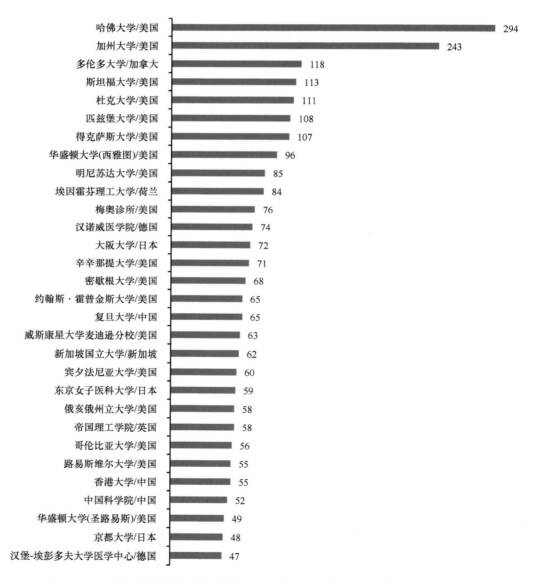

图 4-40　心脏组织工程领域基础研究论文量排名全球前 30 位的机构（单位：篇）

从全球前 30 位机构分布来看，中国机构 3 家（10.00%），美国 18 家（60.00%），日本 3 家（10.00%），德国 2 家（6.67%），荷兰、加拿大、新加坡和英国各 1 家（3.33%），美国机构数量占绝对优势。与其他子领域不同的是，心脏组织工程领域论文量进入前 30 位的中国机构仅 3 家。

（2）中国机构近 10 年的基础研究增速远高于全球前 30 位机构的平均水平

中国机构在心脏组织工程领域发展势头较强。如图 4-41 所示，在论文量排名全球前 30 位的机构中，复旦大学、香港大学和中国科学院在增速方面分别排第 2、3、4 位。以上 3 家中国机构近 10 年论文量的复合增长率达 27.0%，远高于前 30 位机构的平均值（11.7%）。

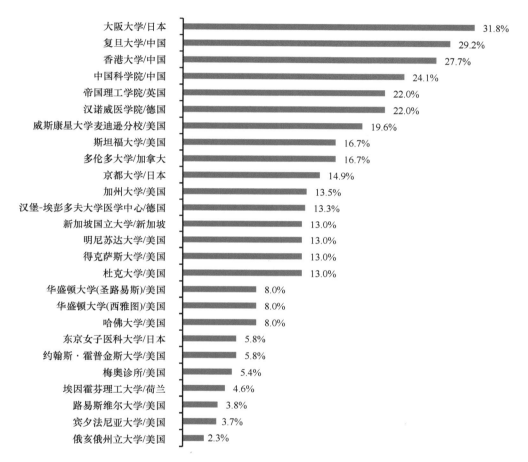

图 4-41　各机构在心脏组织工程领域的基础研究论文量增速

论文量排名前 30 位的哥伦比亚大学、密歇根大学、辛辛那提大学和匹兹堡大学的复合增长率分别为 0.0%、
–1.5%、–1.7% 和 –5.1%，未列于该图中

（3）个别中国机构积累了一定数量的顶尖研究成果

在论文量排名全球前 30 位的机构中，顶尖论文量超过 15 篇的机构包括哈佛大学、加州大学和得克萨斯大学，其中哈佛大学的顶尖论文多达 36 篇。中国顶尖论文产出最多的是中国科学院（6 篇），其次是复旦大学（4 篇）和香港大学（2 篇）。如图 4-42 所示，从顶尖论文量占本机构该领域论文量的比例来看，中国 3 家机构的顶尖论文占比分别排名 6、16 和 20 位，顶尖论文占比最高的中国科学院排名进入了前 10 位，且超过前 30 位机构的平均水平（6.8%）。

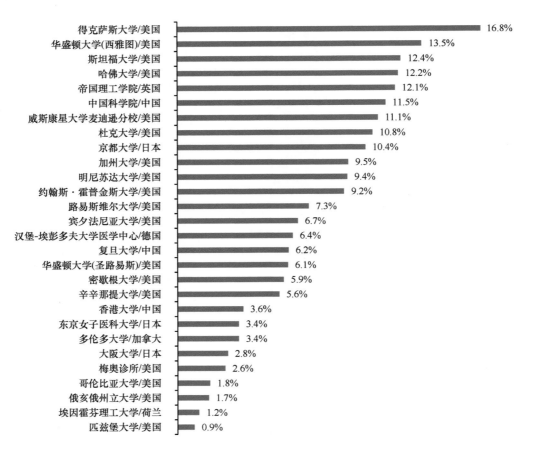

图 4-42 各机构在心脏组织工程领域的顶尖论文量占本机构该领域总论文量的比例

论文量排名前 30 位的新加坡国立大学和汉诺威医学院的顶尖论文量为 0，未列于该图中

4. 研究者分析

根据心脏组织工程领域基础研究论文量和高被引论文作者分布情况，可以了解中国学者在该领域的基础研究实力。

（1）中国无任何研究者在心脏组织工程领域的论文量进入全球前 10 位

表 4-17 展示了心脏组织工程领域基础研究论文量排名全球前 10 位的研究者（共 11 名），其中包括日本研究者 3 名、美国研究者 2 名、荷兰研究者 2 名、加拿大研究者 2 名、德国研究者 1 名和瑞士研究者 1名。中国无任何研究者在该领域的论文量进入全球前 10 位。

表 4-17 心脏组织工程领域基础研究论文量排名全球前 10 位的研究者

序号	人名	机构[1]	所属国家	论文量[2]/篇
1	Shimizu, Tatsuya	东京女子医科大学	日本	64
2	Eschenhagen, Thomas	汉堡-埃彭多夫大学医学中心	德国	62
3	Okano, Teruo	东京女子医科大学	日本	59
4	Baaijens, Frank P T	埃因霍芬理工大学	荷兰	63
5	Hoerstrup, Simon P	苏黎世大学	瑞士	57
6	Radisic, Milica	多伦多大学	加拿大	56

续表

序号	人名	机构[1]	所属国家	论文量[2]/篇
7	Bouten, Carlijn V C	埃因霍芬理工大学	荷兰	55
8	Anversa, Piero[3]	哈佛大学	美国	53
9	Li, Ren-Ke	多伦多大学	加拿大	52
9	Sawa, Yoshiki	大阪大学	日本	52
9	Vunjak-Novakovic, Gordana	哥伦比亚大学	美国	52

注：1. 同一名作者的发文机构可能不止 1 个，该表仅列出其论文量最多的机构
　　2. 仅包括作者在心脏组织工程领域的论文量，含合作发文
　　3. 因科研诚信问题，其文章大多已被撤稿

值得注意的是，在心脏组织工程领域论文量进入全球前 10 位的研究者中，排名第 8 位的 Anversa 于 2001 年声称可以用骨髓干细胞再生心肌，相关论文发表于 *Nature* 期刊上。但随后多个研究组均发现其研究结果无法重现，哈佛大学医学院启动相关调查，证实其研究存在重大学术造假，2018 年建议撤销其 31 篇论文，因为它们包含"篡改的和/或伪造的数据"。*Science* 期刊将此次事件称为 21 世纪最臭名昭著的科学欺诈案件之一。整个心脏组织工程领域基础研究论文集中大约有 1/170 来自 Anversa。

（2）中国研究者主要来自军事医学科学院、中国科学院、复旦大学等机构

表 4-18 展示了心脏组织工程领域基础研究论文量排名中国前 10 位的研究者，从表 4-18 可以看出，在心脏组织工程领域，论文量排名前 10 位的研究者有 3 名来自军事医学科学院，2 名来自中国科学院，2 名来自复旦大学，2 名来自台湾"清华大学"，1 名来自中国医学科学院。

表 4-18　心脏组织工程领域基础研究论文量排名中国前 10 位的研究者

排名	人名	机构[1]	论文量[2]/篇
1	Sung, Hsing-Wen	台湾"清华大学"	22
2	Chang, Yen	台湾"清华大学"	20
2	王常勇	军事医学科学院	20
4	周斌	中国科学院	19
5	葛均波	复旦大学	17
6	胡盛寿	中国医学科学院	14
6	周瑾	军事医学科学院	14
8	田雪莹	中国科学院	12
8	邹云增	复旦大学	12
10	段翠密	军事医学科学院	11

注：1. 同一名作者的发文机构可能不止 1 个，该表仅列出其论文量最多的机构
　　2. 仅包括作者在心脏组织工程领域的论文量，含合作发文

在心脏组织工程领域基础研究论文产出较多的研究团队包括复旦大学附属中山医院上海市心血管病研究所葛均波团队和王春生团队、中国科学院生物化学与细胞生物学研究所分子细胞科学卓越创新中心细胞生物学国家重点实验室周斌团队、中国医学科学院阜外医院心血管疾病国家重点实验室胡盛寿团队与军

事医学科学院组织工程中心王常勇团队等。

（3）被引频次前20位文章的作者有1名来自中国

表4-19列出了心脏组织工程领域被引频次排名前20位的文章，其中产自美国学者13篇，德国学者4篇，意大利、挪威、中国学者各1篇。值得一提的是，中国南京大学的陈绍良于2004年发表的一篇有关自体骨髓间充质干细胞的文章获得了804次被引，排该领域第20位。

表4-19　心脏组织工程领域被引频次前20位基础研究论文

序号	标题	通讯作者	通讯作者所在单位/国家	出版物	出版年	被引频次
1	Bone marrow cells regenerate infarcted myocardium	Anversa, P*	纽约医学院/美国	Nature	2001	3758
2	Adult cardiac stem cells are multipotent and support myocardial regeneration	Anversa, P*	纽约医学院/美国	Cell	2003	2349
3	Transplantation of progenitor cells and regeneration enhancement in acute myocardial infarction - (TOPCARE-AMI)	Dimmeler, S	法兰克福歌德大学/德国	Circulation	2002	1631
4	Mobilized bone marrow cells repair the infarcted heart, improving function and survival	Anversa, P*	纽约医学院/美国	PNAS	2001	1577
5	Haematopoietic stem cells do not transdifferentiate into cardiac myocytes in myocardial infarcts	Murry, CE	华盛顿大学/美国	Nature	2004	1522
6	Repair of infarcted myocardium by autologous intracoronary mononuclear bone marrow cell transplantation in humans	Strauer, BE	杜塞尔多夫大学/德国	Circulation	2002	1521
7	Regeneration of ischemic cardiac muscle and vascular endothelium by adult stem cells	Goodell, MA	贝勒医学院/美国	Journal of Clinical Investigation	2001	1441
8	Intracoronary bone marrow-derived progenitor cells in acute myocardial infarction	Zeiher, AM	法兰克福歌德大学/德国	NEJM	2006	1389
9	Haematopoietic stem cells adopt mature haematopoietic fates in ischaemic myocardium	Robbins, RC	斯坦福大学/美国	Nature	2004	1232
10	Cardiac progenitor cells from adult myocardium: Homing, differentiation, and fusion after infarction	Schneider, MD	贝勒医学院/美国	PNAS	2003	1191
11	Evidence that human cardiac myocytes divide after myocardial infarction	Anversa, P*	纽约医学院/美国	NEJM	2001	973
12	Autologous bone-marrow stem-cell transplantation for myocardial regeneration	Steinhoff, G	罗斯托克大学/德国	Lancet	2003	959
13	Isolation and expansion of adult cardiac stem cells from human and murine heart	Giacomello, A	罗马大学/意大利	Circulation Research	2004	952
14	Intracoronary injection of mononuclear bone marrow cells in acute myocardial infarction	Lunde, K	奥斯陆大学/挪威	NEJM	2006	931
15	Therapeutic potential of ex vivo expanded endothelial progenitor cells for myocardial ischemia	Asahara, T	塔夫茨大学/美国	Circulation	2001	919
16	Transient regenerative potential of the neonatal mouse heart	Olson, EN	得克萨斯大学/美国	Science	2011	850
17	Intravenous hMSCs improve myocardial infarction in mice because cells embolized in lung are activated to secrete the anti-inflammatory protein TSG-6	Prockop, DJ	杜兰大学/美国	Cell Stem Cell	2009	842

续表

序号	标题	通讯作者	通讯作者 所在单位/国家	出版物	出版年	被引 频次
18	*Heart regeneration in zebrafish*	Poss, KD	哈佛大学/美国	*Science*	2002	832
19	*Regenerating functional myocardium：Improved performance after skeletal myoblast transplantation*	Taylor, DA	杜克大学/美国	*Nature Medicine*	1998	814
20	*Effect on left ventricular function of intracoronary transplantation of autologous bone marrow mesenchymal stem cell in patients with acute myocardial infarction*	陈绍良	南京大学/中国	*American Journal of Cardiology*	2004	804

注：检索日期是 2018 年 12 月 29 日
* 文章因作者科研诚信问题被撤稿

需要说明的是，被引频次前 20 位的文章中有 4 篇出自于存在严重学术造假的 Anversa。他在 2001 年发表于 *Nature* 期刊的一篇文章被引接近 4000 次。同年，Anversa 发表于 *PNAS* 和 *NEJM* 期刊的 2 篇文章也获得了较高关注。2003 年，Anversa 发表于 *Cell* 期刊的一篇文章再次获得极高关注。然而，这几篇文章均因存在学术造假被撤稿。

（七）眼组织工程领域

对剔除临床研究相关成果报道后的基础研究论文集[①]进行分析，其分析结果可反映一个领域的基础研究态势。对文献数据库有史以来（1900～2018 年）收录的眼组织工程领域基础研究论文进行分析，展示该领域的基础研究规模、发展速度[②]和顶尖研究成果[③]，反映该领域的全球现状与趋势，揭示中国、中国机构和学者在全球和中美竞争中的创新力。

全球眼组织工程领域发展速度较快，已经产出了一批影响力较大的顶尖研究成果。全球眼组织工程领域的基础研究论文约 6000 篇（5792 篇），不到整个组织工程与再生医学领域的 1/10，近 10 年复合增长率达 9.3%，略高于整个组织工程与再生医学领域（8.0%）。在约 6000 篇论文中，顶尖论文 135 篇，占 2.3%，略低于整个组织工程与再生医学领域（3.0%）。

中国眼组织工程基础研究规模中等，经过多年快速增长仍与美国存在一定差距，积累了部分顶尖研究成果，但比例仍较低。全球眼组织工程领域论文平均每 8 篇有 1 篇有中国机构参与发表（689 篇，占 11.9%），平均每 3 篇有 1 篇有美国机构参与发表（1822 篇，占 31.5%），与中国多数子领域论文量约为美国一半不同的是，中国该领域论文量仅为美国的 1/3；中国近 10 年该领域论文量复合增长率达 19.6%，远高于全球平均水平（9.3%）和美国（11.5%），虽然经过多年高速增长，但中国该领域近 3 年论文量仍与美国差距明显（中国 259 篇 vs.美国 411 篇）；从该领域顶尖论文情况来看，全球平均每 11 篇有 1 篇有中国机构参与发表（12 篇，占 8.9%），平均每 2 篇就有 1 篇有美国机构参与发表（70 篇，占 51.9%），中国顶尖论文量约为美国的 1/6；从该领域顶尖论文量占本国论文量的比例来看，中国平均每 59 篇有 1 篇顶尖论文（占 1.7%），美国平均每 26 篇有 1 篇顶尖论文（占 3.8%）。

---

① 本报告仅纳入基础研究论文，为剔除综述、临床试验和病例报告后的科技论文集。
② 受制于检索时间（2018 年 11 月 6 日）且数据库收录存在延迟，计算增速时取 2008~2017 年的复合增长率。
③ 将组织工程与再生医学领域的 F1000 论文、高被引论文及顶级综合期刊论文视为顶尖论文，其中 F1000 论文是由 F1000 文献评估系统的同行专家从每年发布的论文中推荐的优秀论文（不足千分之二），高被引论文是 Web of Science 数据库收录的被引频次在该领域排前 1% 的论文，顶级综合期刊论文在本报告中被定义为在影响因子大于 20 的顶级综合期刊上发表的论文。

中国部分机构在眼组织工程领域基础研究竞争中跻身全球前列且发展势头强劲,顶尖研究成果数量仍有上升空间。香港大学、中山大学、复旦大学、第三军医大学、上海交通大学 5 家中国机构在该领域的基础研究论文量进入全球前 30 位,其中香港大学和中山大学进入全球前 10 位。以上 5 家中国机构近 10 年论文量的复合增长率为 12.8%,高于前 30 位机构的平均值(8.9%)。在论文量排名前 30 位机构中,顶尖论文超过 10 篇的机构包括哈佛大学(15 篇)和加州大学(11 篇)。中国顶尖论文产出最多的是中山大学(3 篇)。

中国研究者在眼组织工程领域的研究成果还较少,仅苏国辉(香港大学)在该领域的论文量进入全球前 10 位。

1. 全球概况

全球眼组织工程领域发展速度较快,已经产出了一批影响力较大的顶尖研究成果。自 1900 年至今,全球眼组织工程基础研究论文约 6000 篇(5792 篇),不到整个组织工程与再生医学领域的 1/10,近 10 年复合增长率达 9.3%,略高于整个组织工程与再生医学领域(8.0%)。在约 6000 篇论文中,顶尖论文 135 篇,占 2.3%,略低于整个组织工程与再生医学领域(3.0%)。本节将对中国、中国机构和学者在全球及中美竞争中的创新力进行分析。

2. 国别分析

对眼组织工程领域基础研究论文量排名全球前 20 位的国家进行对比分析,考虑到论文量相当的国家之间更具可比性,因此,主要进行中美对比,以了解中国在该领域基础研究竞争中的创新力。

(1)中国在眼组织工程领域的基础研究规模排名全球第 2 位,论文量约为美国 1/3

眼组织工程领域基础研究论文量排名全球前 20 位的国家见图 4-43,美国、中国、日本、德国、英国

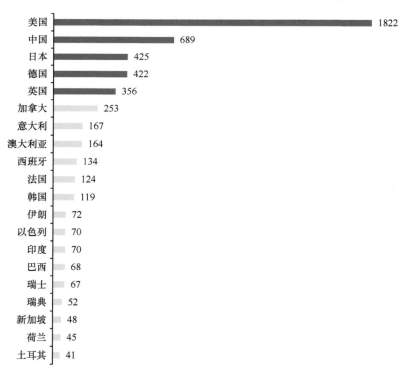

图 4-43 眼组织工程领域基础研究论文量排名全球前 20 位的国家(单位:篇)

在该领域排名前 5 位。全球眼组织工程领域论文平均每 8 篇有 1 篇有中国机构参与发表（689 篇，占 11.9%），平均每 3 篇有 1 篇有美国机构参与发表（1822 篇，占 31.5%），与中国多数子领域论文量约为美国一半不同的是，中国该领域论文量仅为美国的 1/3。

（2）中国在眼组织工程领域的基础研究增速达全球平均水平的 2 倍多，经过多年快速增长仍与美国存在一定差距

如图 4-44 所示，近 10 年，中国眼组织工程领域论文量复合增长率为 19.6%，是全球平均水平（9.3%）的 2 倍多，远高于美国（11.5%）。在论文量排名全球前 5 位的国家中，中国增长最快，比排第 2 位的美国（11.5%）高 8.1 个百分点，比这 5 个国家平均增速（12.0%）高 7.6 个百分点。

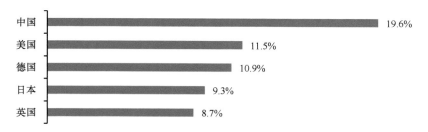

图 4-44　论文量排名全球前 5 位的国家在眼组织工程领域的基础研究论文量增长情况

如图 4-45 所示，从中美两国历年在该领域的论文量变化情况来看，两国历年的增长率均呈较大波动状态，这主要是因为两国在该领域的论文产出均较少，产出最多的 2018 年也仅 160 篇（美国）和 93 篇（中国）。在基数较小的情况下计算增长率是非常不稳定的，近 10 年复合增长率也不可做过多解读。需要注意到，中国近 3 年在眼组织工程领域的论文量与美国还存在较大差距（中国 259 篇 vs. 美国 411 篇），这与中国近几年在多个子领域的论文量已经追平美国有所不同。

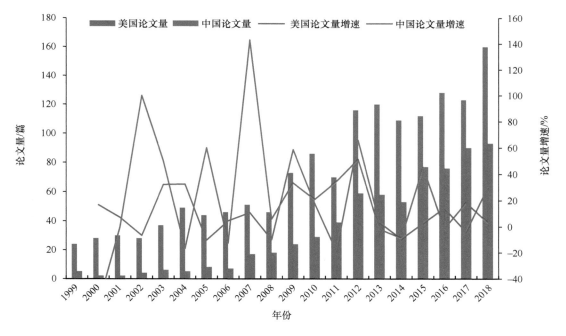

图 4-45　中美两国历年在眼组织工程领域的基础研究论文量及其增速变化
受制于检索时间（2018 年 11 月 6 日）和数据库收录存在延迟，2018 年数据不全

（3）中国在眼组织工程领域积累了一定数量的顶尖研究成果，但比例仍较低

如图 4-46 所示，从该领域顶尖论文情况来看，排名全球前 5 位（6 个）的国家是美国、中国、英国、日本、德国和加拿大，全球平均每 11 篇有 1 篇有中国机构参与发表（12 篇，占 8.9%），平均每 2 篇就有 1 篇有美国机构参与发表（70 篇，占 51.9%），中国顶尖论文量约为美国的 1/6；从该领域顶尖论文量占本国论文量的比例来看，中国平均每 59 篇有 1 篇顶尖论文（占 1.7%），美国平均每 26 篇有 1 篇顶尖论文（占 3.8%）。

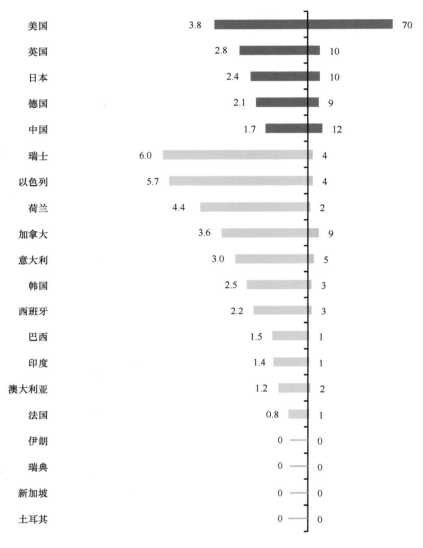

顶尖论文量占本国论文总量的比例/%　　　　　　顶尖论文量/篇

图 4-46　各国在眼组织工程领域的顶尖论文量及占比
图中所列占比为顶尖论文量占本国该领域总论文量的比例

3. 机构分析

对眼组织工程领域基础研究论文量排名全球前 30 位的机构进行分析，可以了解中国机构在该领域的基础研究实力。

（1）中国 5 家机构在眼组织工程领域的基础研究规模进入全球前 30 位

部分中国机构在心脏组织工程领域基础研究竞争中跻身全球前列。如图 4-47 所示，香港大学、中山大学、复旦大学、第三军医大学、上海交通大学在眼组织工程领域的基础研究论文量分别排名全球第 6、8、21、25 和 28 位。

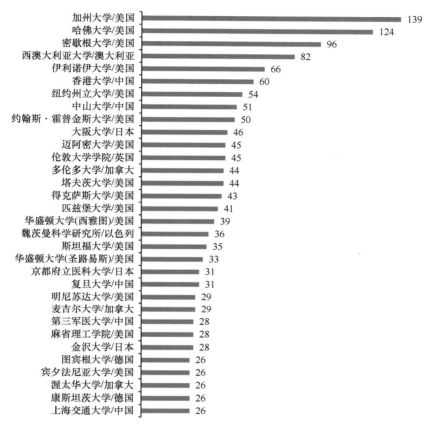

图 4-47　眼组织工程领域基础研究论文量排名全球前 30 位的机构（单位：篇）

从全球前 30 位机构（共 32 家）分布来看，中国机构 5 家（15.6%），美国 16 家（50%），日本 3 家（9.4%），加拿大 3 家（9.4%），德国 2 家（6.3%），澳大利亚、以色列和英国各 1 家（3.1%），美国机构数量占绝对优势。在眼组织工程领域论文量进入前 30 位的中国机构仅 5 家，落后于多数子领域。

（2）中国机构近 10 年的基础研究增速高于全球前 30 位机构的平均水平

中国机构在眼组织工程领域发展势头较强。如图 4-48 所示，在论文量排名全球前 30 位的机构中，上海交通大学、中山大学、复旦大学、香港大学和第三军医大学在增速方面分别排第 3、5、12、17、22 位。以上 5 家中国机构近 10 年论文量的复合增长率为 12.8%，高于前 30 位机构的平均值（8.9%）。

（3）中国机构的顶尖研究成果数量和比例仍有上升空间

在论文量排名全球前 30 位的机构中，顶尖论文量超过 10 篇的机构包括哈佛大学（15 篇）和加州大学（11 篇）。中国顶尖论文产出最多的机构是中山大学（3 篇），其次是复旦大学（1 篇）。如图 4-49 所示，从顶尖论文量占本机构该领域论文量的比例来看，中山大学和复旦大学分别排名第 10、12 位，其余中国机构尚无顶尖论文产出。

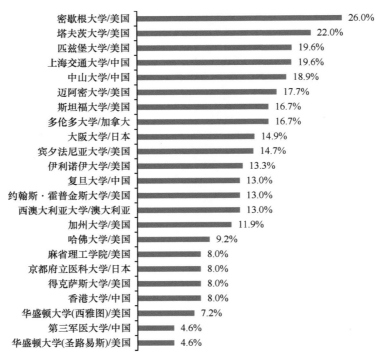

图 4-48　各机构在眼组织工程领域的基础研究论文量增速

论文量排名前 30 位的伦敦大学学院、魏茨曼科学研究所、麦吉尔大学、明尼苏达大学、金沢大学、康斯坦茨大学、图宾根大学的复合增长率均为 0.0%，纽约州立大学为−7.4%，渥太华大学为−16.4%，这些机构均未列于该图中

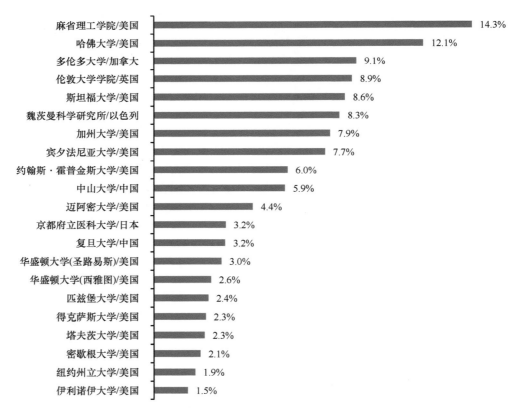

图 4-49　各机构在眼组织工程领域的顶尖论文量占本机构该领域总论文量的比例

论文量排名前 30 位的西澳大利亚大学、香港大学、大阪大学、麦吉尔大学、明尼苏达大学、金沢大学、第三军医大学、上海交通大学、康斯坦茨大学、渥太华大学、图宾根大学的顶尖论文量为 0，未列于该图中

4. 研究者分析

根据眼组织工程领域基础研究论文量和高被引论文作者分布情况，可以了解中国学者在该领域的基础研究实力。

（1）中国有 1 名研究者在眼组织工程领域的论文量进入全球前 10 位

表 4-20 展示了眼组织工程领域基础研究论文量排名全球前 10 位的研究者，在论文量排全球前 10 位的研究者中，有澳大利亚研究者 3 名，美国研究者 2 名，以色列、日本、中国、德国和加拿大研究者各 1 名。

表 4-20　眼组织工程领域基础研究论文量排名全球前 10 位的研究者

序号	人名	机构[1]	所属国家	论文量[2]/篇
1	Harvey, Alan R	西澳大利亚大学	澳大利亚	36
2	Beazley, L D	西澳大利亚大学	澳大利亚	34
3	Schwartz, M	魏茨曼科学研究所	以色列	33
4	Kinoshita, Shigeru	京都府立医科大学	日本	30
5	Dunlop, S A	西澳大利亚大学	澳大利亚	30
6	So, Kwok-Fai（苏国辉）	香港大学	中国	28
7	Kaplan, David L	塔夫茨大学	美国	25
8	Stuermer, C A	康斯坦茨大学	德国	25
8	Griffith, May	渥太华大学	加拿大	24
10	Goldman, Daniel	密歇根大学	美国	24

注：1. 同一名作者的发文机构可能不止 1 个，该表仅列出其论文量最多的机构

　　2. 仅包括作者在眼组织工程领域的论文量，含合作发文

（2）中国研究者主要来自香港大学、中山大学、第三军医大学等机构

表 4-21 展示了眼组织工程领域基础研究论文量排名中国前 10 位的研究者，从表 4-21 可以看出，在眼组织工程领域，论文量排名前 10 位的研究者有 3 名来自中山大学，2 名来自香港大学，2 名来自山东大学，分别有 1 名来自长庚大学、第三军医大学和暨南大学。

表 4-21　眼组织工程领域基础研究论文量排名中国前 10 位的研究者

排名	人名	机构[1]	论文量[2]/篇
1	苏国辉	香港大学	28
2	赖瑞阳	长庚大学	20
2	葛坚	中山大学	17
4	王智崇	中山大学	15
5	阴正勤	第三军医大学	11
5	吴欣怡	山东大学	11
7	彭智培	香港大学	9
7	刘颖	中山大学	9
7	陈建苏	暨南大学	9
10	杜立群	山东大学	8

注：1. 同一名作者的发文机构可能不止 1 个，该表仅列出其论文量最多的机构

　　2. 仅包括作者在眼组织工程领域的论文量，含合作发文

在眼组织工程领域基础研究论文产出较多的研究团队包括香港大学李嘉诚医学院苏国辉团队、长庚大学赖瑞阳团队、中山眼科中心/眼科学国家重点实验室葛坚课题组和王智崇课题组、第三军医大学西南医院阴正勤团队、暨南大学再生医学教育部重点实验室陈建苏团队和山东大学齐鲁医院眼科吴欣怡团队等。

（3）被引频次前 20 位文章的作者主要来自欧美国家

表 4-22 列出了眼组织工程领域被引频次排名前 20 位的文章，其中产自美国学者 9 篇、加拿大学者 3篇、日本学者 3 篇、意大利学者 2 篇、德国学者 2 篇及瑞士学者 1 篇。美国学者在该领域的学术影响力明显最大，中国尚无文章的被引频次进入全球前 20 位，学术影响力还有待提高。

表 4-22　眼组织工程领域被引频次前 20 位基础研究论文

序号	标题	通讯作者	通讯作者所在单位/国家	出版物	出版年	被引频次
1	Reactivation of ocular dominance plasticity in the adult visual cortex	Pizzorusso, T	比萨高等师范学校/意大利	Science	2002	851
2	Retinal stem cells in the adult mammalian eye	van der Kooy, D	多伦多大学/加拿大	Science	2000	753
3	Effects of ocular injury and administration of brain-derived neurotrophic factor on survival and regrowth of axotomized retinal ganglion cells	Mansour-Robaey, S	麦吉尔大学/加拿大	PNAS	1994	618
4	Rapid and protracted phases of retinal ganglion cell loss follow axotomy in the optic nerve of adult rats	Villegas-Pérez, MP	麦吉尔大学/加拿大	Journal of Neurobiology	1993	396
5	HIF-1-induced erythropoietin in the hypoxic retina protects against light-induced retinal degeneration	Grimm, C	苏黎世大学/瑞士	Nature Medicine	2002	387
6	Lens injury stimulates axon regeneration in the mature rat optic nerve	Benowitz, LI	哈佛大学/美国	Journal of Neuroscience	2000	385
7	Müller glia are a potential source of neural regeneration in the postnatal chicken retina	Reh, TA	华盛顿大学/美国	Nature Neuroscience	2001	361
8	Macrophage-derived factors stimulate optic nerve regeneration	Benowitz, LI	哈佛大学/美国	Journal of Neuroscience	2003	352
9	Dissociated neurons regenerate into sciatic but not optic-nerve explants in culture irrespective of neurotrophic factors	Schwab, ME	马普学会/德国	Journal of Neuroscience	1985	349
10	Late-stage neuronal progenitors in the retina are radial Muller glia that function as retinal stem cells	Raymond, PA	密歇根大学/美国	Journal of Neuroscience	2007	309
11	Potential for neural regeneration after neurotoxic injury in the adult mammalian retina	Takahashi, M	京都大学/日本	PNAS	2004	289
12	Amniotic membrane transplantation for ocular surface reconstruction in patients with chemical and thermal burns	Shimazaki, J	东京齿科大学/日本	Ophthalmology	1997	289
13	Keratocyte and fibroblast phenotypes in the repairing cornea	Fini, ME	塔夫茨大学/美国	Progress in Retinal and Eye Research	1999	271
14	Treatment of the adult retina with microglia-suppressing factors retards axotomy-induced neuronal degradation and enhances axonal regeneration in vivo and in vitro	Thanos, S	图宾根大学/德国	Journal of Neuroscience	1993	259
15	SOCS3 deletion promotes optic nerve regeneration in vivo	He, ZG	哈佛大学/美国	Neuron	2009	232

续表

序号	标题	通讯作者	通讯作者所在单位/国家	出版物	出版年	被引频次
16	*Isoforms of Delta Np63 and the migration of ocular limbal cells in human corneal regeneration*	De Luca, M	威尼托眼库基金会/意大利	*PNAS*	2005	223
17	*Transplantation of human limbal epithelium cultivated on amniotic membrane for the treatment of severe ocular surface disorders*	Shimazaki, J	东京齿科大学/日本	*Ophthalmology*	2002	218
18	*Silk film biomaterials for cornea tissue engineering*	Kaplan, DL	塔夫茨大学/美国	*Biomaterials*	2009	216
19	*Increased transport of 44, 000-dalton to 49, 000-dalton acidic proteins during regeneration of the goldfish optic-nerve-a two-dimensional gel analysis*	Benowitz, LI	哈佛大学/美国	*Journal of Neuroscience*	1983	215
20	*Counteracting the Nogo receptor enhances optic nerve regeneration if retinal ganglion cells are in an active growth state*	Benowitz, LI	哈佛大学/美国	*Journal of Neuroscience*	2004	209

注：检索日期是 2018 年 12 月 29 日

五 技术开发现状与趋势

专利是技术信息最有效的载体，发明专利授权更能体现一个国家/地区作为技术发源地的创新实力。对近 20 年组织工程与再生医学领域及主要子领域的全球专利申请、发明专利申请与授权、三方专利[①]申请进行分析，其结果展示了该领域及主要子领域技术开发的规模与增速[②]、技术发源地、目标市场，反映了该领域的全球技术开发现状与趋势，揭示了中国和中国机构在全球及中美竞争中的创新力。

全球组织工程与再生医学领域技术开发活跃，发展速度快，近 3 年尤为迅猛，创新性强并已产出一批高质量、高市场价值的技术成果，子领域发展格局各具特点。骨和软骨组织工程领域技术开发相对成规模；皮肤、神经、心脏、血管、肝脏 5 个子领域技术开发规模有限，心脏组织工程领域高质量、高市场价值技术成果产出比例尤低；肾脏、韧带、角膜和肌腱 4 个子领域技术开发尚未成规模，但角膜组织工程领域高质量、高市场价值技术成果产出比例高。

中国组织工程与再生医学领域技术开发实力突出，优于整个医疗器械领域，开发规模和增速均远超美国，已积累了一定数量的高质量技术成果，不仅是全球第一大技术发源地，而且是全球第一大目标市场。中国组织工程与再生医学领域的总体趋势更多反映的是骨和软骨组织工程领域的国际竞争力水平；皮肤、神经、血管、肝脏 4 个子领域的技术开发规模超过美国，且高质量技术成果是美国的 2 倍左右；心脏、肾脏、韧带 3 个子领域的技术开发规模和高质量技术成果均不及美国；角膜、肌腱 2 个子领域技术开发规模和高质量技术成果均远超美国。中国机构如东华大学、浙江大学、清华大学等在组织工程与再生医学领域的技术开发规模全球领先，但缺乏高潜在市场价值的技术成果。

（一）组织工程与再生医学总领域

专利是技术信息最有效的载体，发明专利授权更能体现一个国家/地区作为技术发源地的创新实力。本研究基于专利数据库（检索截止时间为 2018 年 12 月 28 日），对近 20 年组织工程与再生医学领域的全球专利申请、发明专利申请与授权、三方专利申请进行分

[①] 本报告的三方专利是指同时向美国专利及商标局（United States Patent and Trademark Office，USPTO）、欧洲专利局（European Patent Office，EPO）和日本专利局（Japan Patent Office，JPO）三个专利局申请的专利。

[②] 受制于专利从申请到公开有 18 个月的滞后期，以及发明专利自申请至授权的漫长周期（大多需要 3～5 年），数据分析时，专利申请量、年复合增长率未纳入 2017 年和 2018 年的数据，发明专利授权未纳入 2016～2018 年的数据。

析，其结果展示了该领域及主要子领域技术开发的规模与增速[①]、技术发源地、目标市场，反映了该领域的全球技术开发现状与趋势，揭示了中国和中国机构在全球及中美竞争中的创新力。

全球组织工程与再生医学领域技术开发活跃，发展速度快，近 3 年尤为迅猛，创新性强并已产出一批高质量高市场价值的技术成果。该领域同族专利[②]申请共 22799 组，近 10 年复合增长率为 10.65%，略高于该领域基础研究规模增速（8.0%），近 3 年增速更快，复合增长率达到 22.27%；其中绝大多数为发明专利申请（21067 组，92.40%），且有超过四成（8500 组，40.35%）获得授权；三方专利申请 1536 组，占该领域专利申请量的 6.74%，除 1 组为实用新型专利外，其他均为发明专利。

中国组织工程与再生医学领域技术开发实力突出，优于整个医疗器械领域，开发规模和增速均远超美国，并已积累一定数量的高质量技术成果，是全球第一大技术发源地，占据全球绝对领先地位且优势进一步扩大，但国际布局仍然有待加强。全球组织工程与再生医学领域平均每 2 组专利申请中有 1 组来自中国机构（10249 组，占 44.95%），平均每 5 组专利申请中有 1 组来自美国机构（3729 组，占 16.36%），中国该领域专利申请数量约是美国的 3 倍，优于整个医疗器械领域（美国的 1 倍多）；中国该领域近 10 年复合增长率为 25.27%，美国仅为 0.30%；全球该领域平均每授权 2 组发明专利就有 1 组授权给中国（3922 组，占 46.14%），每授权 4 组发明专利就有 1 组授权给美国（2201 组，占 25.89%）；中国专利权人获得的发明专利授权主要来自本国国家知识产权局（3810 件），极少来自美国专利及商标局（少于 40 件）。

中国和美国是全球组织工程与再生医学领域较受关注的两大目标市场，且中国市场受关注程度持续快速升温。全球组织工程与再生医学领域平均每 3 件专利申请中有 1 件布局在中国（11578 件，占 28.41%），平均每 4 件专利申请中有 1 件布局在美国（9449 件，占 23.18%）；中国近 10 年复合增长率为 22.16%，美国为 3.92%；全球该领域平均每 3 件发明专利授权中有 1 件来自中国国家知识产权局（4353 件，占 33.21%），平均每 3 件发明专利授权中有 1 件来自美国专利及商标局（4135 件，31.54%）。

中国多家高校在组织工程与再生医学领域的技术开发规模跻身全球前列，但缺乏潜在市场价值高的技术成果。东华大学、浙江大学、四川大学、苏州大学、华南理工大学、清华大学、天津大学、西安交通大学、天津工业大学和第四军医大学 10 家机构的专利申请量居全球前 20 位，其中东华大学（381 组）和浙江大学（306 组）位列全球第 1 位和第 2 位，另有 4 家机构跻身前 10 位。美国麻省理工学院（252 组）、波士顿科学公司（231 组）、爱惜康公司（214 组）等 9 家机构的专利申请量跻身全球前 20 位，其中包括 5 家高校和 4 家企业。以上 10 家中国机构在组织工程与再生医学领域近 10 年技术开发规模的复合增长率平均值为 22.24%，远高于全球前 20 位机构的平均值（12.36%）。三方专利申请量超过 10 组的 19 家机构无一来自中国，波士顿科学公司（77 组）、爱惜康公司（66 组）等 15 家来自美国。

1. 专利数量与质量

（1）全球专利申请量

组织工程与再生医学领域全球共有专利申请 55328 件，有 22799 组同族专利，近 20 年全球专利申请量的年度分布如图 5-1 所示。该领域全球专利申请量呈现逐年增长的趋势，近 10 年复合增长率为 10.65%，由 1999 年的 133 组增长到 2016 年的 2519 组。近 3 年增长尤为迅猛，增速达 22.27%。

---

① 受制于专利从申请到公开有 18 个月的滞后期，以及发明专利自申请至授权的漫长周期（大多需要 3~5 年），数据分析时，专利申请量、年复合增长率未纳入 2017 年和 2018 年的数据，发明专利授权未纳入 2016~2018 年的数据。

② 同族专利是指具有共同优先权的在不同国家或国际专利组织多次申请、多次公布或批准的内容相同或基本相同的一组专利文献。

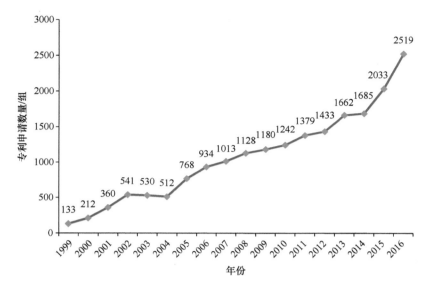

图 5-1　组织工程与再生医学领域全球专利申请量的年度分布

由于专利从申请到公开有 18 个月的滞后期，因此未纳入 2017 年和 2018 年的数据

（2）全球三方专利申请量

组织工程与再生医学领域全球共有三方专利申请 1536 组，占该领域全球专利申请量的 6.74%，近 20 年全球三方专利申请量的年度分布如图 5-2 所示，三方专利申请量呈现较好的增长态势，从 1999 年的 30 组，逐渐增长至 2009 年的峰值（121 组）。此后几年稍有回落，但均维持在 100 组左右。

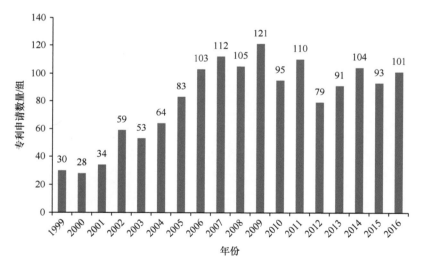

图 5-2　组织工程与再生医学领域全球三方专利申请量的年度分布

由于专利从申请到公开有 18 个月的滞后期，因此未纳入 2017 年和 2018 年的数据

（3）全球发明专利申请量

组织工程与再生医学领域全球共有发明专利申请 40935 件[①]，有 21067 组同族专利，近 20 年全球发明专利申请量的年度分布如图 5-3 所示，全球发明专利申请量与全球专利申请量的趋势基本一致，专利申请

---

① 此处为全球发明专利申请数量。

量逐年增长，近 10 年复合增长率为 10.18%，1999 年专利申请为 94 组，于 2016 年达到峰值（2295 组）。

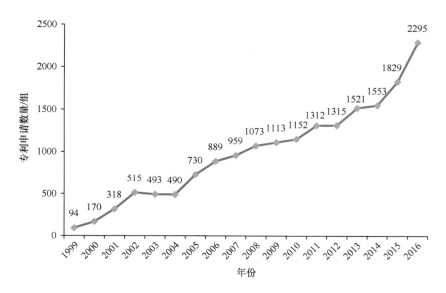

图 5-3　组织工程与再生医学领域全球发明专利申请量的年度分布
由于专利从申请到公开有 18 个月的滞后期，因此未纳入 2017 年和 2018 年的数据

（4）全球发明专利授权量

组织工程与再生医学领域全球发明专利授权共有 13109 件，有 8500 组同族专利①，近 20 年全球发明专利授权量的年度分布如图 5-4 所示。该领域发明专利授权量逐年增长，近 10 年复合增长率为 6.66%，1999 年发明专利授权量只有 68 组，2004 年之后增长速度明显加快，于 2013 年达到峰值（804 组），此后 2 年数量稍有回落，但仍然维持在 700 组以上。

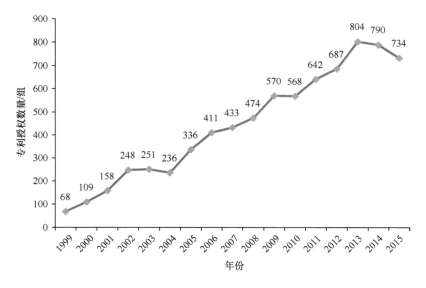

图 5-4　组织工程与再生医学领域全球发明专利授权量的年度分布
发明专利自申请至授权大多需要 3～5 年的周期，因此未纳入 2016～2018 年的数据

---

① 专利技术发源地对各国/地区的授权情况进行统计，当一条专利在多个受理局获得授权时，各国/地区仅计一次，因此，"全球发明专利授权量"和"发明专利授权技术发源地"部分的全球发明专利授权同族组数（8500 组）少于下文目标市场计发明专利授权数（13109 件）。

2. 专利技术发源地

（1）专利申请技术发源地

全球组织工程与再生医学领域专利申请共 55328 件，有 22799 组同族专利，专利申请数量排名前 10 位的技术发源地如图 5-5 所示。中国有 10249 组，处于第 1 位，占全球该领域专利申请总量的 44.95%，接近 1/2，是主要的技术发源地。其次是美国，专利申请数量有 3729 组，全球占比 16.36%。其他技术发源地专利申请数量均在 1000 组以下，分别是：印度（762 组）、加拿大（730 组）、日本（591 组）、澳大利亚（422组）、新加坡（290 组）、德国（186 组）、英国（121 组）和韩国（121 组）。全球组织工程与再生医学领域的主要技术发源地以中国和美国为主，中国是全球第一大专利申请技术发源地。从专利申请数量上看，中国占有巨大的优势，但由于近些年中国对专利申请的大力推进及政策引导，存在大量政策催生情况，实际的中美差距并没有如此悬殊，且本次分析采用了简单同族的合并规则，由于中国和其他专利发达国家的申请特征有所差异，中国大多采用本国申请，专利同族数量较少，发达国家多采用跨国布局的方法，专利同族的数量较多，这也是本次分析中差距显著的主要原因。以上结论通过图 5-6、图 5-7 的分析也可以得到一定的证明。

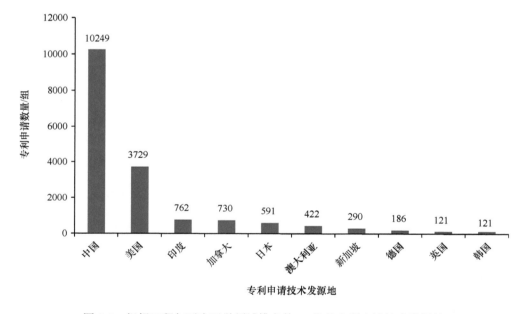

图 5-5　组织工程与再生医学领域排名前 10 位的专利申请技术发源地

中国和美国是组织工程与再生医学领域的主要专利技术发源地，这两个国家近 20 年专利申请量的年度分布情况如图 5-6 所示。中国是该领域全球第一大专利申请技术发源地。中国 2009 年的专利数量达到398 组，从 2009 年开始，专利申请量增长趋势明显，近 10 年复合增长率为 25.27%，发展速度很快；2015年专利申请量突破 1000 组，达到 1222 组，并于 2016 年达到峰值（1694 组）。美国是该领域全球第二大专利申请技术发源地，专利申请数量波动不大，近 10 年复合增长率为 0.30%，发展趋于稳定，每年的专利申请数量均低于 300 组。

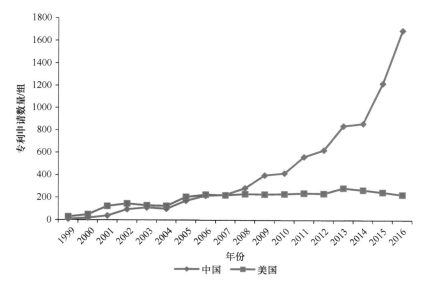

图 5-6　组织工程与再生医学领域主要专利申请技术发源地中国和美国的专利申请数量年度分布

由于专利从申请到公开有 18 个月的滞后期，因此未纳入 2017 年和 2018 年的数据

（2）发明专利授权技术发源地

组织工程与再生医学领域全球发明专利授权共有 13109 件，有 8500 组同族专利[①]，专利数量排名前 10 位的发明专利授权技术发源地如图 5-7 所示。从发明专利授权量来看，中国是全球第一大发明专利授权技术发源地，发明专利授权量有 3922 组，占全球该领域发明专利授权总量的 46.14%，接近 1/2，处于领先地位。美国排在第 2 位，发明专利授权量 2201 组，占 25.89%，超过 1/4；日本排名第 3，发明专利授权量 394 组。此外，其他国家/地区均不足 300 组。从发明专利授权量来看，组织工程与再生医学领域的技术发源地以中国和美国为主，中国是该领域全球第一大发明专利授权技术发源地。

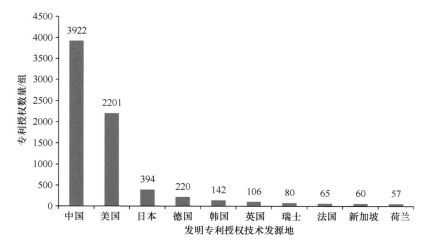

图 5-7　组织工程与再生医学领域排名前 10 位的发明专利授权技术发源地

有些国家法律状态不确定，因此本图统计的不是所有发明专利授权数量

① 专利技术发源地对各国/地区的授权情况进行统计，当一条专利在多个受理局获得授权时，各国/地区仅计一次，因此，"全球发明专利授权量"和"发明专利授权技术发源地"部分的全球发明专利授权同族组数（8500 组）少于下文目标市场计发明专利授权数（13109 件）。

从发明专利授权量来看，中国和美国依然是组织工程与再生医学领域的主要发明专利授权技术发源地，这两个国家近 20 年发明专利授权量的年度分布情况如图 5-8 所示。从 2009 年开始，中国申请人每年的发明专利授权量开始超越美国，近 10 年复合增长率为 17.96%，一路保持快速增长态势，且领先优势愈发明显。与 2015 年中国发明专利授权量突破 500 组相比，美国作为全球第二大发明专利授权技术发源地，发明专利授权数量波动不大，每年都在 200 组以下，近 10 年复合增长率为-0.36%。

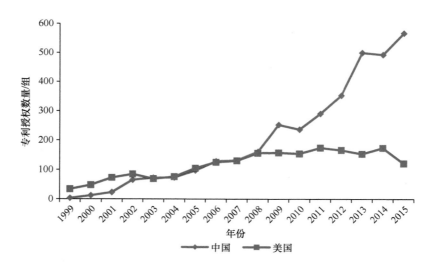

图 5-8　组织工程与再生医学领域主要专利技术发源地中国和美国的发明专利授权量年度分布
发明专利自申请至授权大多需要 3～5 年的周期，因此未纳入 2016～2018 年的数据

从发明专利授权量这一重要指标来看，中国已经超越美国占据全球绝对领先地位，并且有进一步扩大的趋势。值得注意的是，中国专利权人获得的发明专利授权主要来自本国国家知识产权局（3810 件），极少来自美国专利及商标局（少于 40 件）。

从组织工程与再生医学领域专利申请量和发明专利授权量来看，中国和美国是全球较重要的技术发源地。中国的专利申请量和发明专利授权量都居全球第 1 位，是该领域全球第一大技术发源地。

3. 专利技术目标市场

（1）专利申请技术目标市场

从专利申请技术目标市场分布情况来看，全球组织工程与再生医学领域专利申请共有 40755 件[1]，专利申请数量排名前 10 位的专利申请技术目标市场如图 5-9 所示。中国排在第 1 位，专利申请数量有 11578 件，全球专利布局数量最多，占全球该领域专利申请总量的 28.41%，是全球最受关注的目标市场。美国排在第 2 位，专利申请数量 9449 件，与中国差距不大，全球占比为 23.18%，也是全球重要的目标市场。世界知识产权组织排在第 3 位，专利申请数量 6199 件，占比为 15.21%。欧洲专利局排在第 4 位，专利申请数量 4206 件，占比 10.32%。其他目标市场的专利申请数量均不及 3000 件，分别是：日本（2228 件）、澳大利亚（1932 件）、加拿大（1692 件）、印度（795 件）、新加坡（455 件）和德国（366 件）。组织工程与再生医学领域的目标市场以中国和美国为主，中国是全球最受关注的目标市场，此外，国际市场和欧洲市场也是各国重点关注的目标市场。

---

① 此处指从目标市场来看的专利申请数量。

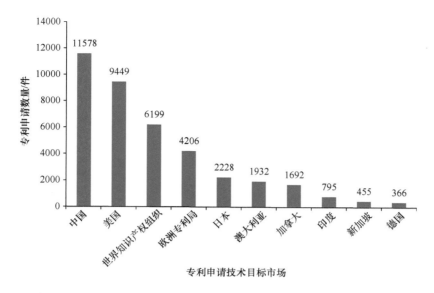

图 5-9 组织工程与再生医学领域排名前 10 位的专利申请技术目标市场

中国和美国是组织工程与再生医学领域的主要技术目标市场，近 20 年的专利申请数量年度分布情况如图 5-10 所示。中国是该领域全球第一大专利申请技术目标市场，2012 年的专利申请数量达到 699 件，首次超过美国（667 件），从 2014 年开始，专利申请量增长趋势明显，且领先优势明显，2014 年专利申请数量达到 975 件，并持续增长至 2016 年的 1854 件，近 10 年复合增长率为 22.16%，发展速度很快。美国每年的专利申请数量均在 1000 件以下，近几年维持在 800 件左右，近 10 年复合增长率为 3.92%。从以上分析可以发现，美国作为发达国家，从 1999 年开始就是该技术主要青睐的目标市场，随着中国市场的逐渐扩大，以及改革开放政策成效的逐渐显现，中国作为目标市场逐渐成为技术投资者的统一认识，因此才呈现出专利申请数量的激增，进而在 2012 年超过了美国，于 2016 年达到了当前峰值，这与中国市场的逐渐扩大及中国在世界上的经济地位密不可分，所以中国市场具有极大的挖掘潜力。

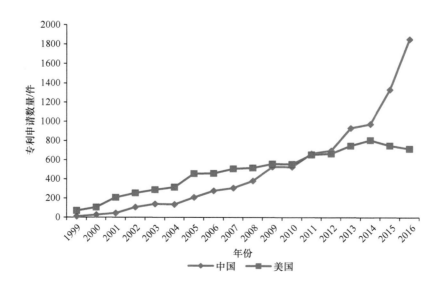

图 5-10 组织工程与再生医学领域主要专利申请技术目标市场中国和美国的专利申请数量年度分布
由于专利从申请到公开有 18 个月的滞后期，因此未纳入 2017 年和 2018 年的数据

（2）发明专利授权技术目标市场

全球组织工程与再生医学领域发明专利授权有 13109 件[①]，发明专利授权量排名前 10 位的专利技术目标市场如图 5-11 所示。从发明专利授权量来看，中国依然是全球第一大发明专利授权技术目标市场，发明专利授权量有 4353 件，占全球该领域发明专利授权总量的 33.21%，接近 1/3；美国排在第 2 位，发明专利授权量 4135 件，全球占比 31.54%，与中国差距不大。欧洲专利局排在第 3 位，发明专利授权量 1515 件，全球占比为 11.56%。欧洲专利局的专利申请，反映的是对欧洲市场的布局和关注。其他国家/地区均不足 1000 件。从发明专利授权量来看，组织工程与再生医学领域的专利技术目标市场依然以美国和中国为主，中国是全球第一大发明专利授权技术目标市场。

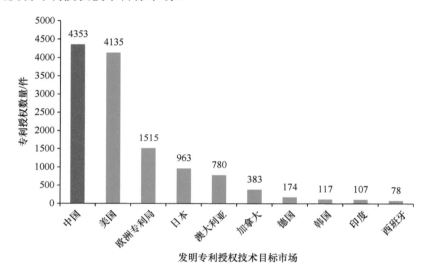

图 5-11　组织工程与再生医学领域排名前 10 位的发明专利授权技术目标市场
有些国家法律状态不确定，因此本图统计的不是所有发明专利授权数量

对组织工程与再生医学领域两大技术目标市场——中国和美国的申请人所在国家/地区进行分析，从而可以得出两大市场的主要专利布局人。对中国市场的申请人进行分析发现（图 5-12），中国市场还是以国内申请人为主，中国申请人的专利有 3810 件，占中国市场发明专利授权量的 87.53%，接近 90%，表明组织工程与再生医学领域的中国市场还是以国内申请人占据主导地位。美国申请人在中国市场的发明专利授权量排在第 2 位，有 252 件，占中国市场发明专利授权量的 5.79%，美国是国外申请人在中国布局专利最多的国家，足以见证美国对中国市场的重视。此外，日本、英国、韩国、德国等国家/地区也在中国有相应的专利布局，专利数量在 30 件左右，由此可见中国市场是全球组织工程与再生医学领域关注的焦点。

美国市场发明专利授权有 4135 件，是全球第二大发明专利授权技术目标市场。对美国市场的申请人进行分析发现（图 5-13），美国市场也是以国内申请人为主，美国申请人的专利有 2945 件，占美国市场发明专利授权量的 71.22%，表明组织工程与再生医学领域的美国市场也是国内申请人占据主导地位。德国申请人在美国市场的发明专利授权量排在第 2 位，有 90 件，占美国市场发明专利授权量的 2.18%。此外，日本、英国、新加坡、荷兰、法国、瑞士、加拿大等国家/地区也在美国有相应的专利布局，专利数量在 40 件以上，说明这些国家非常重视美国市场。

---

① 目标市场分析对各国/地区受理局的授权情况进行统计，当一条专利在多个受理局获得授权时，各国/地区各计一次，因此，目标市场计发明专利授权数（13109 件）多于前文"全球发明专利授权量"和"发明专利授权技术发源地"部分的全球发明专利授权同族组数（8500 组）。

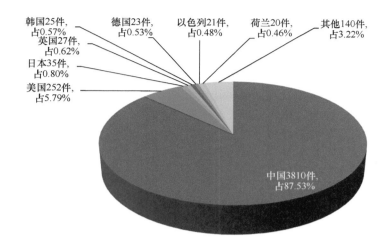

图 5-12　组织工程与再生医学领域中国市场的主要申请人所在国家/地区

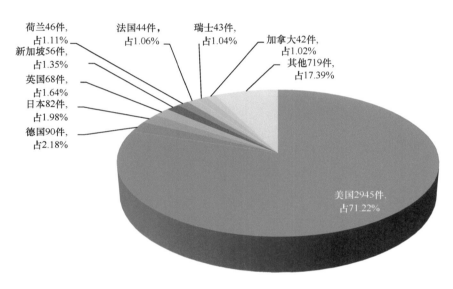

图 5-13　组织工程与再生医学领域美国市场的主要申请人所在国家/地区

从发明专利授权量来看，其他国家/地区在美国市场布局的专利数量超过了在中国市场的布局。德国在美国市场的发明专利授权量有 90 件，而在中国市场只有 23 件；日本在美国市场的发明专利授权量有 82 件，而在中国市场只有 35 件，表明在组织工程与再生医学领域，除了中国和美国，其他国家/地区对于中美市场的关注更倾向于美国市场。

4. 专利申请机构

组织工程与再生医学领域专利申请数量排名前 20 位的专利申请机构如图 5-14 所示，这 20 家机构以高校和科研机构为主，只有 4 家企业。专利申请数量排在前 3 位的均是国内外高校，分别是：中国东华大学（381 组）、中国浙江大学（306 组）和美国麻省理工学院（252 组）。4 家企业均是美国的公司，分别是：排名第 4 位的波士顿科学公司，专利申请有 231 组；排名第 5 位的爱惜康公司（214 组），是美国强生公司旗下的子公司，主要从事创新外科手术器械的研发、制造及销售；美国的美敦力公司，专利数量 113 组；美国的 DePuy 公司，专利数量 88 组，是强生公司旗下的子公司。

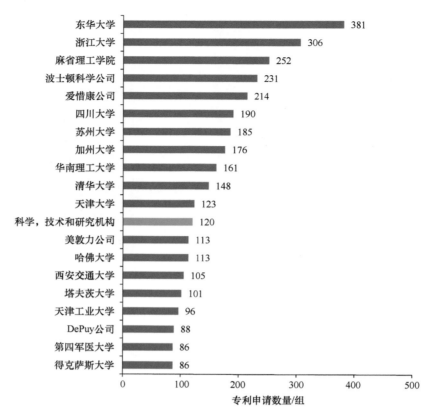

图 5-14 组织工程与再生医学领域排名前 20 位的专利申请机构

图中红色为中国机构，蓝色为美国机构，绿色为新加坡机构

组织工程与再生医学领域排名前 20 位的专利申请机构近 20 年专利申请数量年度分布情况如图 5-15 所示。美国的波士顿科学公司在 2004～2009 年，每年的专利申请数量均在 20 组以上，与其他机构相比处于较明

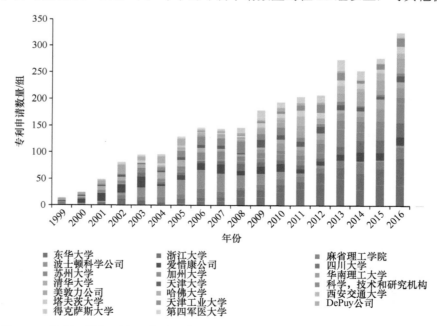

图 5-15 组织工程与再生医学领域排名前 20 位的专利申请机构专利申请量年度分布

由于专利从申请到公开有 18 个月的滞后期，因此未纳入 2017 年和 2018 年的数据

显的领先地位。2010～2013 年，中国东华大学的专利申请数量呈现明显的增长趋势，且远远领先于其他机构，专利申请数量由 2010 年的 25 组，增长至 2013 年的 51 组。此后，东华大学的专利申请数量稍有回落，但仍维持在 40 组左右。中国浙江大学从 2014 年开始与东华大学专利申请数量呈现不相上下，2014 年专利申请数量 30 组，2016 年达到 50 组，超过了东华大学的专利申请数量。

组织工程与再生医学领域三方专利主要申请机构如图 5-16 所示，专利申请数量排名前 19 位的机构包括 11 家企业与 8 所高校和研究机构，均是国外的机构，且大多数都是美国的机构。其中三方专利申请量排在第 1 位和第 2 位的美国波士顿科学公司和美国爱惜康公司优势明显，三方专利申请量分别为 77 组和 66 组，领先于其他机构。其他机构三方专利申请数量均不及 30 组。6 家有三方专利的高校均是美国高校，分别是麻省理工学院（22 组）、塔夫茨大学（19 组）、哈佛大学（18 组）、密歇根大学（10 组）、匹兹堡大学（10 组）和得克萨斯大学（10 组）。美国在组织工程与再生医学领域的三方专利申请中占据较大优势，不仅企业专利申请活跃，高校也在组织工程与再生医学领域的技术开发中占据重要地位。

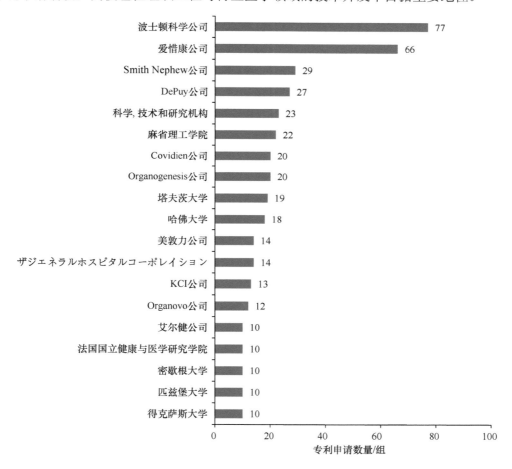

图 5-16　组织工程与再生医学领域三方专利主要申请机构

5. 发明人

组织工程与再生医学领域专利申请数量排名前 20 位的发明人如表 5-1 所示，大部分都是国内发明人，国外发明人只有 1 个。专利申请数量最多的 3 个发明人分别是朱明（四川师范大学）、江燕妮（四川师范大学）和王一飞（广州赛莱拉干细胞科技股份有限公司、广东美赛尔细胞生物科技有限公司和广州赛莱拉生物基因工程有限公司），专利申请数量为 72 组。

表 5-1　组织工程与再生医学领域专利申请数量排名前 20 位的发明人

序号	发明人	所属机构	专利申请数量/组
1	王一飞	广州赛莱拉干细胞科技股份有限公司、广东美赛尔细胞生物科技有限公司、广州赛莱拉生物基因工程有限公司	72
2	江燕妮	四川师范大学	72
3	朱明	四川师范大学	72
4	陈学思	中国科学院长春应用化学研究所、常州储能材料与器件研究院、上海大学、长春圣博玛生物材料有限公司、浙江海正生物材料股份有限公司	69
5	陈海佳	广州赛莱拉干细胞科技股份有限公司、广州赛莱拉生物基因工程有限公司	68
6	葛啸虎	广州赛莱拉干细胞科技股份有限公司、广州赛莱拉生物基因工程有限公司	68
7	莫秀梅	东华大学、上海交通大学医学院附属第九人民医院、上海典范医疗科技有限公司	60
8	高长有	浙江大学、无锡贝迪生物工程股份有限公司	56
9	袁玉宇	广州迈普再生医学科技股份有限公司、深圳迈普再生医学科技有限公司	54
10	曹谊林	上海国睿生命科技有限公司、上海组织工程研究与开发中心、上海交通大学医学院附属第九人民医院	54
11	何吉欢	苏州大学、常熟紫金知识产权服务有限公司、平江县今安科技有限公司	51
12	李涤尘	西安交通大学、陕西恒通智能机器有限公司、苏州瑞世医疗科技有限公司、青岛理工大学	50
13	许杉杉	无锡中科光远生物材料有限公司、中国科学院化学研究所、北京天助畅运医疗技术股份有限公司	49
14	陈庆华	昆明理工大学、昆明理工大学设计研究院、福建师范大学、福建师范大学泉港石化研究院	48
15	刘伟	上海交通大学医学院附属第九人民医院、上海国睿生命科技有限公司、上海组织工程研究与开发中心	48
16	胡庆夕	上海大学、上海组织工程研究与开发中心	47
17	王迎军	华南理工大学、广州南枫生物科技有限公司、广州市朴道联信生物科技有限公司	47
18	覃小红	东华大学	46
19	Weber, Jan	波士顿科学公司	46
20	王小红	清华大学、杭州电子科技大学、香港中文大学	44

6. 技术领域

专利由审查员依据其对技术方案的理解赋予若干代表其创新点的国际专利分类（international patent classification，IPC），通过 IPC 可了解该专利涉及的相关技术创新点。对组织工程与再生医学领域三方专利的 IPC 进行分析，可以揭示其技术分布情况。表 5-2 是组织工程与再生医学领域三方专利排名前 20 位的 IPC，技术领域主要涉及组织工程支架、支架材料、材料分析方法、细胞或组织培养技术与装置、高分子材料、细胞测定或检查方法、药物组合物的制备方法等技术点。

表 5-2　组织工程与再生医学领域三方专利申请的技术领域分布

序号	IPC	含义	专利申请数量/组
1	A61L27	假体材料或假体被覆材料（假牙入 A61C13/00；假体的形状或结构入 A61F2/00；假牙配制品的应用入 A61K6/02；人工肾脏入 A61M1/14）	659
2	A61F2	可植入血管中的滤器；假体，即用于人体各部分的人造代用品或取代物；用于假体与人体相连的器械；为人体管状结构提供开口或防止塌陷的装置，如支架（stents）（作为化妆品见相关小类，如假发、发件入 A41G3/00、A41G5/00；人造指甲入 A45D31/00；假牙入 A61C13/00；用于假体的材料入 A61L27/00；人工心脏入 A61M1/10；人工肾脏入 A61M1/14）	447
3	C12N5	未分化的人类、动物或植物细胞，如细胞系；组织；它们的培养或维持；其培养基（用组织培养技术再生植物入 A01H4/00）	363

续表

序号	IPC	含义	专利申请数量/组
4	A61L31	其他外科用品的材料	211
5	C12M1	酶学或微生物学装置	175
6	A61B17	外科器械、装置或方法，如止血带（A61B18/00 优先，避孕装置、子宫托或其附件入 A61F6/00；眼外科入 A61F9/007；耳外科入 A61F11/00）	169
7	C12M3	组织、人类、动物或植物细胞或病毒培养装置	165
8	C12Q1	包含酶、核酸或微生物的测定或检验方法（带有条件测量或传感器的测定或试验装置，如菌落计数器入 C12M1/34）；其组合物；这种组合物的制备方法	136
9	G01N33	利用不包括在 G01N1/00 至 G01N31/00 组中的特殊方法来研究或分析材料	95
10	C12N15	突变或遗传工程；遗传工程涉及的 DNA 或 RNA，载体（如质粒）或其分离、制备或纯化；所使用的宿主（突变体或遗传工程制备的微生物本身入 C12N1/00、C12N5/00、C12N7/00；新的植物入 A01H；用组织培养技术再生植物入 A01H4/00；新的动物入 A01K67/00；含有插入活体细胞的遗传物质以治疗遗传疾病的药剂的应用，基因疗法入 A61K48/00，一般肽入 C07K）	88
11	A61L15	绷带、敷料或吸收垫的化学方面；或者绷带、敷料或吸收垫的材料应用（液体绷带入 A61L26/00；放射性敷料入 A61M36/14）	80
12	A61L29	导管或被覆导管的材料（导管的形状或结构入 A61M25/00）	65
13	C07K14	具有多于 20 个氨基酸的肽；促胃液素；生长激素释放抑制因子；促黑激素；其衍生物	64
14	A61L17	外科缝合或血管结扎用的材料	54
15	C12N1	微生物本身，如原生动物；其组合物（含有由原生动物、细菌或病毒得到的材料的药物的制备入 A61K35/66；从藻类材料制备药物的入 A61K36/02；从真菌中材料制备药物的入 A61K36/06；药用细菌的抗原或抗体组合物的制备，如细菌菌苗入 A61K39/00）；繁殖、维持或保藏微生物或其组合物的方法；制备或分离含有一种微生物的组合物的方法；其培养基	50
16	C08G63	由在高分子主链上形成羧酸酯键的反应制得的高分子化合物（聚酯-酰胺类入 C08G69/44；聚酯-酰亚胺类入 C08G73/16）	44
17	A61M25	导管；空心探针（用于测量或检测的入 A61B）	40
18	C08L101	未指明的高分子化合物的组合物	39
19	A61L24	外科黏合剂或接合剂；用于结肠造口术装置的黏合剂（用于治疗或体内测试的导电性胶粘入 A61K50/00）	36
20	G01N37	不包含在本小类其他组中的细目	35

专利申请量最多的技术点是 A61L27，有 659 组，主要涉及组织工程及再生医学领域相关支架材料，如 JP2011194270A（标题：結合組織再建のための支承体）是用于连接组织修复的支架，JP4638735B2（标题：絹糸生体材料およびその使用方法）是丝线生物材料及其使用方法。专利申请数量排在第 2 位的是 A61F2，有 447 组，主要涉及相关植入物，如 JP5700614B2（标题：様々な医学の用途のための移植可能な微生物セルロース材料）是用于各种医疗应用的可植入微生物纤维素材料，JP2011515162A（标题：水和ポリマーインプラントを骨に接着するための方法、デバイスおよび組成物）是用于将水合物、聚合物植入物黏附到骨上的方法、装置和组合物。C12N5 有 363 组，排在第 3 位，主要涉及细胞及组织的培养，如 JP2013172725A（标题：治療用細胞または細胞培養物を調製する方法）是关于制备治疗性细胞或细胞培养物的方法，JP5893562B2（乳動脈由来細胞並びに組織修復及び再生における使用方法）是有关乳动脉衍生的细胞及组织修复和再生中使用的方法。

（二）骨和软骨组织工程领域

专利是技术信息最有效的载体，发明专利授权更能体现一个国家/地区作为技术发源地的创新实力。对近 20 年骨和软骨组织工程领域的全球专利申请、发明专利申请与授权、三方专利①申请进行分析，其结果展示了该领域技术开发的规模与增速②、技术发源地、目标市场，反映了该领域的全球技术开发现状与趋势，揭示了中国和中国机构在全球和中美竞争中的创新力。

全球骨和软骨组织工程领域发展速度快，近 3 年尤为迅猛，创新性强，且已经产出一批具有较高市场价值的技术成果。该领域同族专利③申请共 6475 组，近 10 年复合增长率为 7.37%，近 3 年增速更快，复合增长率达到 18.64%；其中绝大多数为发明专利申请（5961 组，92.06%），且有近四成（2366 组，39.69%）获得授权；三方专利申请 537 组（均是发明专利），占该领域专利申请量的 8.29%，高于组织工程与再生医学领域的三方专利申请占比（6.74%）。

中国骨和软骨组织工程领域技术开发规模和增速均远超美国，并已积累一定数量的高质量技术成果，是全球第一大技术发源地，占据全球绝对领先地位，且优势进一步扩大，但国际布局仍然有待加强。全球骨和软骨组织工程领域平均每 2 组专利申请中有 1 组来自中国机构（3013 组，占 46.53%），平均每 8 组专利申请中有 1 组来自美国机构（828 组，占 12.79%）；中国该领域近 10 年复合增长率为 19.03%，美国为 –1.89%；全球该领域平均每授权 2 组发明专利中就有 1 组授权给中国（1117 组，占 47.21%），平均每授权 4 组发明专利中就有 1 组授权给美国（561 组，占 23.71%）；中国专利权人获得的发明专利授权主要来自本国国家知识产权局（1082 件），极少来自美国专利及商标局（少于 8 件）。

中国和美国是全球骨和软骨组织工程领域较受关注的两大目标市场，且中国市场受关注程度持续快速升温。全球骨和软骨组织工程领域平均每 3 件专利申请中有 1 件布局在中国（3341 件，占 31.06%），平均每 5 件专利申请中有 1 件布局在美国（1998 件，占 18.58%）；中国近 10 年复合增长率为 16.95%，美国仅为 2.84%；全球该领域平均每 3 件发明专利授权中有 1 件来自中国国家知识产权局（1248 件，占 36.72%），平均每 4 件发明专利授权中有 1 件来自美国专利及商标局（821 件，占 24.15%）。

中国多家高校在骨和软骨组织工程领域的技术开发规模跻身全球前列，但缺乏潜在市场价值高的技术成果。浙江大学、四川大学、东华大学、华南理工大学、清华大学、西安交通大学、暨南大学、天津大学、上海交通大学医学院附属第九人民医院、中南大学、第四军医大学、苏州大学和上海大学 13 家机构的专利申请量跻身全球前 20 位，其中浙江大学（111 组）和四川大学（67 组）位列全球第 1 位和第 3 位，另有 4 家机构跻身前 10。美国有 5 家机构的专利申请量跻身全球前 20 位，包括 2 家高校和 3 家企业。三方专利申请量超过 5 组的 18 家机构无一来自中国，有 11 家来自美国。

1. 专利数量与质量

（1）全球专利申请量

骨和软骨组织工程领域全球共有专利申请 14329 件，有 6475 组同族专利，近 20 年全球专利申请量的年度分布如图 5-17 所示。该领域全球专利申请呈现逐年增长的趋势，1999 年专利申请 34 组，2016 年达到峰值（639 组），近 10 年复合增长率为 7.37%，近 3 年增速更快，复合增长率达到 18.64%。

---

① 本报告的三方专利是指同时向 USPTO、EPO 和 JPO 三个专利局申请的专利。

② 受制于专利从申请到公开有 18 个月的滞后期，以及发明专利自申请至授权的漫长周期（大多需要 3～5 年），数据分析时，专利申请量、年复合增长率未纳入 2017 年和 2018 年的数据，发明专利授权未纳入 2016～2018 年的数据。

③ 同族专利是指具有共同优先权的在不同国家或国际专利组织多次申请、多次公布或批准的内容相同或基本相同的一组专利文献。

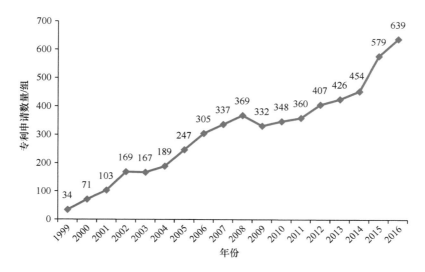

图 5-17　骨和软骨组织工程领域全球专利申请量的年度分布
由于专利从申请到公开有 18 个月的滞后期，因此未纳入 2017 年和 2018 年的数据

（2）全球三方专利申请量

骨和软骨组织工程领域全球共有三方专利申请 537 组，占该领域专利申请量的 8.29%，高于组织工程与再生医学领域的三方专利申请占比（6.74%）。近 20 年全球三方专利申请量的年度分布如图 5-18 所示，三方专利申请量呈现较好的增长态势，从 1999 年的 9 组，增长至 2007 年的峰值（45 组），此后几年稍有回落，但均维持在 30 组左右。

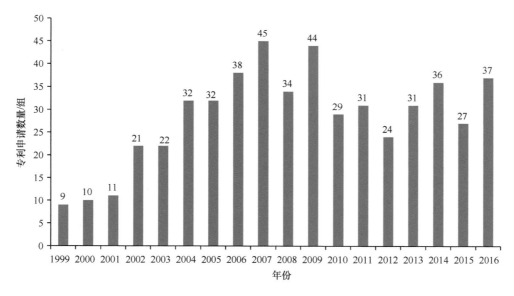

图 5-18　骨和软骨组织工程领域全球三方专利申请量的年度分布
由于专利从申请到公开有 18 个月的滞后期，因此未纳入 2017 年和 2018 年的数据

（3）全球发明专利申请量

骨和软骨组织工程领域全球共有发明专利申请 10658 件，有 5961 组同族专利，近 20 年全球发明专利申请

量的年度分布如图 5-19 所示，骨和软骨组织工程领域全球发明专利申请量与全球专利申请量趋势基本一致，专利申请数量逐年增长，近 10 年复合增长率 7.32%，1999 年专利申请 27 组，于 2016 年达到峰值（597 组）。

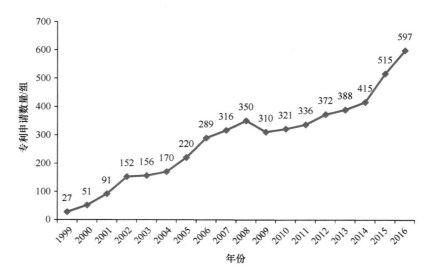

图 5-19　骨和软骨组织工程领域全球发明专利申请量的年度分布
由于专利从申请到公开有 18 个月的滞后期，因此未纳入 2017 年和 2018 年的数据

（4）全球发明专利授权量

骨和软骨组织工程领域全球共有发明专利授权 3399 件，有 2366 组同族专利[①]，近 20 年全球发明专利授权量的年度分布如图 5-20 所示。该领域发明专利授权量逐年上升，近 10 年复合增长率为 6.58%，1999 年授权量为 17 组，2005 年突破 100 组，于 2014 年达到峰值（207 组），此后授权量稍有回落。

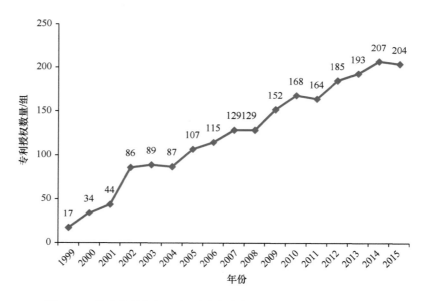

图 5-20　骨和软骨组织工程领域全球发明专利授权量的年度分布
发明专利自申请至授权大多需要 3～5 年的周期，因此未纳入 2016～2018 年的数据

---

① 专利技术发源地对各国/地区的授权情况进行统计，当一条专利在多个受理局获得授权时，各国/地区仅计一次，因此，"全球发明专利授权量"和"发明专利授权技术发源地"部分的全球发明专利授权同族组数（2366 组）少于下文目标市场计发明专利授权数（3399 件）。

2. 专利技术发源地

（1）专利申请技术发源地

骨和软骨组织工程领域全球共有专利申请 14329 件，有 6475 组同族专利，专利申请数量排名前 10 位的技术发源地如图 5-21 所示。中国是主要的技术发源地，专利申请数量有 3013 组，处于第 1 位，占全球该领域专利申请总量的 46.53%，领先优势十分明显。美国排名第 2 位，专利申请量有 828 组，全球占比 12.79%。其他技术发源地专利申请量均在 400 组以下，分别是：日本（322 组）、加拿大（216 组）、印度（186 组）、澳大利亚（136 组）、新加坡（119 组）、韩国（40 组）、英国（27 组）和德国（17 组）。中国是骨和软骨组织工程领域全球第一大专利申请技术发源地。

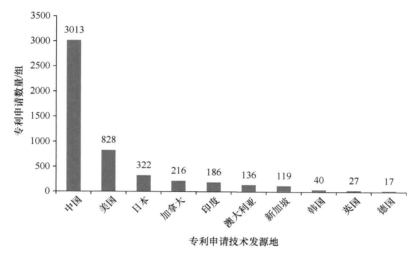

图 5-21　骨和软骨组织工程领域排名前 10 位的专利申请技术发源地

中国和美国是骨和软骨组织工程领域主要专利技术发源地，这两个国家近 20 年的专利申请量的年度分布情况如图 5-22 所示。中国是该领域全球第一大专利申请技术发源地，2009 年的专利申请数量达到 124 组，从 2009 年开始，专利申请量增长趋势明显，近 10 年复合增长率为 19.03%，2016 年达到峰值（446 组）。美国是全球第二大专利申请技术发源地，近 20 年的专利申请数量波动不大，近 10 年复合增长率为 -1.89%，发展比较平稳。

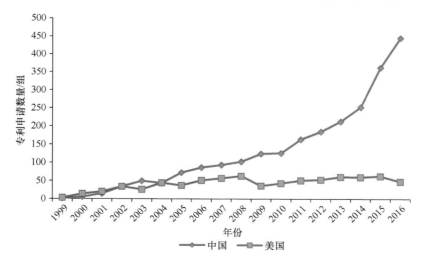

图 5-22　骨和软骨组织工程领域主要专利申请技术发源地中国和美国的专利申请数量年度分布

由于专利从申请到公开有 18 个月的滞后期，因此未纳入 2017 年和 2018 年的数据

（2）发明专利授权技术发源地

骨和软骨组织工程领域全球共有发明专利授权 3399 件，有 2366 组同族专利^①，主要发明专利授权技术发源地（授权量≥20 组）如图 5-23 所示，共有 7 个。从发明专利授权量来看，中国依然是全球第一大发明专利授权技术发源地，发明专利授权量 1117 组，占该领域全球发明专利授权总量的 47.21%，超过 2/5，处于领先地位。美国排在第 2 位，发明专利授权量 561 组，全球占比 23.71%，不及 1/4。日本排名第 3 位，发明专利授权量 121 组。其余国家/地区均在 100 组以下。从发明专利授权量来看，骨和软骨组织工程领域的主要技术发源地依然是中国和美国，中国是全球第一大发明专利授权技术发源地。

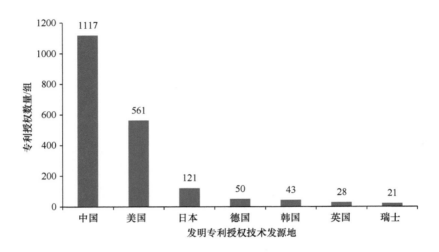

图 5-23　骨和软骨组织工程领域主要发明专利授权技术发源地（授权量≥20 组）
有些国家法律状态不确定，因此本图统计的不是所有发明专利授权量

从发明专利授权量来看，中国和美国依然是骨和软骨组织工程领域的主要发明专利授权技术发源地，这两个国家近 20 年发明专利授权量的年度分布情况如图 5-24 所示。中国是该领域全球第一大发明专利授

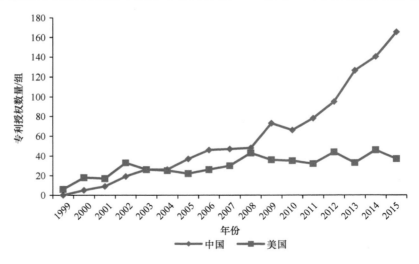

图 5-24　骨和软骨组织工程领域主要专利技术发源地中国和美国的发明专利授权量年度分布
发明专利自申请至授权大多需要 3～5 年的周期，因此未纳入 2016～2018 年的数据

---

① 专利技术发源地对各国/地区的授权情况进行统计，当一条专利在多个受理局获得授权时，各国/地区仅计一次，因此，"全球发明专利授权量"和"发明专利授权技术发源地"部分的全球发明专利授权同族组数（2366 组）少于下文目标市场计发明专利授权数（3399 件）。

权技术发源地。从 2004 年开始，中国申请人每年的发明专利授权量开始超越美国，近 10 年复合增长率为 15.25%，一直保持快速增长，且领先优势愈发明显。与 2013 年中国发明专利授权量突破 100 组相比，美国作为全球第二大发明专利授权技术发源地，发明专利授权数量波动不大，每年都在 50 组以下，近 10 年复合增长率为 4.00%。

从发明专利授权量这一重要指标来看，中国已经超越美国占据全球绝对领先地位，并且有进一步扩大的趋势，值得注意的是，中国专利权人获得的发明专利授权主要来自本国国家知识产权局（1082 件），极少来自美国专利及商标局（少于 8 件）。

从骨和软骨组织工程领域专利申请量和发明专利授权量来看，中国和美国是全球较重要的技术发源地。中国的专利申请量和发明专利授权量均居全球第 1 位，是该领域全球第一大技术发源地。

3. 专利技术目标市场

（1）专利申请技术目标市场

从专利申请技术目标市场分布来看，全球骨和软骨组织工程领域共有专利申请 10755 件，专利申请数量排名前 10 位的专利申请技术目标市场如图 5-25 所示。中国排在第 1 位，专利申请数量有 3341 件，占全球该领域专利申请总量的 31.06%，全球专利布局数量最多，是全球最受关注的目标市场。美国排在第 2 位，专利申请数量为 1998 件，全球占比 18.58%，与中国有一定差距，也是全球重要的目标市场。世界知识产权组织排在第 3 位，专利申请数量 1574 件。欧洲专利局排在第 4 位，专利申请数量 1121 件。其他目标市场分别是：日本（758 件）、澳大利亚（559 件）、加拿大（449 件）、印度（192 件）、新加坡（156 件）和韩国（60 件）。骨和软骨组织工程领域的目标市场以中国和美国为主，中国是全球最受关注的目标市场。

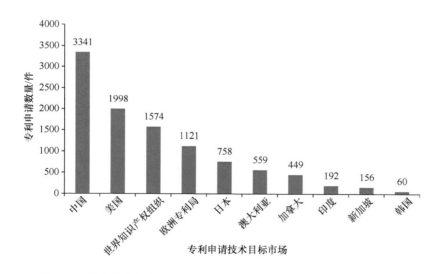

图 5-25　骨和软骨组织工程领域排名前 10 位的专利申请技术目标市场

中国和美国是骨和软骨组织工程领域的主要专利申请技术目标市场，近 20 年的专利申请数量年度分布情况如图 5-26 所示。中国 2009 年的专利数量达到 163 件，专利申请量增长趋势明显，且领先优势明显，2016 年专利数量达到峰值（487 件），近 10 年复合增长率为 16.95%，发展速度很快。美国近几年来每年的专利申请数量基本维持在 150 件左右，近 10 年复合增长率为 2.84%，发展趋于平稳。

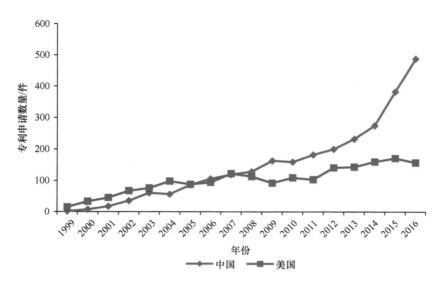

图 5-26 骨和软骨组织工程领域主要专利技术目标市场中国和美国的专利申请数量年度分布
由于专利从申请到公开有 18 个月的滞后期，因此未纳入 2017 年和 2018 年的数据

（2）发明专利授权技术目标市场

全球骨和软骨组织工程领域共有发明专利授权 3399 件[①]，专利授权数量排名前 10 位的发明专利授权技术目标市场如图 5-27 所示。从发明专利授权量来看，中国是全球第一大发明专利授权技术目标市场，发明专利授权量有 1248 件，占全球该领域发明专利授权总量的 36.72%，超过 1/3，处于绝对的领先地位。美国排在第 2 位，发明专利授权量 821 件，全球占比 24.15%；欧洲专利局排在第 3 位，发明专利授权量 392 件。日本排在第 4 位，发明专利授权量 304 件。其他国家/地区均不足 300 件。从发明专利授权量来看，中国依然是骨和软骨组织工程领域全球最大的发明专利授权技术目标市场。

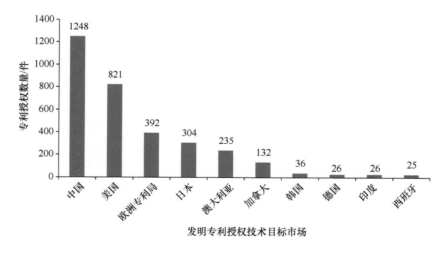

图 5-27 骨和软骨组织工程领域排名前 10 位的发明专利授权技术目标市场
有些国家法律状态不确定，因此本图统计的不是所有发明专利授权数量

对骨和软骨组织工程领域两大技术目标市场——中国和美国的专利申请人所在国家/地区进行分析，从

---

① 目标市场分析对各国/地区受理局的授权情况进行统计，当一条专利在多个受理局获得授权时，各国/地区各计一次，因此，目标市场计发明专利授权数（3399 件）多于前文"全球发明专利授权量"和"发明专利授权技术发源地"部分的全球发明专利授权同族组数（2366 组）。

而可以得出两大市场的主要专利布局人。对中国市场的申请人进行分析发现（图 5-28），中国市场还是以国内申请人为主，中国申请人的发明专利授权量有 1082 件，占中国市场发明专利授权量的 86.70%，表明骨和软骨组织工程领域中国市场的国内申请人占据绝对主导地位。排名第 2 位的美国，只有 64 件，占中国市场发明专利授权量的 5.13%。韩国排在第 3 位，有 11 件。英国和日本各有 9 件，法国有 7 件，德国有 6 件，澳大利亚、意大利和新加坡各有 5 件，其他国家/地区都在 5 件以下。骨和软骨组织工程领域的中国市场主要由国内申请人占据。

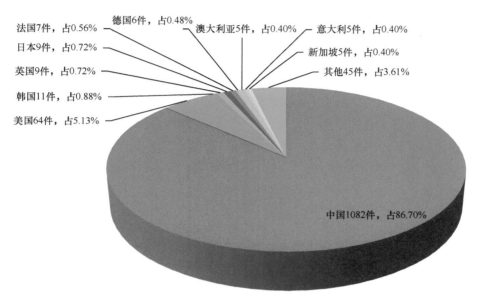

图 5-28 骨和软骨组织工程领域中国市场的主要申请人所在国家/地区（授权量≥5 件）

美国市场发明专利授权有 821 件，是全球第二大发明专利授权技术目标市场。对美国市场的申请人进行分析发现（图 5-29），美国市场也是以国内申请人为主，美国申请人的发明专利授权量有 614 件，

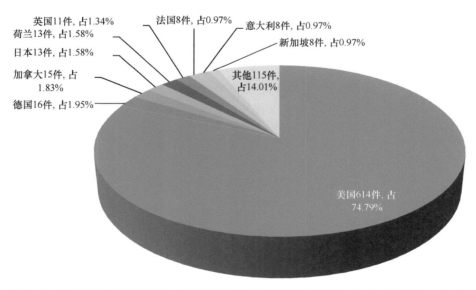

图 5-29 骨和软骨组织工程领域美国市场的主要申请人所在国家/地区（授权量≥8 件）

占美国市场的发明专利授权量的 74.79%, 表明骨和软骨组织工程领域的美国市场也是国内申请人占据主导地位。德国排在第 2 位, 有 16 件; 加拿大排在第 3 位, 有 15 件; 日本和荷兰各有 13 件, 英国有 11 件, 法国、意大利和新加坡各有 8 件, 其他国家/地区申请人的发明专利授权量都在 8 件以下。

从发明专利授权量来看, 其他国家/地区在美国布局的专利数量超过了中国市场的布局。德国在美国市场的发明专利授权量有 16 件, 而在中国市场只有 6 件; 加拿大在美国市场的发明专利授权量有 15 件, 而在中国市场低于 5 件; 日本在美国市场的发明专利授权量有 13 件, 而在中国市场有 9 件。在骨和软骨组织工程领域, 除了中国和美国, 其他国家/地区对于中美市场的关注更倾向于美国市场。

4. 专利申请机构

骨和软骨组织工程领域专利申请数量排名前 20 位的专利申请机构如图 5-30 所示, 其中有 4 家企业, 均是国外企业。中国有 13 家机构跻身全球前 20 位, 但均是国内高校, 没有 1 家企业。20 家机构中, 专利申请数量排名第 1 位的是浙江大学, 有 111 组, 是唯一一家专利申请数量超过 100 组的机构。4 家企业分别是: 排名第 2 位的是美国爱惜康公司, 专利申请数量 79 组; 排名第 4 位的美国 DePuy 公司, 专利申请数量 64 组; 排名第 9 位的英国施乐辉公司, 专利申请数量 39 组; 还有美国 Warsaw Orthopedic 公司, 是一家针对儿科骨科的医疗设备公司, 专利申请数量 35 组。

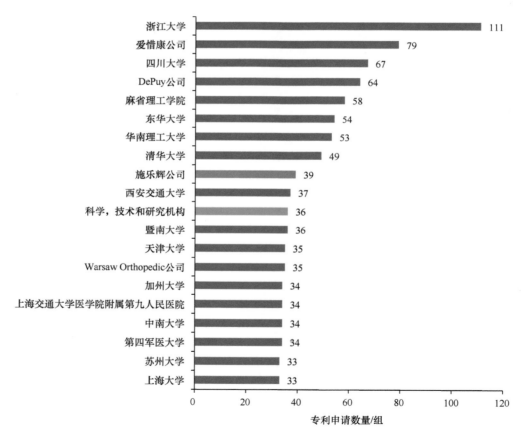

图 5-30　骨和软骨组织工程领域排名前 20 位的专利申请机构

图中红色为中国机构, 蓝色为美国机构, 绿色为新加坡机构, 灰色为英国机构

骨和软骨组织工程领域排名前 20 位的专利申请机构近 20 年专利数量年度分布情况如图 5-31 所示, 这

20 家机构每年专利申请数量基本都在 10 组以下，只有美国 DePuy 公司在 2002 年（17 组），美国爱惜康公司在 2002 年（14 组）和 2003 年（16 组）与中国浙江大学（2015 年 11 组，2016 年 16 组）均超过了 10 组。

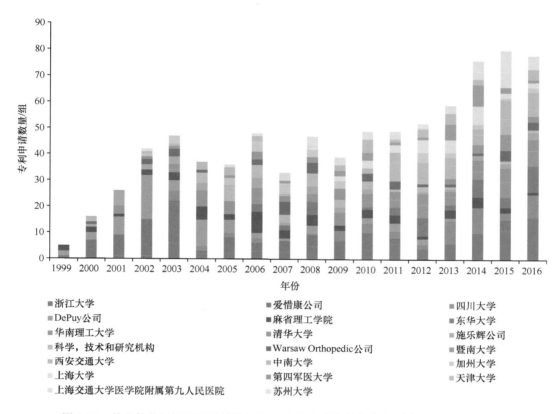

图 5-31　骨和软骨组织工程领域排名前 20 位的专利申请机构专利申请数量年度分布

由于专利从申请到公开有 18 个月的滞后期，因此未纳入 2017 年和 2018 年的数据

　　骨和软骨组织工程领域三方专利主要申请机构如图 5-32 所示，专利申请量排名前 18 位的机构包括 11 家企业，7 所高校和研究机构，均是国外的机构。其中三方专利申请量超过 10 组的有 6 家机构，其中 5 家来自美国，包括 4 家企业和 1 所高校，还有 1 家是英国的企业。5 家企业分别是：三方专利申请量排在第 1 位的是美国 DePuy 公司，有 19 组，是强生公司旗下的子公司，提供骨科和神经领域产品。其次是美国的爱惜康公司和英国的施乐辉公司，全球排名并列第 2 位，三方专利申请数量为 15 组。排在第 4 位的美国波士顿科学公司和第 6 位的美国 KCI 公司，三方专利申请数量分别为 14 组和 10 组。KCI 公司主要专注于伤口护理、组织再生等方面的高科技创新疗法和产品。美国在骨和软骨组织工程领域的三方专利申请占据较大优势。

5. 发明人

　　骨和软骨组织工程领域专利申请数量排名前 20 位的发明人如表 5-3 所示，以国内发明人为主。专利申请数量最多的是中国发明人曹谊林（上海国睿生命科技有限公司、上海交通大学医学院附属第九人民医院、上海组织工程研究与开发中心和中国医学科学院整形外科医院），有 35 组；排名第 2 位的是中国发明人陈庆华（昆明理工大学、昆明理工大学设计研究院），专利申请数量 32 组。其他发明人的专利申请数量均不及 30 组。

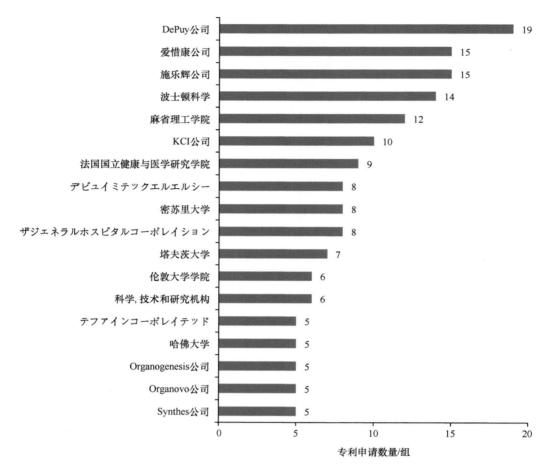

图 5-32 骨和软骨组织工程领域三方专利主要申请机构（专利申请量≥5 组）

表 5-3 骨和软骨组织工程领域排名前 20 位的发明人

序号	发明人	所属机构	专利申请数量/组
1	曹谊林	上海国睿生命科技有限公司、上海交通大学医学院附属第九人民医院、上海组织工程研究与开发中心、中国医学科学院整形外科医院	35
2	陈庆华	昆明理工大学、昆明理工大学设计研究院	32
3	王一飞	广州赛莱拉干细胞科技股份有限公司、广东美赛尔细胞生物科技有限公司	29
4	葛啸虎	广州赛莱拉干细胞科技股份有限公司	28
5	陈海佳	广州赛莱拉干细胞科技股份有限公司	28
6	帅词俊	中南大学、中南大学深圳研究院、湘潭大学	27
7	张其清	福州大学、中国医学科学院生物医学工程研究所、厦门大学、福州市大福瑞生物科技有限公司、福建吉特瑞生物科技有限公司	27
8	颜廷亭	昆明理工大学、昆明理工大学设计研究院	26
9	刘伟	上海国睿生命科技有限公司、上海交通大学医学院附属第九人民医院、上海组织工程研究与开发中心	24
10	胡庆夕	上海大学、上海组织工程研究与开发中心	24
11	彭淑平	中南大学	23
12	李涤尘	西安交通大学、苏州瑞世医疗科技有限公司、陕西恒通智能机器有限公司	23
13	高长有	浙江大学、无锡贝迪生物工程股份有限公司	23

续表

序号	发明人	所属机构	专利申请数量/组
14	何丹农	上海纳米技术及应用国家工程研究中心有限公司、上海长征医院、中国人民解放军济南军区总医院	22
15	袁玉宇	广州迈普再生医学科技股份有限公司、深圳迈普再生医学科技有限公司	22
16	王迎军	华南理工大学、广州南枫生物科技有限公司	21
17	崔磊	上海国睿生命科技有限公司	21
18	Dancu, Michael	ICE Development Technologies 公司	21
19	常江	中国科学院上海硅酸盐研究所、昆山华侨科技新材料有限公司、浙江微度医疗器械有限公司	20
20	Bacher, Gerald	Mondobiotech Labs 公司	20
20	Bevec, Dorian	Mondobiotech Labs 公司	20
20	Cavalli, Fabio	Mondobiotech Labs 公司	20
20	周广东	上海国睿生命科技有限公司、上海交通大学医学院附属第九人民医院、湖南大学、上海市肺科医院	20
20	杨柳	第三军医大学第一附属医院、第四军医大学、河南工程学院	20

6. 技术领域

专利由审查员依据其对技术方案的理解赋予若干代表其创新点的国际专利分类（IPC），通过 IPC 可了解该专利涉及的相关技术创新点。对骨和软骨组织工程领域三方专利的 IPC 进行分析，来揭示其技术分布情况。表 5-4 是骨和软骨组织工程领域三方专利排名前 20 位的 IPC，专利申请数量均大于等于 11 组，技术领域主要涉及骨和软骨组织工程支架、支架材料、细胞或组织培养技术与装置、高分子材料、细胞测定或检查方法、肽及其衍生物等技术点。

表 5-4　骨和软骨组织工程领域三方专利申请的技术领域分布

序号	IPC	含义	专利申请数量/组
1	A61L27	假体材料或假体被覆材料（假牙入 A61C13/00；假体的形状或结构入 A61F2/00；假牙配制品的应用入 A61K6/02；人工肾脏入 A61M1/14）	356
2	A61F2	可植入血管中的滤器；假体，即用于人体各部分的人造代用品或取代物；用于假体与人体相连的器械；为人体管状结构提供开口或防止塌陷的装置，如支架（stents）（作为化妆物品见相关小类，如假发、发件入 A41G3/00，A41G5/00；人造指甲入 A45D31/00；假牙入 A61C13/00；用于假体的材料入 A61L27/00；人工心脏入 A61M1/10；人工肾脏入 A61M1/14）	216
3	C12N5	未分化的人类、动物或植物细胞，如细胞系；组织；它们的培养或维持；其培养基（用组织培养技术再生植物入 A01H4/00）	135
4	A61L31	其他外科用品的材料	69
5	A61B17	外科器械、装置或方法，如止血带（A61B18/00 优先，避孕装置、子宫托或其附件入 A61F6/00；眼外科入 A61F9/007；耳外科入 A61F11/00）	62
6	C12M3	组织、人类、动物或植物细胞或病毒培养装置	49
7	C12M1	酶学或微生物学装置	39
8	C12Q1	包含酶、核酸或微生物的测定或检验方法（带有条件测量或传感器的测定或试验装置，如菌落计数器入 C12M1/34）；其组合物；这种组合物的制备方法	36
9	A61L15	绷带、敷料或吸收垫的化学方面；或者绷带、敷料或吸收垫的材料应用（液体绷带入 A61L26/00；放射性敷料入 A61M36/14）	33
10	A61L17	外科缝合或血管结扎用的材料	22

序号	IPC	含义	专利申请数量/组
11	C07K14	具有多于20个氨基酸的肽；促胃液素；生长激素释放抑制因子；促黑激素；其衍生物	22
12	A61L29	导管或被覆导管的材料（导管的形状或结构入A61M25/00）	21
13	G01N33	利用不包括在G01N1/00至G01N31/00组中的特殊方法来研究或分析材料	21
14	C12N15	突变或遗传工程；遗传工程涉及的DNA或RNA，载体（如质粒）或其分离、制备或纯化；所使用的宿主（突变体或遗传工程制备的微生物本身入C12N1/00、C12N5/00、C12N7/00；新的植物入A01H；用组织培养技术再生植物入A01H4/00；新的动物入A01K67/00；含有插入活体细胞的遗传物质以治疗遗传疾病的药剂的应用，基因疗法入A61K48/00，一般肽入C07K）	20
15	A61L24	外科黏合剂或接合剂；用于结肠造口术装置的黏合剂（用于治疗或体内测试的导电性胶粘入A61K50/00）	17
16	C08L101	未指明的高分子化合物的组合物	16
17	A61M1	医用吸引及汲送器械；抽取、处理或转移体液的器械；引流系统（导管入A61M25/00；专门适用于医用的连接管、耦合管、阀或分流元件入A61M39/00；血液取样器械入A61B5/15；牙医用除唾液器械入A61C17/06；可植入血管内的滤器入A61F2/01）	14
18	C08G63	由在高分子主链上形成羧酸酯键的反应制得的高分子化合物（聚酯-酰胺类入C08G69/44；聚酯-酰亚胺类入C08G73/16）	13
18	C12N1	微生物本身，如原生动物；其组合物（含有由原生动物、细菌或病毒得到的材料的药物的制备入A61K35/66；从藻类材料制备药物的入A61K36/02；从真菌中材料制备药物的入A61K36/06；药用灭菌的抗原或抗体组合物，如细菌菌苗入A61K39/00）；繁殖、维持或保藏微生物或其组合物的方法；制备或分离含有一种微生物的组合物的方法；其培养基	13
20	A61M25	导管；空心探针（用于测量或检测的入A61B）	11

专利申请量最多的技术点是 A61L27，有 356 组，主要涉及骨和软骨组织工程支架材料，如 JP2007524489A（标题：三次元マトリクスに基づくヒアルロン酸誘導体）是基于三维基质的透明质酸衍生物，JP2010508125A（标题：脊椎椎体間融合に設計された無機物層被覆膜の分解性ケージ）是用于脊椎椎体融合的可分解无机层包衣膜笼。排在第 2 位是 A61F2，专利申请量 216 组，主要涉及骨和软骨组织工程领域相关植入物，如 JP2011515162A（标题：水和ポリマーインプラントを骨に接着するための方法、デバイスおよび組成物）是用于将水合物聚合物植入物黏附到骨上的方法，JP2010510817A（标题：骨インプラントおよび骨インプラントを製造するためのセット）是涉及骨植入物及其生产套件的专利。

（三）皮肤组织工程领域

专利是技术信息最有效的载体，发明专利授权更能体现一个国家/地区作为技术发源地的创新实力。对近 20 年皮肤组织工程领域的全球专利申请、发明专利申请与授权、三方专利[①]申请进行分析，其结果展示了该领域技术开发的规模与增速[②]、技术发源地、目标市场，反映了该领域的全球技术开发现状与趋势，揭示了中国和中国机构在全球及中美竞争中的创新力。

全球皮肤组织工程领域技术开发规模有限，已产出了一定数量的高质量、高市场价值技术成果。该领域同族专利[③]申请共 2265 组，其中绝大多数为发明专利申请（2091 组，92.32%），且有近四成（780 组，37.30%）获得授权；三方专利申请 169 组（均是发明专利），占该领域专利申请量的 7.46%，高于组织工程与再生医学领域的三方专利申请占比（6.74%）。

---

① 本报告的三方专利是指同时向 USPTO、EPO 和 JPO 三个专利局申请的专利。

② 受制于专利从申请到公开有 18 个月的滞后期，以及发明专利自申请至授权的漫长周期（大多需要 3～5 年），数据分析时，专利申请量、年复合增长率未纳入 2017 年和 2018 年的数据，发明专利授权未纳入 2016～2018 年的数据。

③ 同族专利是指具有共同优先权的在不同国家或国际专利组织多次申请、多次公布或批准的内容相同或基本相同的一组专利文献。

中国皮肤组织工程领域技术开发规模远超美国，并已积累了一定数量的高质量技术成果，占据全球绝对领先地位且优势进一步扩大，但国际布局仍然有待加强。全球皮肤组织工程领域平均每 2 组专利申请中有 1 组来自中国机构（916 组，占 40.44%），平均每 8 组专利申请中有 1 组来自美国机构（286 组，占 12.63%）；全球该领域平均每授权 2 组发明专利中就有 1 组授权给中国（331 组，占 42.44%），平均每授权 4 组发明专利中就有 1 组授权给美国（191 组，占 24.49%）；中国专利权人获得的发明授权主要来自本国国家知识产权局（330 件），极少来自美国专利及商标局（少于 4 件）。

中国和美国是全球皮肤组织工程领域较受关注的两大目标市场，且中国市场受关注程度持续快速升温。全球皮肤组织工程领域平均每 4 件专利申请中有 1 件布局在中国（1063 件，占 27.28%），平均每 6 件专利申请中有 1 件布局在美国（667 件，占 17.12%）；全球该领域平均每 3 件发明专利授权中有 1 件来自中国国家知识产权局（385 件，占 35.91%），平均每 4 件发明专利授权中有 1 件来自美国专利及商标局（239 件，22.29%）。

中国多家高校和企业在皮肤组织工程领域的技术开发规模跻身全球前列，但缺乏潜在市场价值高的技术成果。东华大学、浙江大学、陕西艾尔肤组织工程有限公司、广东博溪生物科技有限公司、苏州大学、广州润虹医药科技有限公司、暨南大学、中国人民解放军海军军医大学（第二军医大学）和四川大学 9 家机构的专利申请量跻身全球前 20 位，这 9 家机构中有 6 家高校，3 家企业，中国企业在该领域科技创新中崭露头角，其中 3 家高校和 2 家企业跻身前 10 位。美国有 9 家机构的专利申请量跻身全球前 20 位，其中包括 4 家企业。三方专利申请量超过 3 组的 13 家机构无一来自中国，有 10 家来自美国。

1. 专利数量与质量

（1）全球专利申请量

皮肤组织工程领域全球共有专利申请 5072 件，有 2265 组同族专利[①]，近 20 年全球专利申请量的年度分布如图 5-33 所示，该领域全球专利申请量呈现逐年增长的趋势，1999 年专利申请 13 组，2016 年达到峰值（232 组），近 10 年复合增长率为 6.74%，近 3 年增速更快，复合增长率达到 13.22%。

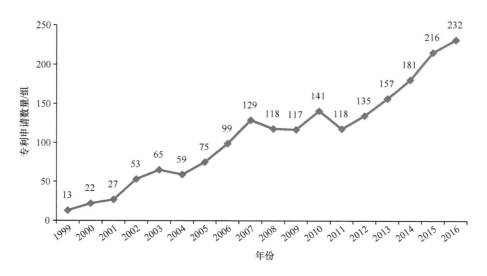

图 5-33　皮肤组织工程领域全球专利申请量的年度分布

由于专利从申请到公开有 18 个月的滞后期，因此未纳入 2017 年和 2018 年的数据

---

① 同族专利是指具有共同优先权的在不同国家或国际专利组织多次申请、多次公布或批准的内容相同或基本相同的一组专利文献。

（2）全球三方专利申请量

皮肤组织工程领域全球共有三方专利申请 169 组（均是发明专利），占该领域专利申请量的 7.46%，高于组织工程与再生医学领域的三方专利申请占比（6.74%）。近 20 年全球三方专利申请量的年度分布如图 5-34 所示，三方专利申请量都在 20 组以下。2006 年开始超过了 10 组，专利数量达到 13 组，此后几年专利数量呈现一定程度的波动。2011 年第 1 次达到 19 组，此后几年申请量维持在 10 组左右，于 2016 年再次达到 19 组。

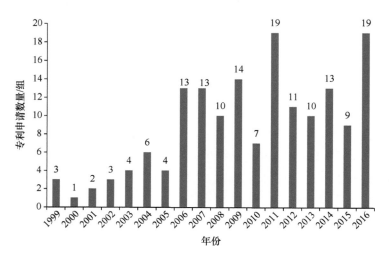

图 5-34　皮肤组织工程领域全球三方专利申请量的年度分布
由于专利从申请到公开有 18 个月的滞后期，因此未纳入 2017 年和 2018 年的数据

（3）全球发明专利申请量

皮肤组织工程领域全球共有发明专利申请 3931 件，有 2091 组同族专利，近 20 年全球发明专利申请量的年度分布如图 5-35 所示，该领域全球发明专利申请量与全球专利申请量的趋势基本一致，专利申请量逐年增长，近 10 年复合增长率为 6.20%，1999 年专利申请 11 组，于 2016 年达到峰值（213 组）。

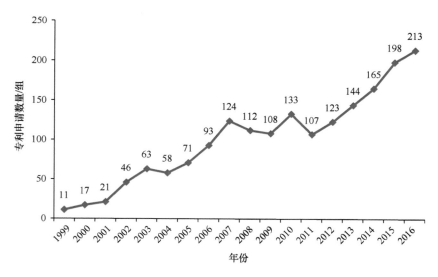

图 5-35　皮肤组织工程领域全球发明专利申请量的年度分布
由于专利从申请到公开有 18 个月的滞后期，因此未纳入 2017 年和 2018 年的数据

（4）全球发明专利授权量

皮肤组织工程领域全球共有发明专利授权 1072 件，有 780 组同族专利①，近 20 年全球发明专利授权量的年度分布如图 5-36 所示。该领域发明专利授权量逐年上升，近 10 年复合增长率为 5.52%。最初几年发明专利授权量都在 20 组以下，2002 年突破了 20 组，于 2014 年达到峰值（77 组）。

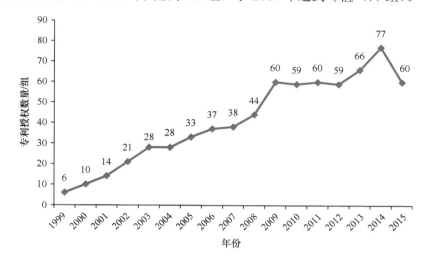

图 5-36 皮肤组织工程领域全球发明专利授权量的年度分布情况

发明专利自申请至授权大多需要 3～5 年的周期，因此未纳入 2016～2018 年的数据。

2. 专利技术发源地

（1）专利申请技术发源地

皮肤组织工程领域全球共有专利申请 5072 件，有 2265 组同族专利，专利申请数量排名前 10 位的技术发源地如图 5-37 所示。中国是主要的技术发源地，专利申请数量有 916 组，处于第 1 位，占全球该领域

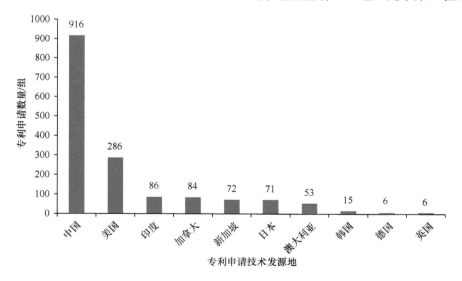

图 5-37 皮肤组织工程领域排名前 10 位的专利申请技术发源地

① 专利技术发源地对各国/地区的授权情况进行统计，当一条专利在多个受理局获得授权时，各国/地区仅计一次，因此，"全球发明专利授权量"和"发明专利授权技术发源地"部分的全球发明专利授权同族组数（780 组）少于下文目标市场计发明专利授权数（1072 件）。

专利申请总量的 40.44%，领先优势十分明显。美国排名第 2 位，专利申请数量 286 组，全球占比 12.63%。其他技术发源地专利申请数量均在 100 组以下，分别是：印度（86 组）、加拿大（84 组）、新加坡（72 组）、日本（71 组）、澳大利亚（53 组）、韩国（15 组）、德国（6 组）和英国（6 组）。中国是皮肤组织工程领域全球第一大专利申请技术发源地。

中国和美国是皮肤组织工程领域的主要专利申请技术发源地，这两个国家近 20 年专利申请量的年度分布情况如图 5-38 所示。中国是全球第一大专利申请技术发源地，2013 年的专利申请数量达到 65 组，从 2013 年开始，专利申请量增长趋势明显，近 10 年复合增长率为 17.63%，2016 年达到峰值（138 组）。美国是全球第二大专利申请技术发源地，近 20 年的专利申请数量波动不大，发展比较平稳。

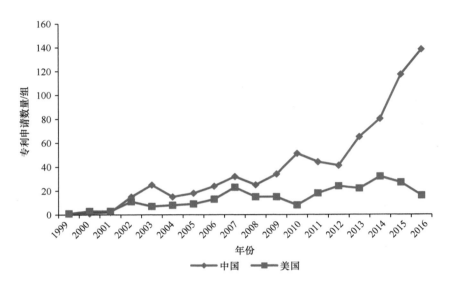

图 5-38　皮肤组织工程领域主要专利申请技术发源地中国和美国的专利申请数量年度分布
由于专利从申请到公开有 18 个月的滞后期，因此未纳入 2017 年和 2018 年的数据

（2）发明专利授权技术发源地

皮肤组织工程领域全球共有发明专利授权 1072 件，有 780 组同族专利[①]，专利授权数量排名前 10 位的发明专利授权技术发源地如图 5-39 所示，共有 10 个。从发明专利授权量来看，中国依然是全球第一大发明专利授权技术发源地，发明专利授权数量有 331 组，占全球该领域发明专利授权总量的 42.44%，超过 2/5，处于领先地位。美国排在第 2 位，发明专利授权数量 191 组，全球占比 24.49%，不及 1/4。其余国家/地区均不足 50 组。从发明专利授权量来看，皮肤组织工程领域的技术发源地依然以中国和美国为主，中国是全球第一大发明专利授权技术发源地。

从发明专利授权量来看，中国和美国依然是皮肤组织工程领域的主要专利技术发源地，这两个国家近 20 年发明专利授权量的年度分布情况如图 5-40 所示。中国是该领域全球第一大发明专利授权技术发源地。从 2002 年开始，中国申请人每年的发明专利授权量开始超越美国，近 10 年复合增长率为 17.89%，一直保持快速增长，且领先优势愈发明显。与 2014 年中国达到峰值（47 组）相比，美国作为全球第二大发明专利授权技术发源地，每年的发明专利授权量都在 30 组以下，近 10 年复合增长率为–1.46%。

---

① 专利技术发源地对各国/地区的授权情况进行统计，当一条专利在多个受理局获得授权时，各国/地区仅计一次，因此，"全球发明专利授权量"和"发明专利授权技术发源地"部分的全球发明专利授权同族组数（780 组）少于下文目标市场计发明专利授权数（1072 件）。

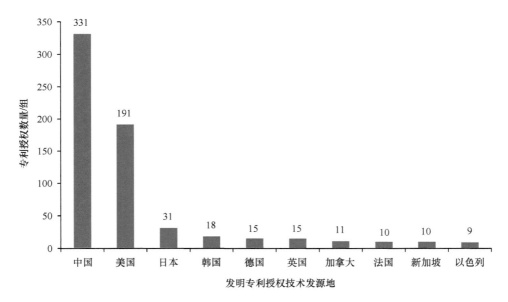

图 5-39 皮肤组织工程领域排名前 10 位的发明专利授权技术发源地
有些国家法律状态不确定，因此本图统计的不是所有发明专利授权量

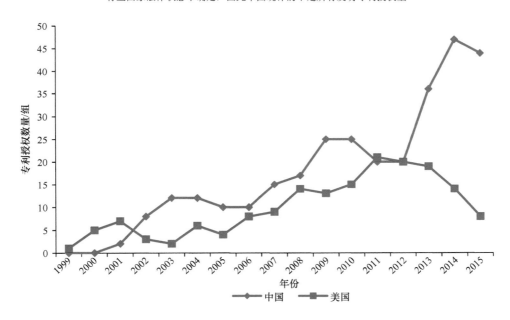

图 5-40 皮肤组织工程领域主要专利技术发源地中国和美国的发明专利授权量年度分布
发明专利自申请至授权大多需要 3～5 年的周期，因此未纳入 2016～2018 年的数据

从发明专利授权量这一重要指标来看，中国已经超越美国占据全球绝对领先地位，并且有进一步扩大的趋势，值得注意的是，中国专利权人获得的发明专利授权主要来自本国国家知识产权局（330 件），极少来自美国专利及商标局（少于 4 件）。

从皮肤组织工程领域专利申请量和发明专利授权量来看，中国和美国是全球较重要的技术发源地。中国的专利申请量和发明专利授权量均居全球第 1 位，是该领域全球第一大技术发源地。

3. 专利技术目标市场

（1）专利申请技术目标市场

从专利申请技术目标市场分布来看，全球皮肤组织工程领域共有专利申请 3897 件，专利申请数量排名前 10 位的专利申请技术目标市场如图 5-41 所示。中国排在第 1 位，专利申请数量有 1063 件，占全球该领域专利申请总量的 27.28%，全球专利布局数量最多，是全球最受关注的目标市场。美国排在第 2 位，专利申请数量 667 件，全球占比 17.12%，与中国有一定差距，也是全球重要的目标市场。世界知识产权组织排在第 3 位，专利申请数量 651 件，说明各国都在争夺国际市场。欧洲专利局排在第 4 位，专利申请数量471 件。其他目标市场的专利申请数量均不及 300 件，分别是：日本（226 件）、澳大利亚（218 件）、加拿大（179 件）、印度（87 件）、新加坡（85 件）和韩国（25 件）。皮肤组织工程领域的目标市场以中国和美国为主，中国是全球最受关注的目标市场。

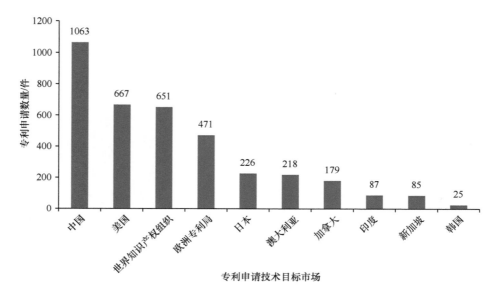

图 5-41　皮肤组织工程领域排名前 10 位的专利申请技术目标市场

中国和美国是皮肤组织工程领域的主要技术目标市场，近 20 年的专利申请数量年度分布情况如图 5-42 所示。中国是全球第一大专利申请技术目标市场，2013 年的专利申请数量达到 71 件，专利申请量增长趋势明显，且领先优势明显，2016 年专利申请数量达到峰值（154 件），近 10 年复合增长率为 16.49%。美国近几年每年的专利数量基本维持在 70 件左右，近 10 年复合增长率为 4.61%，发展趋于平稳。

（2）发明专利授权技术目标市场

皮肤组织工程领域全球共有发明专利授权 1072 件[①]，发明专利授权数量排名前 10 位的专利技术目标市场如图 5-43 所示。从发明专利授权量来看，中国是全球第一大发明专利授权技术目标市场，发明专利授权量有 385 件，占全球该领域发明专利授权总量的 35.91%，超过 1/3，处于绝对的领先地位。美国排在第 2 位，发明专利授权数量 239 件，全球占比 22.29%，与中国差距不是很大；欧洲专利局排在第 3 位，发明

---

① 目标市场分析对各国/地区受理局的授权情况进行统计，当一条专利在多个受理局获得授权时，各国/地区各计一次，因此，目标市场计发明专利授权数（1072 件）多于前文"全球发明专利授权量"和"发明专利授权技术发源地"部分的全球发明专利授权同族组数（780 组）。

专利授权数量 140 件；澳大利亚排在第 4 位，发明专利授权数量 104 件。其他国家/地区均不足 100 件。从发明专利授权量来看，中国依然是皮肤组织工程领域全球最大的发明专利授权技术目标市场。

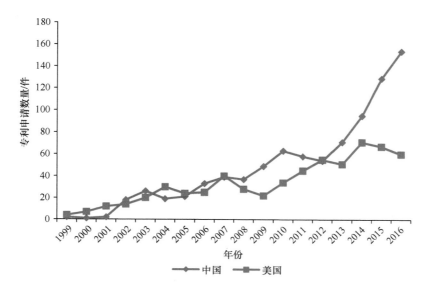

图 5-42 皮肤组织工程领域主要专利技术目标市场中国和美国的专利申请数量年度分布

由于专利从申请到公开有 18 个月的滞后期，因此未纳入 2017 年和 2018 年的数据

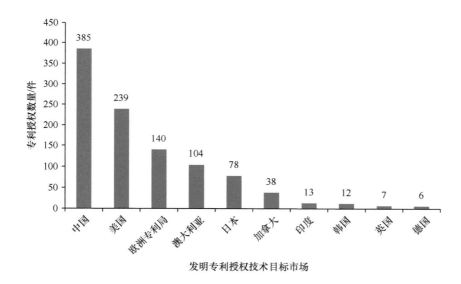

图 5-43 皮肤组织工程领域排名前 10 位的发明专利授权技术目标市场

有些国家法律状态不确定，因此本图统计的不是所有发明专利授权数量

对皮肤组织工程领域两大技术目标市场——中国和美国的申请人所在国家/地区进行分析，从而可以得出两大市场的主要专利布局人。对中国市场的申请人进行分析发现（图 5-44），中国市场还是以国内申请人为主，中国申请人的发明专利授权量有 330 件，占中国市场的发明专利授权量的 85.71%，表明皮肤组织工程领域中国市场的国内申请人占据绝对主导地位。排名第 2 位的美国只有 20 件，仅占中国市场发明专利授权量的 5.19%。韩国排名第 3 位（8 件），其他国家/地区都低于 8 件。皮肤组织工程领域的中国市场主要由国内申请人占据。

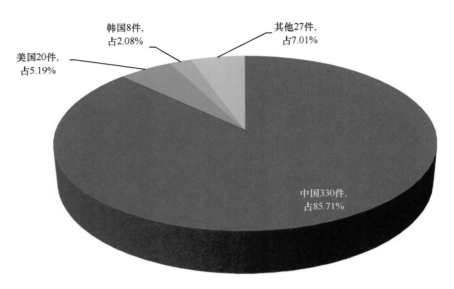

图 5-44　皮肤组织工程领域中国市场的主要申请人所在国家/地区（授权量≥8 件）

　　美国市场发明专利授权有 239 件，是全球第二大发明专利授权技术目标市场。对美国市场的申请人进行分析发现（图 5-45），美国市场也是以国内申请人为主，美国申请人的发明专利授权量有 169 件，占美国市场发明专利授权量的 70.71%，表明皮肤组织工程领域美国市场也是国内申请人占据主导地位。德国排在第 2 位，有 7 件；加拿大排在第 3 位，有 5 件；以色列、日本和荷兰各有 4 件；其他国家/地区申请人的发明专利授权量都在 4 件以下。

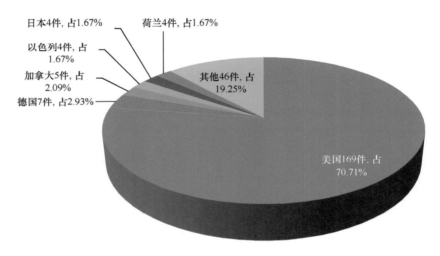

图 5-45　皮肤组织工程领域美国市场的主要申请人所在国家/地区（授权量≥4 件）

　　从发明专利授权量来看，除去中国和美国，只有韩国在中国市场的发明专利授权量大于 4 件，而在美国市场发明专利授权量大于 3 件的国家/地区有 5 个。由此可见，除了中国和美国，皮肤组织工程领域其他国家/地区对于中美市场的关注更倾向于美国市场。

　　4. 专利申请机构

　　皮肤组织工程领域专利申请数量排名前 20 位的专利申请机构如图 5-46 所示，其中有 9 家企业，中国的企业占了 3 家。专利申请数量排在前 3 位的分别是：美国麻省理工学院（26 组）、美国 Tepha 公司（24 组）和中国东华大学（24 组）。中国的 3 家企业分别是：陕西艾尔肤组织工程有限公司（21 组）、广东博溪生物科技有限公司（19 组）和广州润虹医药科技股份有限公司（14 组）。

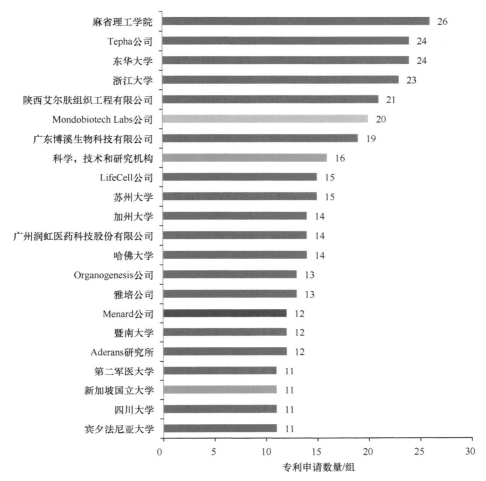

图 5-46　皮肤组织工程领域排名前 20 位的专利申请机构
图中红色为中国机构，蓝色为美国机构，绿色为新加坡机构，橙色为瑞士机构，紫色为日本机构

　　皮肤组织工程领域排名前 20 位的专利申请机构近 20 年专利申请数量年度分布情况如图 5-47 所示，这 20 家机构每年专利申请数量基本都在 10 组以下，只有瑞士 Mondobiotech Labs 公司在 2008 年（20 组）超过 10 组。

　　皮肤组织工程领域三方专利主要申请机构如图 5-48 所示，专利申请数量排名前 13 位的机构包括有 9 家企业，4 所高校，均是国外的机构。其中三方专利申请量最多的是美国 Organogenesis 公司，三方专利申请量 8 组，Organogenesis 公司最初是美国麻省理工学院（MIT）在技术研发中所产生的一个附属公司，该公司致力于生物活性创面愈合和软组织再生领域的研究。其次是美国 LifeCell 公司和北卡罗来纳大学，三方专利申请量 5 组。美国 LifeCell 公司是一家再生医学公司，主要产品涉及组织基质产品。此外，还有美国哈佛大学和约翰斯·霍普金斯大学，三方专利申请量各 4 组。其他机构三方专利申请量均为 3 组。

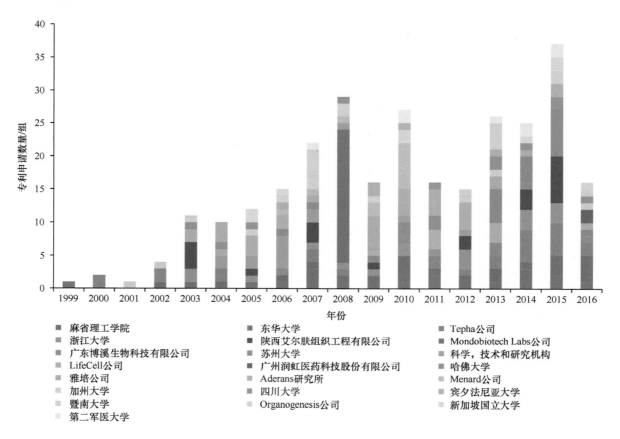

图 5-47 皮肤组织工程领域排名前 20 位的专利申请机构专利申请数量年度分布

由于专利从申请到公开有 18 个月的滞后期，因此未纳入 2017 年和 2018 年的数据

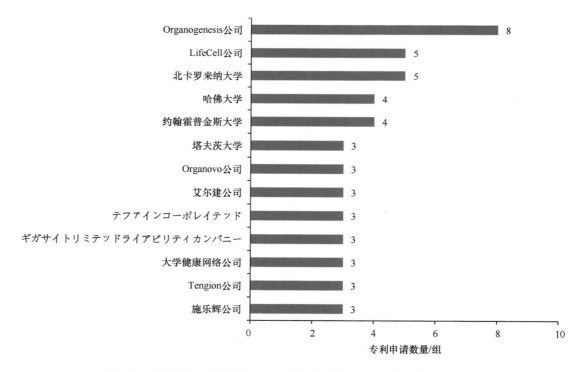

图 5-48 皮肤组织工程领域三方专利主要申请机构（专利申请量≥3 组）

5. 发明人

皮肤组织工程领域专利申请数量排名前 20 位的发明人如表 5-5 所示，国内外发明人各占一半。专利申请数量最多（20 组）的 3 个发明人均是国外发明人，中国发明人专利申请量最多的是金岩（陕西艾尔肤组织工程有限公司、第四军医大学、第四军医大学口腔医学院、西安组织工程工程技术研究中心和陕西瑞盛生物科技有限公司）和卢永波（广东博溪生物科技有限公司，其前身为陕西博溪生物科技有限公司），专利申请量均为 19 组。

表 5-5　皮肤工程领域排名前 20 位的发明人

序号	发明人	所属机构	专利申请数量/组
1	Bacher, Gerald	Mondobiotech Labs 公司	20
1	Bevec, Dorian	Mondobiotech Labs 公司	20
1	Cavalli, Fabio	Mondobiotech Labs 公司	20
4	Cavalli, Vera	Mondobiotech Labs 公司	19
4	金岩	陕西艾尔肤组织工程有限公司、第四军医大学、第四军医大学口腔医学院、西安组织工程工程技术研究中心、陕西瑞盛生物科技有限公司	19
4	卢永波	广东博溪生物科技有限公司（前身为陕西博溪生物科技有限公司）	19
7	Ghayur, Tariq	雅培公司、艾伯维公司	15
7	Rizk, Said	Tepha 公司	15
7	张勇杰	陕西艾尔肤组织工程有限公司、第四军医大学、西安组织工程工程技术研究中心、陕西瑞盛生物科技有限公司、中国人民解放军总医院第一附属医院	15
7	车七石	广州润虹医药科技股份有限公司、广州润虹医药科技有限公司	15
11	Williams, Simon F	Tepha 公司	14
12	袁玉宇	广州迈普再生医学科技股份有限公司、深圳迈普再生医学科技有限公司	13
13	Martin, David P	Tepha 公司	12
13	伍津津	第三军医大学第三附属医院、重庆威力保生物技术有限公司、威力保生物技术（成都）有限公司	10
13	曹谊林	上海国睿生命科技有限公司、上海组织工程研究与开发中心、上海理工大学、上海交通大学医学院附属第九人民医院	10
16	Fulga, Valentin	Kwalata Trading Limited 公司、In Motion Investment 公司	9
16	徐弢	广州迈普再生医学科技股份有限公司、深圳迈普再生医学科技有限公司	9
16	李潇	广东博溪生物科技有限公司、陕西博溪生物科技有限公司	9
16	莫秀梅	东华大学、上海交通大学医学院附属第九人民医院	9
16	高长有	浙江大学	9

6. 技术领域

专利由审查员依据其对技术方案的理解赋予若干代表其创新点的国际专利分类（IPC），通过 IPC 可了解该专利涉及的相关技术创新点。对皮肤组织工程领域三方专利的 IPC 进行分析，可以揭示其技术分布情况。表 5-6 是皮肤组织工程领域三方专利排名前 20 位的 IPC，有 24 个，专利申请量均大于等于 5 组，技术领域主要涉及皮肤组织工程材料、细胞或组织培养技术与装置、可植入材料、人造皮肤、细胞测定或检查方法等技术点。

表 5-6　皮肤组织工程领域三方专利申请的技术领域分布

序号	IPC	含义	专利申请数量/组
1	A61L27	假体材料或假体被覆材料（假牙入 A61C13/00；假体的形状或结构入 A61F2/00；假牙配制品的应用入 A61K6/02；人工肾脏入 A61M1/14）	94
2	C12N5	未分化的人类、动物或植物细胞，如细胞系；组织；它们的培养或维持；其培养基（用组织培养技术再生植物入 A01H4/00）	57
3	A61F2	可植入血管中的滤器；假体，即用于人体各部分的人造代用品或取代物；用于假体与人体相连的器械；为人体管状结构提供开口或防止塌陷的装置，如支架（stents）（作为化妆物品见相关小类，如假发、发件入 A41G3/00，A41G5/00；人造指甲入 A45D31/00；假牙入 A61C13/00；用于假体的材料入 A61L27/00；人工心脏入 A61M1/10；人工肾脏入 A61M1/14）	35
4	A61L15	绷带、敷料或吸收垫的化学方面；或者绷带、敷料或吸收垫的材料应用（液体绷带入 A61L26/00；放射性敷料入 A61M36/14）	26
5	C12M3	组织、人类、动物或植物细胞或病毒培养装置	23
6	C12Q1	包含酶、核酸或微生物的测定或检验方法（带有条件测量或传感器的测定或试验装置，如菌落计数器入 C12M1/34）；其组合物；这种组合物的制备方法	19
7	C12M1	酶学或微生物学装置	16
8	A61L31	其他外科用品的材料	13
9	A61B17	外科器械、装置或方法，如止血带（A61B18/00 优先）；避孕装置、子宫托或其附件入 A61F6/00；眼外科入 A61F9/007；耳外科入 A61F11/00）	11
10	A01N1	人或动物体或其局部的保存	10
11	G01N33	利用不包括在 G01N1/00 至 G01N31/00 组中的特殊方法来研究或分析材料	10
12	A61F13	绷带或敷料（悬吊绷带入 A61F5/40；放射性敷料入 A61M36/14）；吸收垫（绷带、敷料或吸收垫的化学方面或所使用的材料入 A61L15/00，A61L26/00）	9
13	A61L17	外科缝合或血管结扎用的材料	9
14	C12N1	微生物本身，如原生动物；其组合物（含有由原生动物、细菌或病毒得到的材料的药物的制备入 A61K35/66；从藻类材料制备药物入 A61K36/02；从真菌中材料制备药物入 A61K36/06；药用细菌的抗原或抗体组合物的制备，如细菌菌苗入 A61K39/00）；繁殖、维持或保藏微生物或其组合物的方法；制备或分离含有一种微生物的组合物的方法；其培养基	9
15	C12N15	突变或遗传工程；遗传工程涉及的 DNA 或 RNA，载体（如质粒）或其分离、制备或纯化；所使用的宿主（突变体或遗传工程制备的微生物本身入 C12N1/00、C12N5/00、C12N7/00；新的植物入 A01H；用组织培养技术再生植物入 A01H4/00；新的动物入 A01K67/00；含有插入活体细胞的遗传物质以治疗遗传疾病的药剂的应用，基因疗法入 A61K48/00，一般肽入 C07K）	9
16	D01D5	长丝、线或类似物的生成	7
17	A61L24	外科黏合剂或接合剂；用于结肠造口术装置的黏合剂（用于治疗或体内测试的导电性胶粘入 A61K50/00）	6
18	C07K14	具有多于 20 个氨基酸的肽；促胃液素；生长激素释放抑制因子；促黑激素；其衍生物	6
18	D04H1	完全或主要由短纤维或类似较短纤维制成的非织造布	6
20	A61B18	向人体或从人体传递非机械形式的能量的外科器械、装置或方法（眼外科入 A61F9/007；耳外科入 A61F11/00）	5
20	A61M37	介质引入体内的其他器械（用于繁殖或受精的入 A61B17/425；电离子透入疗法或阳离子电泳的装置入 A61N1/30；经皮即通过皮肤渗透将药物引入体内（盐浴入 A61H33/04）	5
20	B65D55	其他类目不包含的容器封口的附件	5
20	B65D77	由在预制的容器内，如盒、纸板箱、麻袋或口袋内，封闭物件或物料形成的包装件	5
20	B65D85	专门适用于特殊物件或物料的容器、包装元件或包装件（B65D71/00，B65D83/00 优先；手动器具或旅行设备入 A45C；化妆或盥洗设备入 A45D；外科刀、解剖刀或所用刀片的包装件入 A61B17/3215；专门适用于药品或医学方面的容器入 A61J1/00；油漆桶入 B44D3/12；油壶入 F16N3/04；用于携带轻武器的容器入 F41C33/06；弹药或炸药的包装入 F42B39/00；专门适用于与记录或复制装置结合的记录载体的容器入 G11B23/00）	5

　　专利申请量最多的技术点是 A61L27，专利数量 94 组，主要涉及皮肤相关的被覆材料，如 JP2014524269A（标题：自己移植システムの調製方法およびこれにより得られた移植システム）是有关制备自体移植体系的方法及由此获得的移植体系，JP2017527422A（标题：組織修復のための複合材料）是有关复合材料用于组织修复的专利。排在第 2 位的是 C12N5，专利申请量 57 组，主要涉及皮肤组织工程领域相关细胞及组织的培养，如 JP2014065736A（标题：培養組織相当物の凍結保存および貯蔵のため

の方法およびパッケージデザイン）是关于培养组织等效物冷冻保存方法和包装设计，JP2015530122A（标题：脂腺細胞の培養及び使用方法）是培养和使用皮脂细胞的方法。

（四）神经组织工程领域

专利是技术信息最有效的载体，发明专利授权更能体现一个国家/地区作为技术发源地的创新实力。对近 20 年神经组织工程领域的全球专利申请、发明专利申请与授权、三方专利[①]申请进行分析，其结果展示了该领域技术开发的规模与增速[②]、技术发源地、目标市场，反映了该领域的全球技术开发现状与趋势，揭示了中国和中国机构在全球及中美竞争中的创新力。

全球神经组织工程领域技术开发规模有限，已产出了一定数量的高质量高市场价值技术成果。该领域同族专利[③]申请共 1504 组，其中绝大多数为发明专利申请（1419 组，94.35%），且有近四成（510 组，35.94%）获得授权；三方专利申请 22 组（均是发明专利），占该领域专利申请量的 1.46%。

中国神经组织工程领域技术开发规模远超美国，并已积累了一定数量的高质量技术成果，占据全球绝对领先地位且优势进一步扩大，但国际布局仍然有待加强。全球神经组织工程领域平均每 2 组专利申请中有 1 组来自中国机构（691 组，占 45.94%），平均每 8 组专利申请中有 1 组来自美国机构（198 组，占 13.16%）；全球该领域平均每授权 2 组发明专利中就有 1 组授权给中国（223 组，占 43.73%），平均每授权 4 组发明专利中就有 1 组授权给美国（147 组，占 28.82%）；中国专利权人获得的发明授权主要来自本国国家知识产权局（218 件），极少来自美国专利及商标局（少于 2 件）。

中国和美国是全球神经组织工程领域较受关注的两大目标市场，且中国市场受关注程度持续快速升温。全球神经组织工程领域平均每 3 件专利申请中有 1 件布局在中国（793 件，占 31.78%），平均每 5 件专利申请中有 1 件布局在美国（460 件，占 18.44%）；全球该领域平均每 2 件发明专利授权中有 1 件来自中国国家知识产权局（287 件，占 40.65%），平均每 4 件发明专利授权中有 1 件来自美国专利及商标局（171 件，24.22%）。

中国多家高校在神经组织工程领域的技术开发规模跻身全球前列，但潜在市场价值高的技术成果相对较少。东华大学、清华大学、浙江大学、第四军医大学、南通大学、中山大学、中山大学中山眼科中心和第二军医大学等 9 家机构的专利申请量跻身全球前 20 位，这 9 家机构有 8 家高校，1 家是高校附属医院，中国在该领域的科技创新主体依然以高校为主。其中 6 家机构进入全球前 10 位，东华大学（39 组）和清华大学（25 组）的专利申请量在全球排名分别处于第 1 位和第 3 位，另有 4 家机构跻身前 10。美国有 10 家机构的专利申请量跻身全球前 20 位，其中包括 3 家企业。该领域仅有三方专利申请 22 组，其中就有 1 组来自中国的南通大学。

1. 专利申请数量与质量

（1）全球专利申请量

神经组织工程领域全球共有专利申请 3315 件，有 1504 组同族专利，近 20 年全球专利申请量的年度

---

① 本报告的三方专利是指同时向 USPTO、EPO 和 JPO 三个专利局申请的专利。

② 受制于专利从申请到公开有 18 个月的滞后期，以及发明专利自申请至授权的漫长周期（大多需要 3~5 年），数据分析时，专利申请量、年复合增长率未纳入 2017 年和 2018 年的数据，发明专利授权未纳入 2016~2018 年的数据。

③ 同族专利是指具有共同优先权的在不同国家或国际专利组织多次申请、多次公布或批准的内容相同或基本相同的一组专利文献。

分布如图 5-49 所示。该领域全球专利申请量呈现逐年增长的趋势，1999 年专利申请为 9 组，2016 年达到峰值（144 组），近 10 年复合增长率为 5.89%，近 3 年增速更快，复合增长率达到 14.42%。

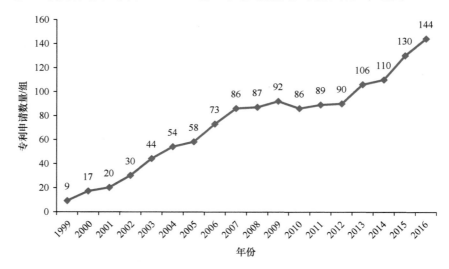

图 5-49 神经组织工程领域全球专利申请量的年度分布
由于专利从申请到公开有 18 个月的滞后期，因此未纳入 2017 年和 2018 年的数据

（2）全球三方专利申请量

神经组织工程领域全球共有三方专利申请 22 组（均是发明专利），占该领域专利申请量的 1.46%。近 20 年全球三方专利申请量的年度分布如图 5-50 所示，三方专利申请量相对较少，除在 2009 年达到 7 组，其他年份均在 5 组以下，有几年三方专利申请量为 0。近年来，神经组织工程领域的研究广泛开展，在支架材料研究方面取得了一些令人瞩目的成绩，且有相关产品问世。但应该看到，神经组织工程领域的研究还有许多问题尚待解决，其中种子细胞研究是目前的技术瓶颈。近几年没有研究出关键性核心技术，因此不存在需要进行多国保护的技术，神经组织工程领域三方专利申请量相对较少。

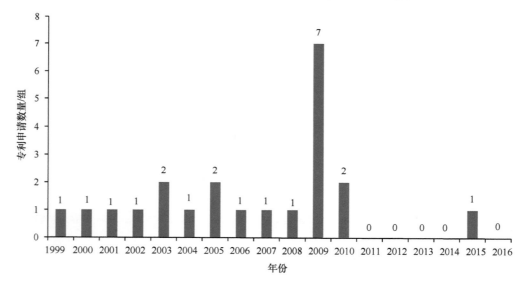

图 5-50 神经组织工程领域全球三方专利申请量的年度分布
由于专利从申请到公开有 18 个月的滞后期，因此未纳入 2017 年和 2018 年的数据

（3）全球发明专利申请量

神经组织工程领域全球共有发明专利申请 2549 件，有 1419 组同族专利，近 20 年全球发明专利申请量的年度分布如图 5-51 所示。该领域全球发明专利申请量与全球专利申请量的趋势基本一致，专利申请量逐年增长，近 10 年复合增长率为 5.90%，1999 年专利申请 6 组，于 2016 年达到峰值（139 组）。

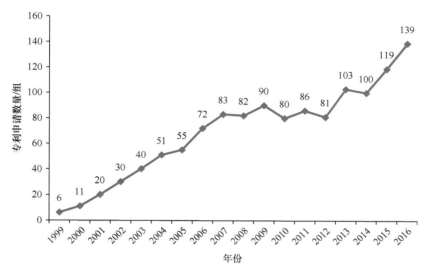

图 5-51　神经组织工程领域全球发明专利申请量的年度分布

由于专利从申请到公开有 18 个月的滞后期，因此未纳入 2017 年和 2018 年的数据

（4）全球发明专利授权量

神经组织工程领域全球共有发明专利授权 706 件，有 510 组同族专利[①]，近 20 年全球发明专利授权量的年度分布如图 5-52 所示。该领域授权量波动上升，近 10 年复合增长率为 4.31%，1999 年的发明专利授权量只有 4 组，于 2013 年达到峰值（46 组），此后几年稍有回落，但仍维持在每年 40 组左右。

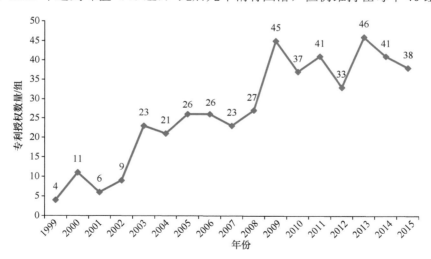

图 5-52　神经组织工程领域全球发明专利授权量年度分布

发明专利自申请至授权大多需要 3～5 年的周期，因此未纳入 2016～2018 年的数据

---

① 专利技术发源地对各国/地区的授权情况进行统计，当一条专利在多个受理局获得授权时，各国/地区仅计一次，因此，"全球发明专利授权量"和"发明专利授权技术发源地"部分的全球发明专利授权同族组数（510 组）少于下文目标市场计发明专利授权数（706 件）。

2. 专利技术发源地

（1）专利申请技术发源地

神经组织工程领域全球共有专利申请 3315 件，有 1504 组同族专利，专利申请数量排名前 10 位的技术发源地如图 5-53 所示。中国是主要的技术发源地，专利申请数量有 691 组，处于第 1 位，占全球该领域专利申请总量的 45.94%，接近 1/2，领先优势十分明显。美国排名第 2 位，专利申请数量 198 组，全球占比 13.16%。其他技术发源地专利申请数量均在 50 组以下，分别是：加拿大（48 组）、印度（48 组）、澳大利亚（42 组）、新加坡（39 组）、韩国（10 组）、英国（5 组）、日本（4 组）和德国（3 组）。中国是全球神经组织工程领域第一大专利申请技术发源地，此外美国也是较重要的技术发源地。从专利申请数量上看，中国占有巨大的优势，但由于近些年中国对专利申请的大力推进及政策引导，存在大量政策催生情况，实际的中美差距并没有如此悬殊，且本次分析采用了简单同族的合并规则，由于中国和其他专利发达国家的申请特征有所差异，中国大多采用本国申请，专利同族数量较少，发达国家多采用跨国布局的方法，专利同族的数量较多，这也是本次分析差距显著的主要原因。以上结论通过图 5-54 的分析也可以得到一定的证明。

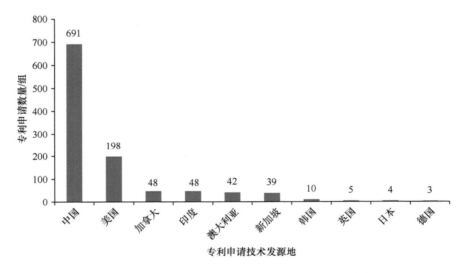

图 5-53　神经组织工程领域排名前 10 位的专利申请技术发源地

中国和美国是神经组织工程领域的主要专利技术发源地，这两个国家近 20 年专利申请量的年度分布情况如图 5-54 所示。中国是该领域全球第一大专利申请技术发源地，2009 年的专利申请数量首次达到 40 组，从 2012 年开始，专利申请量增长趋势明显，近 10 年复合增长率为 16.91%，2016 年达到峰值（102 组）。美国是全球第二大专利申请技术发源地，近 20 年专利申请数量波动不大，近 10 年复合增长率为 –2.28%，发展比较平稳。

（2）发明专利授权技术发源地

神经组织工程领域全球共有发明专利授权 706 件，有 510 组同族专利[①]，专利数量排名前 10 位的发明专利授权技术发源地如图 5-55 所示。从发明专利授权量来看，中国依然是全球第一大发明专利授权技术发

---

① 专利技术发源地对各国/地区的授权情况进行统计，当一条专利在多个受理局获得授权时，各国/地区仅计一次，因此，"全球发明专利授权量"和"发明专利授权技术发源地"部分的全球发明专利授权同族组数（510 组）少于下文目标市场计发明专利授权数（706 件）。

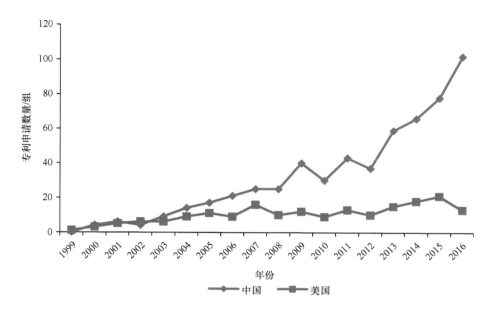

图 5-54　神经组织工程领域主要专利申请技术发源地中国和美国的专利申请数量年度分布

由于专利从申请到公开有 18 个月的滞后期，因此未纳入 2017 年和 2018 年的数据

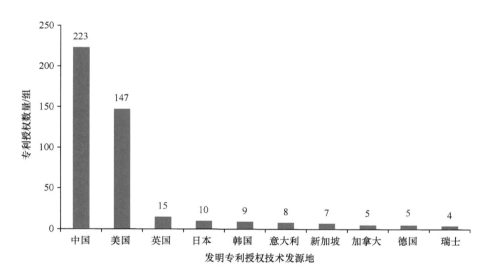

图 5-55 神经组织工程领域排名前 10 位的发明专利授权技术发源地

有些国家法律状态不确定，因此本图统计的不是所有发明专利授权数量

源地，专利数量有 223 组，占全球该领域发明专利授权量的 43.73%，接近 1/2，处于领先地位。美国排在第 2 位，专利数量 147 组，全球占比 28.82%。其余国家/地区均不足 20 组。从发明专利授权量来看，中国是全球神经组织工程领域第一大发明专利授权技术发源地。

从发明专利授权量来看，中国和美国依然是神经组织工程领域的主要专利技术发源地，这两个国家近 20 年专利申请量的年度分布情况如图 5-56 所示。中国是该领域全球第一大发明专利授权技术发源地。从 2008 年开始，中国申请人每年的发明专利授权量开始超越美国，近 10 年复合增长率为 13.99%，一路保持快速增长且领先优势愈发明显。与 2009 年中国发明专利授权突破 20 组相比，美国作为全球第二大发明专利授权技术发源地，每年都在 20 组以下，近 10 年复合增长率为 2.25%。

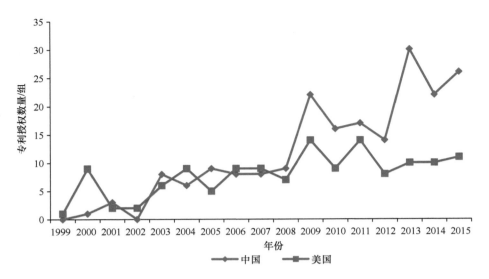

图 5-56 神经组织工程领域主要专利技术发源地中国和美国的发明专利授权量年度分布

发明专利自申请至授权大多需要 3～5 年的周期，因此未纳入 2016～2018 年的数据

从发明专利授权量这一重要指标来看，中国已经超越美国占据全球绝对领先地位，并且有进一步扩大的趋势，值得注意的是，中国专利权人获得的发明专利授权主要来自本国国家知识产权局（218 件），极少来自美国专利及商标局（少于 2 件）。

从神经组织工程领域专利申请量和发明专利授权量来看，中国和美国是全球较重要的技术发源地。中国的专利申请量和发明专利授权量均居全球第 1 位，是该领域全球第一大技术发源地。

3. 专利技术目标市场

（1）专利申请技术目标市场

从专利申请技术目标市场分布来看，全球神经组织工程领域共有专利申请 2495 件，专利申请数量排名前 10 位的专利申请技术目标市场如图 5-57 所示。中国排在第 1 位，专利申请数量有 793 件，占全

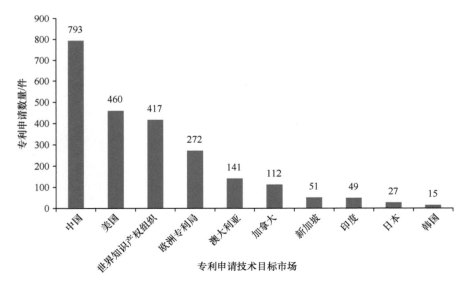

图 5-57 神经组织工程领域排名前 10 位的专利申请技术目标市场

球该领域专利申请总量的 31.78%，全球专利布局数量最多，是全球最受关注的目标市场。美国排在第 2 位，专利申请数量 460 件，全球占比 18.44%，与中国有一定差距，也是全球重要的目标市场。世界知识产权组织排在第 3 位，专利申请数量 417 件，说明各国都在争夺国际市场。欧洲专利局排在第 4 位，专利申请数量 272 件，说明欧洲市场也是各国关注的重点。其他目标市场的专利申请数量均不及 200 件，分别是：澳大利亚（141 件）、加拿大（112 件）、新加坡（51 件）、印度（49 件）、日本（27 件）和韩国（15 件）。神经组织工程领域的目标市场以中国和美国为主，中国是全球最受关注的目标市场。此外，国际市场和欧洲市场也是各国重点关注的目标市场。

中国和美国是神经组织工程领域的主要技术目标市场，近 20 年的专利申请数量年度分布情况如图 5-58 所示。中国是全球第一大专利申请技术目标市场，2009 年专利申请数量达到 56 件，此后几年维持在每年 50 件左右，从 2012 年开始，增长速度很快，且领先优势明显，2016 年达到峰值（116 件），近 10 年复合增长率为 16.21%。美国近几年每年的专利申请数量基本维持在 40 件左右，近 10 年复合增长率为 2.33%，发展趋于平稳。

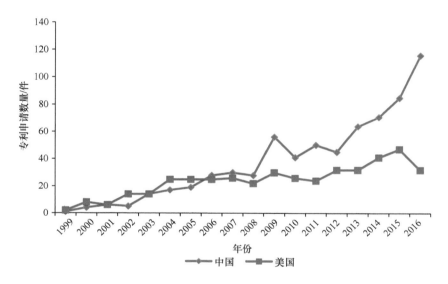

图 5-58　神经组织工程领域主要专利技术目标市场中国和美国的专利申请数量年度分布

由于专利申请到公开有 18 个月的滞后期，因此未纳入 2017 年和 2018 年的数据

（2）发明专利授权技术目标市场

全球神经组织工程领域全球共有发明专利授权 706 件[①]，发明专利授权数量排名前 10 位的发明专利授权技术目标市场如图 5-59 所示。从发明专利授权量来看，中国是全球第一大发明专利授权技术目标市场，发明专利授权量有 287 件，占全球该领域发明专利授权总量的 40.65%，处于绝对的领先地位。美国排在第 2 位，发明专利授权量 171 件，全球占比 24.22%。欧洲专利局排在第 3 位，发明专利授权数量 92 件；排在第 4、第 5 位的分别是澳大利亚（50 件）、加拿大（30 件）；其他国家/地区均不足 30 件。从发明专利授权量来看，中国依然是神经组织工程领域全球最大的发明专利授权技术目标市场。

---

① 目标市场分析对各国/地区受理局的授权情况进行统计，当一条专利在多个受理局获得授权时，各国/地区各计一次，因此，目标市场计发明专利授权数（706 件）多于前文"全球发明专利授权量"和"发明专利授权技术发源地"部分的全球发明专利授权同族组数（510 组）。

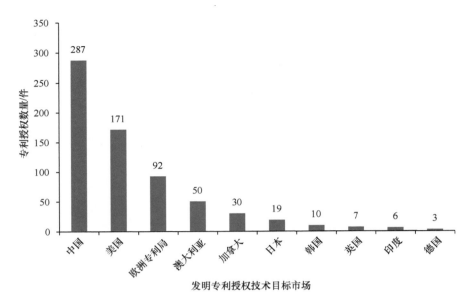

图 5-59　神经组织工程领域排名前 10 位的发明专利授权技术目标市场

有些国家法律状态不确定，因此本图统计的不是所有发明专利授权数量

　　对神经组织工程领域两大技术目标市场——中国和美国的申请人所在国家/地区进行分析，从而可以得出两大市场的主要专利布局人。对中国市场的申请人进行分析发现（图 5-60），中国市场还是以国内申请人为主，中国申请人的专利有 218 件，占中国市场发明专利授权量的 75.96%，表明神经组织工程领域的中国市场的国内申请人占据绝对主导地位。排名第 2 位的美国有 33 件，占中国市场发明专利授权量的 11.50%，超过 10%，专利布局数量远远超过皮肤、角膜组织工程领域，这 3 个领域中美国在中国市场的占比都超过 5%，通过对比可以发现美国对神经组织工程领域的中国市场较为重视。英国和日本各有 5 件，并列第 3 位；瑞士和新加坡各有 4 件，其他国家/地区的专利申请数量都低于 3 件。神经组织工程领域的中国市场主要是由国内申请人占据，但要注意到美国申请人在该领域的发明专利授权量占比超过了 10%，是需要引起关注的 1 个子领域。

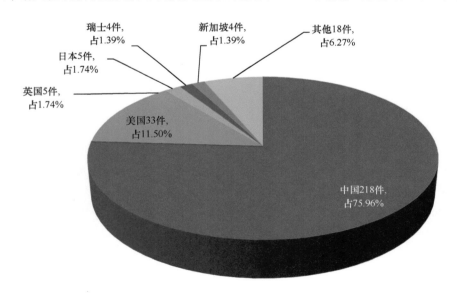

图 5-60　神经组织工程领域中国市场的主要申请人所在国家/地区（申请量≥3 件）

美国市场发明专利授权有 171 件，是全球第二大发明专利授权技术目标市场。对美国市场的申请人进行分析发现（图 5-61），美国市场也是以国内申请人为主，美国申请人的专利有 124 件，占美国市场发明专利授权量的 72.51%，表明神经组织工程领域的美国市场也是国内申请人占据主导地位。日本排在第 2 位，有 5 件；荷兰排在第 3 位，有 4 件；德国、英国和意大利各有 2 件；其他国家/地区申请人的专利申请数量都不及 2 件。神经组织工程领域超过七成的美国市场被国内申请人占据。

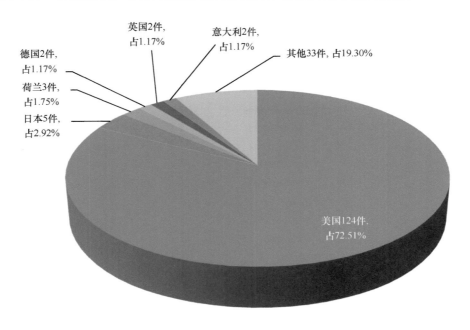

图 5-61　神经组织工程领域美国市场的主要申请人所在国家/地区（申请量≥2 件）

从发明专利授权量来看，除去中国和美国市场的本国申请人，其他国家/地区在中国、美国市场的专利布局数量差别不是很明显，而在神经组织工程领域，大多国家/地区在中国布局的专利数量比在美国市场布局的专利数量多。这可能与神经组织工程发展较早较成熟有关。日本在该领域中国和美国市场的发明专利授权数量都是 5 件。

4. 专利申请机构

神经组织工程领域专利申请数量排名前 20 位的专利申请机构如图 5-62 所示，其中有 3 家企业。专利申请数量排在前 3 位的均是高校，分别是：中国东华大学（39 组）、美国麻省理工学院（33 组）和中国清华大学（25 组）。3 家企业均是美国公司，分别是：美国 Tepha 公司（24 组）、美国爱惜康公司（14 组）和美国雅培公司（13 组），其中美国 Tepha 公司专利申请数量在 20 个机构中排在第 4 位，是唯一一个专利申请数量超过 20 组的企业。

神经组织工程领域排名前 20 位的专利申请机构近 20 年专利数量年度分布情况如图 5-63 所示，这 20 家机构每年的专利申请数量大多都在 5 组以下，只有美国爱惜康公司 2003 年（7 组）、中国清华大学 2015 年（6 组）和中国东华大学 2016 年（6 组）均超过 5 组。

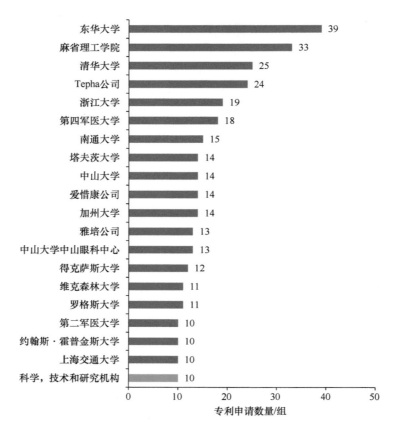

图 5-62　神经组织工程领域排名前 20 位的专利申请机构

图中红色为中国机构，蓝色为美国机构，绿色为新加坡机构

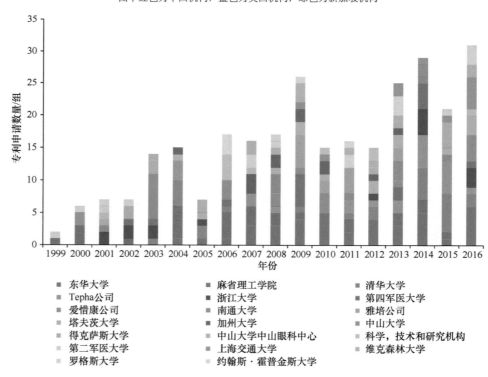

图 5-63　神经组织工程领域排名前 20 位的专利申请机构专利申请数量年度分布

由于专利从申请到公开有 18 个月的滞后期，因此未纳入 2017 年和 2018 年的数据

神经组织工程领域约 30 家机构有三方专利申请（图 5-64），KCI 公司的三方专利申请数量最多，有 5 组，其他机构三方专利申请数量均只有 1 组。KCI 公司是美国一家全球领先的国际医疗科技公司，主要专注于伤口护理、组织再生等方面的高科技创新疗法和产品。中国只有南通大学在该领域有三方专利申请。

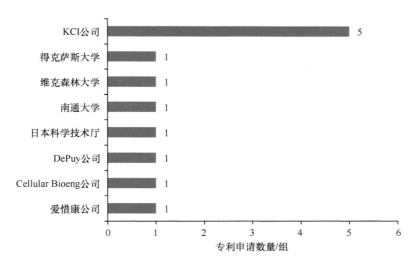

图 5-64 神经组织工程领域三方专利主要申请机构

三方专利申请数量为 1 组的机构有 20 多家，图中只选取了一部分，并未全部显示。图中红色为中国机构

5. 发明人

神经组织工程领域专利申请数量排名前 20 位的发明人如表 5-7 所示，国内发明人占据大多数。专利申请数量最多（15 组）的 4 个发明人中有 2 个是国内发明人，分别是莫秀梅（东华大学、上海交通大学医学院附属第九人民医院）和罗卓荆（第四军医大学）。国内发明人专利申请数量超过 10 组的还有 5 个，分别是沈尊理（专利申请数量 13 组，上海市第一人民医院、东华大学）、全大萍（专利申请数量 13 组，广州新诚生物科技有限公司、中山大学附属第一医院、中山大学）、黄景辉（专利申请数量 12 组，第四军医大学）、郏志清（专利申请数量 11 组，东华大学、复旦大学附属眼耳鼻喉科医院、江苏盛丰登泰生物技术有限公司）和戴建武（专利申请数量 11 组，中国科学院遗传与发育生物学研究所、北京中科再康生物技术有限公司、中国科学院苏州纳米技术与纳米仿生研究所、北京朗嘉仪生物技术有限公司）。

表 5-7 神经组织工程领域排名前 20 位的发明人

序号	发明人	所属机构	专利申请数量/组
1	Rizk, Said	Tepha 公司	15
1	Ghayur, Tariq	雅培公司、艾伯维公司	15
1	罗卓荆	第四军医大学	15
1	莫秀梅	东华大学、上海交通大学医学院附属第九人民医院	15
5	Williams, Simon F	Tepha 公司	14
5	全大萍	广州新诚生物科技有限公司、中山大学附属第一医院、中山大学	13
7	沈尊理	上海市第一人民医院、东华大学	13
7	Martin, David P	Tepha 公司	12
7	黄景辉	第四军医大学	12

序号	发明人	所属机构	专利申请数量/组
10	戴建武	中国科学院遗传与发育生物学研究所、北京中科再康生物技术有限公司、中国科学院苏州纳米技术与纳米仿生研究所、北京朗嘉仪生物技术有限公司	11
10	郄志清	东华大学、复旦大学附属眼耳鼻喉科医院、江苏盛丰登泰生物技术有限公司	11
12	Gravett, David M	Angiotech International AG 公司、Carbylan Biosurgery 公司	9
12	王小红	清华大学	9
14	Liu, Junjian	雅培公司、艾伯维公司	8
14	刘小林	中山大学附属第一医院、中山大学、广州新诚生物科技有限公司	8
14	张佩华	东华大学、复旦大学附属眼耳鼻喉科医院	8
14	曾园山	中山大学	8
14	朱庆棠	中山大学附属第一医院、中山大学、广州新诚生物科技有限公司	8
19	Fulga, Valentin	Kwalata Trading Limited 公司、In Motion Investment 公司	7
19	Porat, Yael	Kwalata Trading Limited 公司、In Motion Investment 公司	7
19	Porozov, Svetlana	Kwalata Trading Limited 公司、In Motion Investment 公司	7
19	Bacher, Gerald	Mondobiotech Labs 公司	7
19	Bevec, Dorian	Mondobiotech Labs 公司	7
19	袁玉宇	广州迈普再生医学科技股份有限公司、深圳迈普再生医学科技有限公司	7

6. 技术领域

专利由审查员依据其对技术方案的理解赋予若干代表其创新点的国际专利分类（IPC），通过 IPC 可了解该专利涉及的相关技术创新点。对神经组织工程领域三方专利的 IPC 进行分析，可以揭示其技术分布情况。表 5-8 是神经组织工程领域三方专利的主要 IPC，有 7 个，专利申请数量均大于等于 3 组，技术领域主要涉及神经组织工程材料、神经细胞或组织培养技术与装置等技术点。

表 5-8　神经组织工程领域三方专利申请的技术领域分布

序号	IPC	含义	专利申请数量/组
1	A61L27	假体材料或假体被覆材料（假牙入 A61C13/00；假体的形状或结构入 A61F2/00；假牙配制品的应用入 A61K6/02；人工肾脏入 A61M1/14）	14
2	A61F2	可植入血管中的滤器；假体，即用于人体各部分的人造代用品或取代物；用于假体与人体相连的器械；为人体管状结构提供开口或防止塌陷的装置，如支架（stents）（作为化妆物品见相关小类，如假发、发件入 A41G3/00，A41G5/00；人造指甲入 A45D31/00；假牙入 A61C13/00；用于假体的材料入 A61L27/00；人造心脏入 A61M1/10；人工肾脏入 A61M1/14）	11
3	A61L31	其他外科用品的材料	5
4	A61B17	外科器械、装置或方法，如止血带（A61B18/00 优先，避孕装置、子宫托或其附件入 A61F6/00；眼外科入 A61F9/007；耳外科入 A61F11/00）	4
5	C12N5	未分化的人类、动物或植物细胞，如细胞系；组织；它们的培养或维持；其培养基（用组织培养技术再生植物入 A01H4/00）	4
6	A61M1	医用吸引或汲送器械；抽取、处理或转移体液的器械；引流系统（导管入 A61M25/00；专门适用于医用的连接管、耦合管、阀或分流元件入 A61M39/00；血液取样器械入 A61B5/15；牙医用除唾液器械入 A61C17/06；可植入血管内的滤器入 A61F2/01）	3
7	A61M27	创口引流器或类似物（保持创口张开用的器械入 A61B17/02）	3

专利申请数量最多的技术点是 A61L27，有 14 组，主要涉及神经相关支架材料，如 JP2009509594A（标题：組織フラグメントを伴う生体相容性の支持角膜格装置）是带有组织碎片的生物载体支架，JP2010537761A（标题：制御された組織成長のための生体材料スカフォールド）是用于受控组织生长的生物材料支架。排在第 2 位的是 A61F2，专利申请数量 11 组，主要涉及神经组织工程相关植入物，如 JP2009509594A（标题：シルクフィブロイン含有医療用人工神経移植体及びその調製方法）是含丝素蛋白的医用人造神经移植物及其制备方法，JP2004208808A（标题：神経再生誘導管）是将神经插入管状体内部，便于缝合和固定的神经再生导管。

（五）角膜组织工程领域

专利是技术信息最有效的载体，发明专利授权更能体现一个国家/地区作为技术发源地的创新实力。对近 20 年角膜组织工程领域的全球专利申请、发明专利申请与授权、三方专利[①]申请进行分析，其结果展示了该领域技术开发的规模[②]、技术发源地、目标市场，反映了该领域的全球技术开发现状与趋势，揭示了中国和中国机构在全球及中美竞争中的创新力。

全球角膜组织工程领域技术开发尚未成规模，但该领域高质量、高市场价值技术成果产出比例高。该领域同族专利[③]申请共 522 组，其中绝大多数为发明专利申请（481 组，92.15%），且有近四成（184 组，38.25%）获得授权；三方专利申请 54 组（均是发明专利），占该领域专利申请量的 10.34%，高于组织工程与再生医学领域的三方专利申请占比（6.74%）。

中国角膜组织工程领域高质量技术成果数量较少但产出比例高，占据全球绝对领先地位且优势进一步扩大，但国际布局仍然有待加强。全球角膜组织工程领域平均每 2 组专利申请中有 1 组来自中国机构（224 组，占 42.91%），平均每 8 组申请中有 1 组来自美国机构（56 组，占 10.73%）；全球该领域发明专利授权共 184 组，其中有 91 组授权给中国机构，40 组授权给美国机构；中国专利权人获得的发明授权主要来自本国国家知识产权局（91 件），只有 1 件来自美国专利及商标局。

中国和美国是全球角膜组织工程领域的主要目标市场，且中国市场受关注程度持续快速升温。全球角膜组织工程领域平均每 3 件专利申请中有 1 件布局在中国（243 件，占 29.78%），平均每 7 件专利申请中有 1 件布局在美国（114 件，占 13.97%）；全球该领域平均每 2 件发明专利授权中有 1 件来自中国国家知识产权局（100 件，占 42.74%），平均每 5 件发明专利授权中有 1 件来自美国专利及商标局（43 件，18.38%）。

中国多家高校和企业在角膜组织工程领域的技术开发规模跻身全球前列，但潜在市场价值高的技术成果相对较少。中山大学中山眼科中心、暨南大学、山东眼科研究所、中国海洋大学、青岛三帝生物科技有限公司、陕西瑞盛生物科技有限公司、广东博溪生物科技有限公司、深圳艾尼尔角膜工程有限公司、上海交通大学医学院附属第九人民医院和青岛中皓生物工程有限公司 10 家机构的专利申请量跻身全球前 20 位（24 家），包括 5 家企业、2 家高校、2 家高校附属医院和 1 家研究所，中国企业在该领域的科技创新已经占据主导地位。中山大学中山眼科中心（13 组）和暨南大学（10 组）专利申请量在全球排名分别处于第 1 位和第 3 位，另有 5 家机构跻身前 10 位。美国有 10 家机构的专利申请量跻身全球前 20 位，其中包括 5 家企业。该领域仅有三方专利申请 22 组，其中就有 1 组来自中国海洋大学。

---

① 本报告的三方专利是指同时向 USPTO、EPO 和 JPO 三个专利局申请的专利。

② 受制于专利从申请到公开有 18 个月的滞后期，以及发明专利自申请至授权的漫长周期（大多需要 3～5 年），数据分析时，专利申请量、年复合增长率未纳入 2017 年和 2018 年的数据，发明专利授权未纳入 2016～2018 年的数据。

③ 同族专利是指具有共同优先权的在不同国家或国际专利组织多次申请、多次公布或批准的内容相同或基本相同的一组专利文献。

1. 专利申请数量与质量

（1）全球专利申请量

角膜组织工程领域全球共有专利申请 1079 件，有 522 组同族专利，近 20 年全球专利申请量的年度分布如图 5-65 所示。该领域全球专利申请量总体呈现增长的趋势，1999 年专利申请只有 2 组，2016 年达到峰值（68 组）。

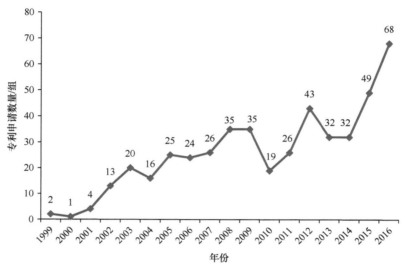

图 5-65　角膜组织工程领域全球专利申请量的年度分布

由于专利从申请到公开有 18 个月的滞后期，因此未纳入 2017 年和 2018 年的数据

（2）全球三方专利申请量

角膜组织工程领域全球共有三方专利申请 54 组，近 20 年全球三方专利申请量的年度分布如图 5-66 所示。该领域每年三方专利申请数量都在 10 组以下，有两年三方专利数量为 0。2007 年三方专利申请数量最多，有 7 组。2003 年、2009 年、2010 年和 2016 年的三方专利数量均有 5 组，其他年份都在 5 组以下，可见角膜组织工程领域三方专利申请数量相对较少。

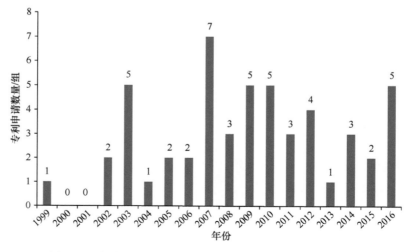

图 5-66　角膜组织工程领域全球三方专利申请量的年度分布

由于专利从申请到公开有 18 个月的滞后期，因此未纳入 2017 年和 2018 年的数据

（3）全球发明专利申请量

角膜组织工程领域全球共有发明专利申请 816 件，有 481 组同族专利，近 20 年全球专利申请量的年度分布如图 5-67 所示。该领域全球发明专利申请量与全球专利申请量的趋势基本一致，专利申请数量呈现波动增长，1999 年专利申请为 2 组，于 2016 年达到峰值（61 组）。

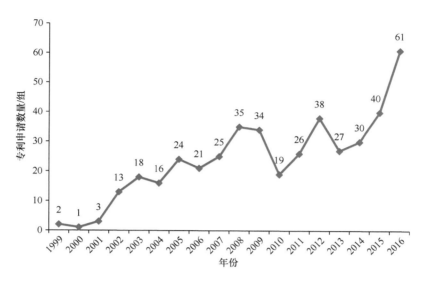

图 5-67　角膜组织工程领域全球发明专利申请量的年度分布

由于专利从申请到公开有 18 个月的滞后期，因此未纳入 2017 年和 2018 年的数据

（4）全球发明专利授权量

角膜组织工程领域全球共有发明专利授权 234 件，有 184 组同族专利，近 20 年全球发明专利授权量的年度分布如图 5-68 所示，授权量波动上升，近 10 年复合增长率为 1.87%，每年发明专利授权量基本都在 20 组以下，只有 2012 年（22 组）突破了 20 组，此后几年的发明专利授权量维持在 15 组左右。

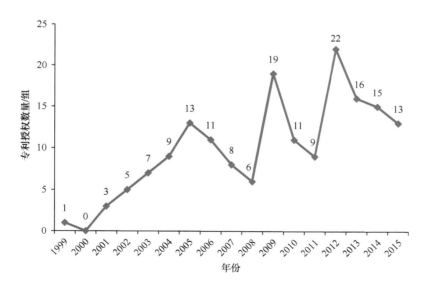

图 5-68　角膜组织工程领域全球发明专利授权量的年度分布

发明专利自申请至授权大多需要 3～5 年的周期，因此未纳入 2016～2018 年的数据

2. 专利技术发源地

（1）专利申请技术发源地

角膜组织工程领域全球共有专利申请 1079 件，有 522 组同族专利，主要技术发源地（申请量≥2 组）如图 5-69 所示，共有 8 个。中国是主要的技术发源地，专利申请数量有 224 组，处于第 1 位，占全球该领域专利申请总量的 42.91%，领先优势十分明显，是唯一一个专利申请数量超过 200 组的国家/地区。美国排名第 2 位，专利申请数量 56 组，全球占比 10.73%，与中国差距明显。其他技术发源地专利申请数量均在 50 组以下，分别是日本（32 组）、新加坡（19 组）、印度（18 组）、加拿大（17 组）、澳大利亚（14 组）和德国（2 组）。中国是全球角膜组织工程领域第一大专利申请技术发源地。

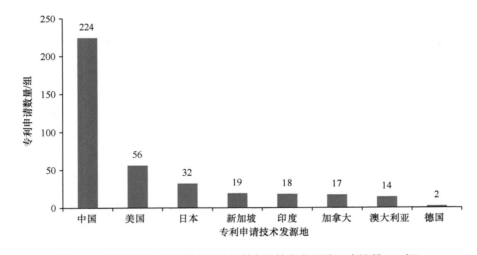

图 5-69　角膜组织工程领域主要专利申请技术发源地（申请量≥2 组）

中国和美国是角膜组织工程领域主要专利申请技术发源地，这两个国家近 20 年的专利申请量的年度分布情况如图 5-70 所示。中国是该领域全球第一大专利申请技术发源地，2009 年专利申请数量达到 18 组，

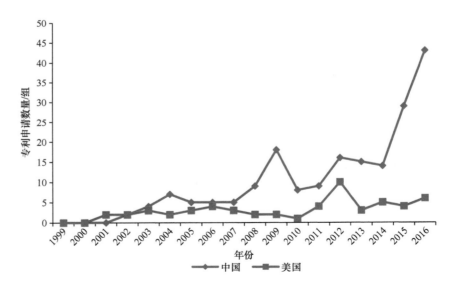

图 5-70　角膜组织工程领域排名前 2 位的专利申请技术发源地专利申请数量年度分布

由于专利从申请到公开有 18 个月的滞后期，因此未纳入 2017 年和 2018 年的数据

此后每年专利申请数量处于全球第 1 位，维持在每年 10 组左右；从 2014 年开始，专利申请量呈现直线式增长，由 2014 年的 14 组增长至 2016 年的 43 组，领先优势明显。美国是全球第二大专利申请技术发源地，近 20 年专利申请数量波动不大，发展比较平稳。

（2）发明专利授权技术发源地

角膜组织工程领域全球共有发明专利授权 234 件，184 组同族专利[①]，主要发明专利授权技术发源地（授权量≥2 组）如图 5-71 所示，共有 9 个。从发明专利授权量来看，中国是全球第一大发明专利授权技术发源地，专利数量有 91 组，占全球该领域发明专利授权总量的 49.46%，接近 1/2，处于领先地位。美国排在第 2 位，专利数量 40 组，全球占比 21.74%。其余国家/地区均不足 20 组。从发明专利授权量来看，中国依然是全球角膜组织工程领域第一大发明专利授权技术发源地。从整体数量级来看，角膜组织工程领域尚处于初始发展阶段，就目前而言，还没有一种材料能够真正替代捐献的角膜，完成损伤修复。角膜组织工程领域还没有形成完善的技术壁垒，说明该领域技术研发存在较大的阻力。

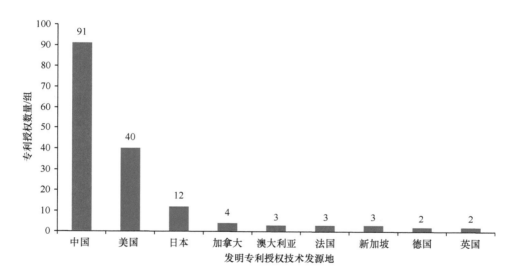

图 5-71　角膜组织工程领域主要发明专利授权技术发源地（授权量≥2 组）
有些国家法律状态不确定，因此本图统计的不是所有发明专利授权数量

从发明专利授权量来看，中国和美国依然是角膜组织工程领域主要发明专利授权技术发源地，这 2 个国家近 20 年专利授权量的年度分布情况如图 5-72 所示。中国是该领域全球第一大发明专利授权技术发源地。中国从 2002 年开始在该领域有发明专利授权，此后中国申请人每年的发明专利授权量大多在美国之上。与 2009 年中国发明专利授权突破 10 组相比，美国作为全球第二大发明专利授权技术发源地，每年都在 10 组以下。

从发明专利授权量这一重要指标来看，中国已经超越美国占据全球绝对领先地位，并且有进一步扩大的趋势，值得注意的是，中国专利权人获得的发明专利授权主要来自本国国家知识产权局（91 件），只有 1 件来自美国专利及商标局。

[①] 专利技术发源地对各国/地区的授权情况进行统计，当一条专利在多个受理局获得授权时，各国/地区仅计一次，因此，"全球发明专利授权量"和"发明专利授权技术发源地"部分的全球发明专利授权同族组数（184 组）少于下文目标市场计发明专利授权数（234 件）。

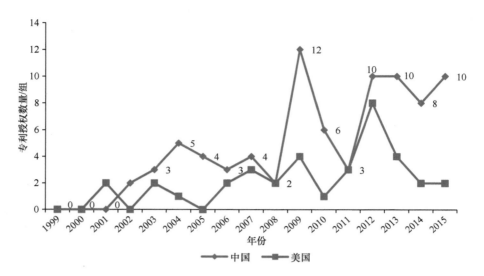

图 5-72　角膜组织工程领域主要发明专利授权技术发源地中国和美国的发明专利授权量年度分布

发明专利自申请至授权大多需要 3～5 年的周期，因此未纳入 2016～2018 年的数据

从角膜组织工程领域专利申请量和发明专利授权量来看，中国和美国是全球较重要的技术发源地。中国的专利申请量和发明专利授权量均居全球第 1 位，是该领域全球第一大技术发源地。

3. 专利技术目标市场

（1）专利申请技术目标市场

从专利申请技术目标市场分布来看，全球角膜组织工程领域共有专利申请 816 件，专利申请数量排名前 10 位的专利申请技术目标市场如图 5-73 所示。中国排在第 1 位，专利申请数量有 243 件，占全球该领域专利申请总量的 29.78%，全球专利布局数量最多，是全球最受关注的目标市场。世界知识产权组织排在第 2 位，专利申请数量 137 件，说明各国都在争夺国际市场。美国排在第 3 位，专利申请数量 114 件，全

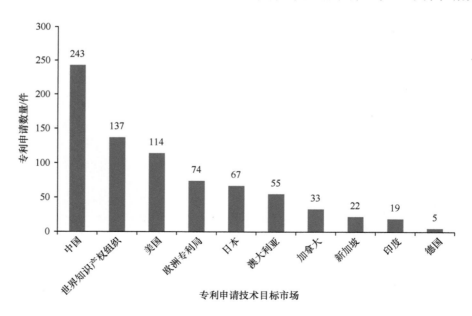

图 5-73　角膜组织工程领域排名前 10 位的专利申请技术目标市场

球占比 13.97%，与中国有一定差距，也是全球重要的目标市场。欧洲专利局排在第 4 位，专利申请数量 74 件，说明欧洲市场也是各国关注的重点。其他目标市场分别是日本（67 件）、澳大利亚（55 件）、加拿大（33 件）、新加坡（22 件）、印度（19 件）和德国（5 件）。中国是全球角膜组织工程领域最受关注的目标市场，美国也是重要的目标市场。此外，国际市场和欧洲市场也是各国重点关注的目标市场。

中国和美国是角膜组织工程领域的主要技术目标市场，近 20 年的专利申请数量年度分布情况如图 5-74 所示。中国是全球第一大专利申请技术目标市场，2009 年专利申请数量达到 20 件，此后每年专利申请数量处于全球第 1 位，维持在每年 10 件左右，从 2014 年开始，专利申请量呈现直线式增长，由 2014 年的 16 件，增长至 2016 年的 48 件，领先优势明显。美国近几年专利申请数量波动上升，发展较为平稳。

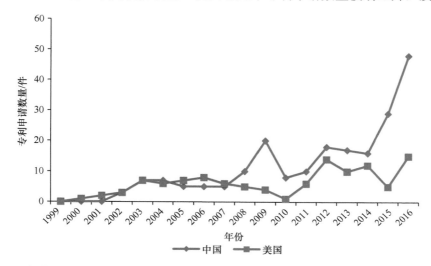

图 5-74 角膜组织工程领域主要专利申请技术目标市场中国和美国的专利申请数量年度分布
由于专利从申请到公开有 18 个月的滞后期，因此未纳入 2017 年和 2018 年的数据

（2）发明专利授权技术目标市场

全球角膜组织工程领域全球共有发明专利授权 234 件，主要发明专利授权技术目标市场（授权量≥2 件）如图 5-75 所示，共有 8 个。从发明专利授权量来看，中国是全球第一大发明专利授权技术目标市场，

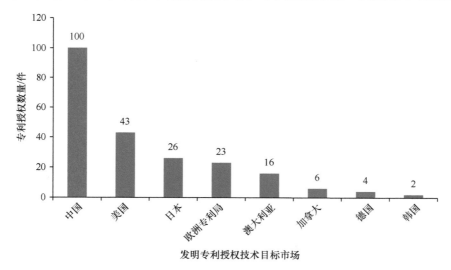

图 5-75 角膜组织工程领域主要发明专利授权技术目标市场（授权量≥2 件）
有些国家法律状态不确定，因此本图统计的不是所有发明专利授权数量

专利数量有 100 件，占全球该领域发明专利授权量的 42.74%，处于绝对的领先地位。美国排在第 2 位，发明专利授权数量 43 件，全球占比 18.38%；日本排在第 3 位，发明专利授权数量 26 件；欧洲专利局排在第 4 位，发明专利授权数量 23 件，说明欧洲市场也是各国重点关注的目标市场。其他国家/地区均不足 20 件。从发明专利授权量来看，中国依然是角膜组织工程领域全球最大的发明专利授权技术目标市场。

对角膜组织工程领域两大技术目标市场——中国和美国的申请人所在国家/地区进行分析，从而可以得出两大市场的主要专利布局人。对中国市场的申请人进行分析发现（图 5-76），中国市场还是以国内申请人为主，中国申请人的发明专利授权量有 91 件，处于绝对的领先地位，占中国市场发明专利授权量的 91.00%，角膜组织工程领域中国市场的国内申请人占据绝对主导地位。在中国市场有专利布局的国家/地区，除了中国外，只有 5 个国家，且专利数量都很少。排名第 2 位的美国只有 5 件，仅占中国市场发明专利授权量的 5.00%，其他还有加拿大、西班牙、法国和新加坡，各只有 1 件。角膜组织工程领域超过 90% 的中国市场被国内申请人占据。

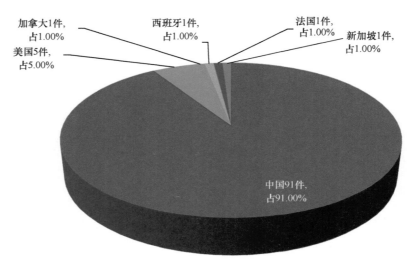

图 5-76　角膜组织工程领域中国市场的主要申请人所在国家/地区

美国市场发明专利授权量有 43 件，是全球第二大发明专利授权技术目标市场，但不及中国市场的 1/2。对美国市场的申请人进行分析发现（图 5-77），美国市场也是以国内申请人为主，美国申请人的专利有 32 件，处于绝对的领先地位，占美国市场的发明专利授权量的 74.42%，表明角膜组织工程领域的美国市场也是国内申请人占据主导地位。在美国市场有专利布局的国家/地区，除了美国外，还有 9 个国家，且专利数量都很少。澳大利亚、加拿大各有 2 件，中国、法国、意大利、日本、荷兰、韩国和以色列各有 1 件。角膜组织工程领域超过 70% 的美国市场被国内申请人占据。中国申请人在美国市场获得授权的发明专利是 US9585984（标题：*Antibacterial Cornea Repair Material and Preparation Method Thereof*），是关于抗菌角膜修复材料及其制备方法，用于修复和替换损伤的角膜组织，申请人是华南理工大学。

从发明专利授权量来看，除去中国和美国市场的本国申请人，还有 5 个国家/地区在中国市场布局专利，在美国市场有 9 个国家/地区布局专利。由此可见，除了中国和美国，角膜组织工程领域其他国家/地区对于中美市场的关注更倾向于美国市场。

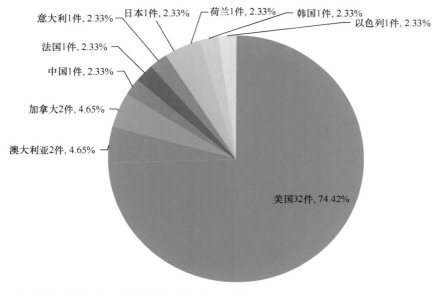

图 5-77　角膜组织工程领域美国市场的主要申请人所在国家/地区（共 8 个）

4. 专利申请机构

角膜组织工程领域专利申请数量排名前 20 位的专利申请机构（24 家）如图 5-78 所示，其中有 11 家企业，中国的企业占了 5 家。专利申请数量最多的 2 家机构分别是：中山大学中山眼科中心、瑞士 Mondobiotech Labs 公司，专利申请数量均为 13 组。中国的 5 家企业分别是：青岛三帝生物科技有限公司

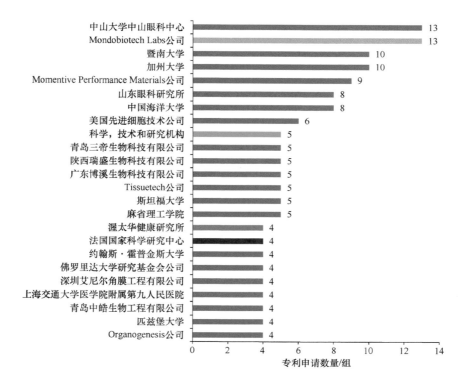

图 5-78　角膜组织工程领域排名前 20 位的专利申请机构

图中红色为中国的机构，蓝色为美国机构，橙色为瑞士机构，绿色为新加坡机构，灰色为加拿大机构，深蓝色为法国机构

（5 组）、陕西瑞盛生物科技有限公司（5 组）、广东博溪生物科技有限公司（5 组）、深圳艾尼尔角膜工程有限公司（4 组）和青岛中皓生物工程有限公司（4 组）。

　　角膜组织工程领域专利申请数量排名前 20 位的专利申请机构（24 家）近 20 年专利申请数量年度分布情况如图 5-79 所示，这 24 家机构每年专利申请数量基本都在 10 组以下，只有瑞士 Mondobiotech Labs 公司在 2008 年（13 组）超过了 10 组。

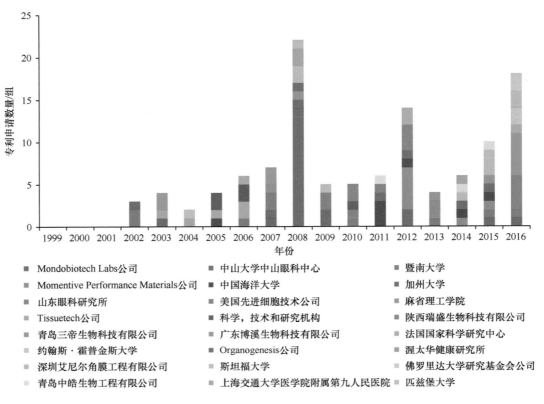

图 5-79　角膜组织工程领域排名前 20 位的专利申请机构专利申请数量年度分布

由于专利从申请到公开有 18 个月的滞后期，因此未纳入 2017 年和 2018 年的数据

　　角膜组织工程领域共有 10 家机构有三方专利申请，如图 5-80 所示，只有 1 家是中国机构，10 家机构中有 3 家企业。其中三方专利申请数量最多的是美国 Organogenesis 公司，有 6 组，该公司致力于生物活性创面愈合和软组织再生领域的研究。其次是美国塔夫茨大学，三方专利申请数量 3 组。三方专利申请数量有 2 组的共有 5 家机构，其中有 2 家企业，分别是美国 Organovo 公司和西班牙 Histocell 公司。中国海洋大学、哈佛大学和奥克兰大学的三方专利申请数量各有 1 组。中国海洋大学的这组三方专利已经拿到授权，并且在美国专利及商标局和日本专利局的专利发生了权利转让，专利权转移给了发明人。在中国国家知识产权局的同族专利也已经拿到了授权并将专利权转让给了青岛宇明生物技术有限公司。

5. 发明人

　　角膜组织工程领域专利申请数量排名前 20 位的发明人如表 5-9 所示，国内发明人数量为国外的 2 倍。专利申请数量最多（13 组）的 4 个发明人均是国外发明人，中国发明人专利申请数量最多的是武征（中山大学中山眼科中心和暨南大学），有 10 组。其他国内外发明人专利数量均在 10 组以下。

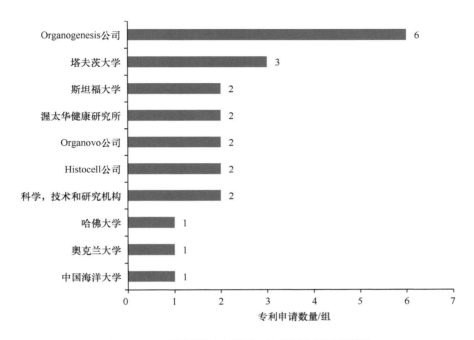

图 5-80　角膜组织工程领域三方专利主要申请机构
图中红色为中国的机构

表 5-9　角膜组织工程领域排名前 20 位的发明人

序号	发明人	所属机构	专利申请数量/组
1	Bacher, Gerald	Mondobiotech Labs 公司	13
1	Bevec, Dorian	Mondobiotech Labs 公司	13
1	Cavalli, Fabio	Mondobiotech Labs 公司	13
1	Cavalli, Vera	Mondobiotech Labs 公司	13
5	武征	中山大学中山眼科中心、暨南大学	10
6	周庆军	山东省眼科研究所、深圳艾尼尔角膜工程有限公司	9
7	史伟云	山东省眼科研究所、拜欧迪赛尔（北京）生物科技有限公司	8
7	樊廷俊	中国海洋大学、青岛宇明生物技术有限公司、青岛中皓生物工程有限公司、青岛中皓生物工程限公司	8
9	王智崇	中山大学中山眼科中心	7
9	王红	青岛三帝生物科技有限公司、青岛尤尼科技有限公司	7
11	Lanza, Robert	美国先进细胞技术公司、Ocata 疗法公司	6
11	Lu, Shi-Jiang	美国先进细胞技术公司、Ocata 疗法公司	6
11	Peyman, Gholam A	HealthCare Royalty Partners 公司	6
11	任力	华南理工大学、广州市朴道联信生物科技有限公司	6
11	卢永波	广东博溪生物科技有限公司、陕西瑞盛生物科技有限公司	6
11	段豪云	山东省眼科研究所、深圳艾尼尔角膜工程有限公司	6
17	赵君	中国海洋大学、青岛宇明生物技术有限公司、青岛中皓生物工程有限公司	5
17	刘祖国	厦门大学、厦门大开医疗器械有限公司	5
17	张建华	暨南大学	5
17	张楠	青岛三帝生物科技有限公司、青岛尤尼科技有限公司	5
17	李潇	广东博溪生物科技有限公司	5
17	王迎军	华南理工大学、广州市朴道联信生物科技有限公司	5
17	范先群	上海交通大学医学院附属第九人民医院、东华大学	5

6. 技术领域

专利由审查员依据其对技术方案的理解赋予若干代表其创新点的国际专利分类（IPC），通过 IPC 可了解该专利涉及的相关技术创新点。对角膜组织工程领域三方专利的 IPC 进行分析，可以揭示其技术分布情况。表 5-10 是角膜组织工程领域三方专利的主要 IPC，有 18 个，专利申请数量均大于等于 2 组，技术领域主要涉及角膜组织工程材料、细胞或组织培养技术与装置、角膜保存等技术点。

表 5-10 角膜组织工程领域三方专利数量重点 IPC 分布

序号	IPC	含义	专利申请数量/组
1	A61L27	假体材料或假体被覆材料（假牙入 A61C13/00；假体的形状或结构入 A61F2/00；假牙配制品的应用入 A61K6/02；人工肾脏入 A61M1/14）	34
2	C12N5	未分化的人类、动物或植物细胞，如细胞系；组织；它们的培养或维持；其培养基（用组织培养技术再生植物入 A01H4/00）	25
3	A61F2	可植入血管中的滤器；假体，即用于人体各部分的人造代用品或取代物；用于假体与人体相连的器械；为人体管状结构提供开口或防止塌陷的装置，如支架（stents）（作为化妆物品见相关小类，如假发、发件入 A41G3/00，A41G5/00；人造指甲入 A45D31/00；假牙入 A61C13/00；用于假体的材料入 A61L27/00；人工心脏入 A61M1/10；人工肾脏入 A61M1/14）	16
4	C12M3	组织、人类、动物或植物细胞或病毒培养装置	11
5	A01N1	人或动物体或其局部的保存	8
6	C12Q1	包含酶、核酸或微生物的测定或检验方法（带有条件测量或传感器的测定或试验装置，如菌落计数器入 C12M1/34）；其组合物；这种组合物的制备方法	7
7	C12M1	酶学或微生物学装置	6
8	C12N1	微生物本身，如原生动物；其组合物（含有由原生动物、细菌或病毒得到的材料的药物的制备入 A61K35/66；从藻类材料制备药物的入 A61K36/02；从真菌中材料制备药物的入 A61K36/06；药用细菌的抗原或抗体组合物的制备，如细菌菌苗入 A61K39/00）；繁殖、维持或保藏微生物或其组合物的方法；制备或分离含有一种微生物的组合物的方法；其培养基	6
9	B65D55	其他类目不包含的容器封口的附件	5
10	B65D77	由在预制的容器内，如盒、纸板箱、麻袋或口袋内，封闭物件或物料形成的包装件	5
11	B65D85	专门适用于特殊物件或物料的容器、包装元件或包装件（B65D71/00，B65D83/00 优先；手动器具或旅行设备入 A45C；化妆或盥洗设备入 A45D；外科刀、解剖刀或所用刀片的包装件入 A61B17/3215；专门适用于药品或医学方面的容器入 A61J1/00；油漆桶入 B44D3/12；油壶入 F16N3/04；用于携带轻武器的容器入 F41C33/06；弹药或炸药的包装入 F42B39/00；专门适用于与记录或复制装置结合的记录载体的容器入 G11B23/00）	5
12	A61L15	绷带、敷料或吸收垫的化学方面；或者绷带、敷料或吸收垫的材料应用（液体绷带入 A61L26/00；放射性敷料入 A61M36/14）	4
13	F25D17	冷却流体循环装置；用于冷冻室内循环气体，如空气的循环装置	4
14	C08F220	具有 1 个或更多不饱和脂族基化合物的共聚物，每个不饱和脂族基只有 1 个碳-碳双键，并且只有 1 个是仅以羧基或它的盐、酐、酯、酰胺、酰亚胺或腈为终端	3
15	G01N33	利用不包括在 G01N1/00 至 G01N31/00 组中的特殊方法来研究或分析材料	3
16	A61F9	治疗眼睛的方法或设备；放置隐形眼镜的装置；纠正斜视的仪器；引导盲人的仪器；携于身上或手中的眼保护器具（带有用于保护眼睛的装置的帽子入 A42B1/06；用于防护帽的护目镜入 A42B3/22；眼浴入 A61H35/02；太阳镜或具有和眼睛一样特点的护目镜入 G02C）	2
17	C08L5	不包括在 C08L1/00 或 C08L3/00 组内的多糖类或其衍生物的组合物	2
18	G02C7	光学部件（按材料区分的入 G02B1/00）	2

专利申请数量最多的技术点是 A61L27，有 34 组，主要涉及角膜相关材料，如 JP2016539699A（标题：組織表面及び材料を接着する方法、並びにその生物医学の使用）是用于黏附组织表面和材料的方法及其生物医学用途，JP2013536734A（标题：高強度キチン複合材料および製造方法）是涉及具有高机械强度的复合层状材料及其制造方法。排在第 2 位的是 C12N5，专利申请数量为 25 组，主要涉及角膜组织工程领域相关细胞及组织培养，如 JP2011512133A（标题：再構築角膜および粘膜）是角膜的重建及其培养的专利，JPWO2004101774A1（标题：細胞培養方法及び培養組織）是细胞及组织培养方法的专利。

（六）肌腱组织工程领域

专利是技术信息最有效的载体，发明专利授权更能体现一个国家/地区作为技术发源地的创新实力。对肌腱组织工程领域近 20 年的全球专利申请、发明专利申请与授权、三方专利[①]进行分析，其结果展示了该领域技术开发规模[②]、技术发源地、目标市场，反映了该领域的全球技术开发现状与趋势，揭示了中国和中国机构在全球及中美竞争中的创新力。

全球肌腱组织工程领域技术开发尚未成规模，同族专利[③]申请共 277 组，其中绝大多数为发明专利申请（246 组，88.81%）。

中国肌腱组织工程领域技术开发规模超过美国，并已积累了一定数量的高质量技术成果，是全球第一大技术发源地，占据全球绝对领先地位且优势进一步扩大，但国际布局仍然有待加强。全球肌腱组织工程领域平均每 5 组专利申请中有 3 组来自中国机构（169 组，占 61.01%），每 6 组专利申请中有 1 组来自美国机构（47 组，占 16.97%）；全球该领域平均每授权 5 组发明专利中就有 4 组授权给中国（78 组，占 84.78%），平均每授权 30 组发明专利中就有 1 组授权给美国（3 组，占 3.26%）。中国专利权人获得的发明授权主要来自本国国家知识产权局（78 件），极少来自美国专利及商标局（3 件）。

中国和美国是全球肌腱组织工程领域较受关注的两大目标市场，且中国市场受关注程度持续快速升温。全球肌腱组织工程领域平均每 4 件专利申请中有 3 件布局在中国（178 件，占 72.95%），平均每 6 件专利申请中有 1 件布局在美国（38 件，占 15.57%）；

中国多家高校在肌腱组织工程领域的技术开发规模跻身全球前列，但缺乏潜在市场价值高的技术成果。全球肌腱组织工程领域专利申请量居前 20 位的机构全为中国企业和高校，其中浙江大学（19 组）的技术开发规模全球领先。全球范围内并无肌腱组织工程领域三方专利，中国在高质量技术开发成果方面仍有上升空间。

1. 专利数量与质量

（1）全球专利申请量

肌腱组织工程领域全球共有专利申请 442 件，有 277 组同族专利，全球近 20 年的专利申请量年度分布如图 5-81 所示。近 20 年肌腱组织工程领域全球专利申请量呈现整体增长的趋势，2016 年达到峰值（32 组）。

---

① 本报告的三方专利是指同时向 USPTO、EPO 和 JPO 三个专利局申请的专利。

② 受制于专利从申请到公开有 18 个月的滞后期，以及发明专利自申请至授权的漫长周期（大多需要 3～5 年），数据分析时，专利申请量未纳入 2017 年和 2018 年的数据，发明专利授权未纳入 2016～2018 年的数据。

③ 同族专利是指具有共同优先权的在不同国家或国际专利组织多次申请、多次公布或批准的内容相同或基本相同的一组专利文献。

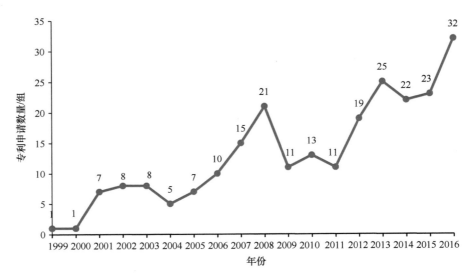

图 5-81 肌腱组织工程领域全球专利申请数量的年度分布情况

由于专利从申请到公开有 18 个月的滞后期，因此未纳入 2017 年和 2018 年的数据

（2）全球发明专利申请量

肌腱组织工程领域全球共有发明专利申请 307 件，有 246 组同族专利，全球近 20 年的发明专利申请数量年度分布如图 5-82 所示。近 20 年肌腱组织工程领域全球发明专利申请量与全球专利申请量的趋势基本相同，专利申请数量逐年增长，于 2016 年达到峰值（30 组）。

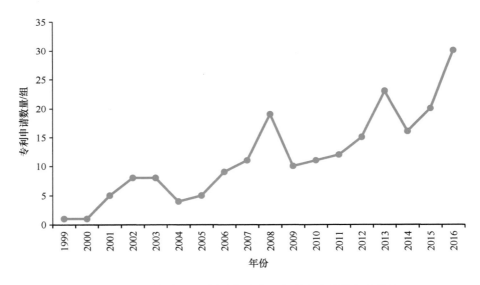

图 5-82　肌腱组织工程领域全球发明专利申请量的年度分布

由于专利从申请到公开有 18 个月的滞后期，因此未纳入 2017 年和 2018 年的数据

（3）全球发明专利授权量

肌腱组织工程领域全球共有发明专利授权 124 件，有 92 组同族专利[①]，全球近 20 年的发明专利授权数量年度分布如图 5-83 所示。近 20 年肌腱组织工程领域全球发明专利授权数量基本都在 10 组左右。发

---

① 专利技术发源地对各国/地区的授权情况进行统计，当一条专利在多个受理局获得授权时，各国/地区仅计一次，因此，"全球发明专利授权量"和"发明专利授权技术发源地"部分的全球发明专利授权同族组数（92 组）少于下文目标市场计发明专利授权数（124 件）。

明专利授权数量从 2006 年开始快速增长，各个方面的突破技术在逐渐出现，后期可以对该领域进行持续关注。

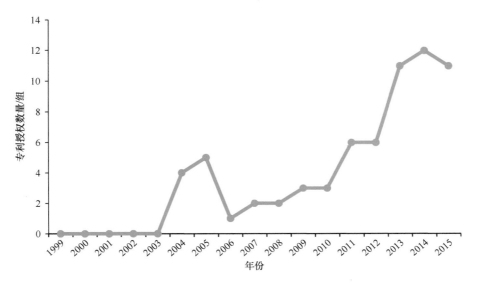

图 5-83　肌腱组织工程领域全球发明专利授权量的年度分布

发明专利自申请至授权大多需要 3～5 年的周期，因此未纳入 2016～2018 年的数据

2. 专利技术发源地

（1）专利申请技术发源地

全球肌腱组织工程领域专利申请技术发源地前 10 位的国家如图 5-84 所示。肌腱组织工程领域全球共有专利申请 442 件，有 277 组同族专利，其中中国的专利申请量为 169 组，占全球申请量的 61.01%，数量遥遥领先，是主要的技术发源地。其次是美国，专利申请量 47 组，全球占比 16.97%。英国排在第 3 位，专利申请数量 10 组。其他目标市场的专利申请量均不及 10 组，分别是瑞士（4 组）、新加坡（4 组）、德国（3 组）、以色列（3 组）、奥地利（2 组）、澳大利亚（2 组）和加拿大（2 组）。中国是肌腱组织工程领域全球第一大专利申请技术发源地。

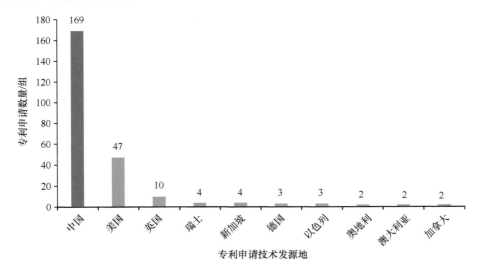

图 5-84　肌腱组织工程领域排名前 10 位的专利申请技术发源地

（2）发明专利授权技术发源地

肌腱组织工程领域全球共有发明专利授权 124 件，有 92 组同族专利，主要发明专利授权技术发源地如图 5-85 所示。中国是全球第一大发明专利授权技术发源地，发明专利授权量有 78 组，处于领先地位，其他国家/地区均不足 5 组。

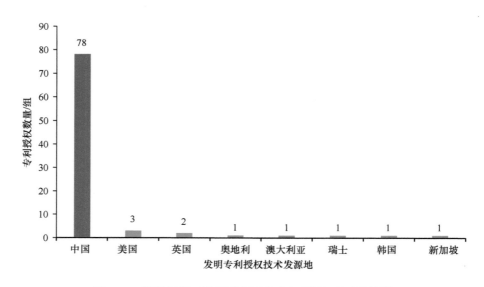

图 5-85　肌腱组织工程领域主要发明专利授权技术发源地

近 20 年来，中国在肌腱组织工程领域的发明专利授权量的趋势见图 5-86，2012 年开始快速增长，各个方面的突破技术在逐渐出现，后期可以对该领域进行持续关注。

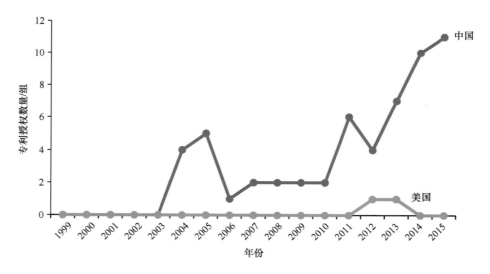

图 5-86　肌腱组织工程领域主要发明专利授权技术发源地中国和美国发明专利授权数量的年度分布

从发明专利授权量这一重要指标来看，中国已经超越美国占据全球领先地位，并且有进一步扩大的趋势，值得注意的是，中国专利权人获得的发明专利授权主要来自本国国家知识产权局（78 件），极少来自美国专利及商标局（3 件）。

3. 专利技术目标市场

（1）专利申请技术目标市场

全球肌腱组织工程领域专利申请有 244 件专利①，申请量排名前 10 位的国家如图 5-87 所示。中国排在第 1 位，专利申请数量为 178 件，其他目标市场的专利申请数量均不及 50 件，分别是美国（38 件）、瑞士（7 件）、澳大利亚（5 件）、英国（5 件）、新加坡（4 件）、奥地利（2 件）、日本（2 件）、德国（1 件）和比利时（1 件）。通过目标市场的分析可发现，中国作为世界上最大的发展中国家，具有非常巨大的发展潜力，有众多的企业及研究机构希望在市场暂未形成较高的技术壁垒时，尽量多地瓜分市场份额。中国作为专利申请技术目标市场之一，其专利申请数量遥遥领先，在该领域是全世界最受关注的目标市场。

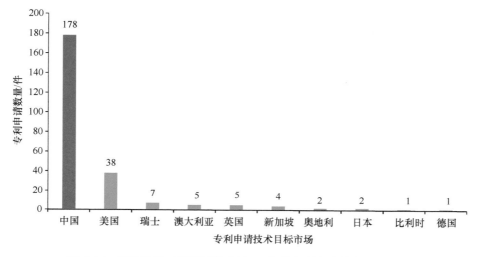

图 5-87　肌腱组织工程领域排名前 10 位的专利申请技术目标市场

中国和美国是肌腱组织工程领域的主要专利申请技术目标市场，近 20 年的专利申请数量年度分布情况如图 5-88 所示。中国是全球第一大专利申请技术目标市场，领先优势明显，2016 年达到峰值（22 件），

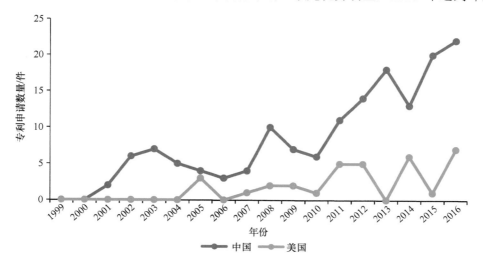

图 5-88　肌腱组织工程领域排名前 2 位的专利申请技术目标市场中国和美国专利申请数量年度分布
由于专利从申请到公开有 18 个月的滞后期，因此未纳入 2017 年和 2018 年的数据

---

① 此处指从目标市场来看的专利申请数量。

近 10 年复合增长率为 20.85%。美国近几年每年的专利申请数量均在 10 件以下，近 10 年复合增长率为 24.14%，总量不及中国。

（2）发明专利授权技术目标市场

全球肌腱组织工程领域全球共有发明专利授权 124 件[①]，发明专利授权数量排名前 10 位的专利技术目标市场如图 5-89 所示。从发明专利授权数量来看，中国是全球第一大发明专利授权技术目标市场，发明专利授权量有 78 件，占全球该领域发明专利授权总量的 62.90%，接近 2/3；美国排在第 2 位，发明专利授权量 14 件，全球占比 11.29%。其他国家/地区均不足 10 件。从发明专利授权量来看，肌腱组织工程领域的专利技术目标市场依然以美国和中国为主，中国是全球第一大发明专利授权技术目标市场。

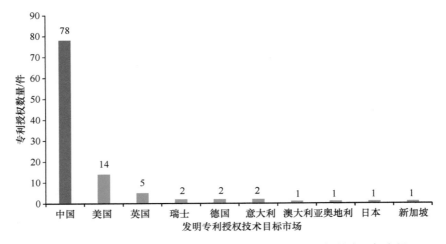

图 5-89　肌腱组织工程领域排名前 10 位的发明专利授权技术目标市场

对肌腱组织工程领域两大技术目标市场——中国和美国的申请人所在国家/地区进行分析，从而可以得出两大市场的主要专利布局人。对中国市场的申请人进行分析发现，中国市场全部为中国申请人的专利，表明肌腱组织工程领域的中国市场还是国内申请人占据主导地位。美国市场发明专利授权有 14 件。对美国市场的申请人进行分析发现（图 5-90），美国市场也是以国内申请人为主，美国申请人的专利有 11 件，处于绝对的领先地位，占美国市场发明专利授权量的 78.57%。

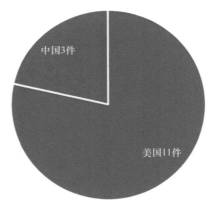

图 5-90　肌腱组织工程领域美国市场的主要申请人所在国家/地区

---

① 目标市场分析对各国/地区受理局的授权情况进行统计，当一条专利在多个受理局获得授权时，各国/地区各计一次，因此，目标市场计发明专利授权数（124 件）多于前文"全球发明专利授权量"和"发明专利授权技术发源地"部分的全球发明专利授权同族组数（92 组）。

4. 专利申请机构

肌腱组织工程领域专利申请数量排名前 20 位的专利申请机构如图 5-91 所示，其中有 5 家企业，15 家高校/研究所。该领域重点申请人依然以高校为主，专利申请数量排在前 2 位的分别是浙江大学（19 组）、东华大学（8 组）。浙江大学在肌腱组织工程领域主要申请了多种组织工程支架的制备方法。

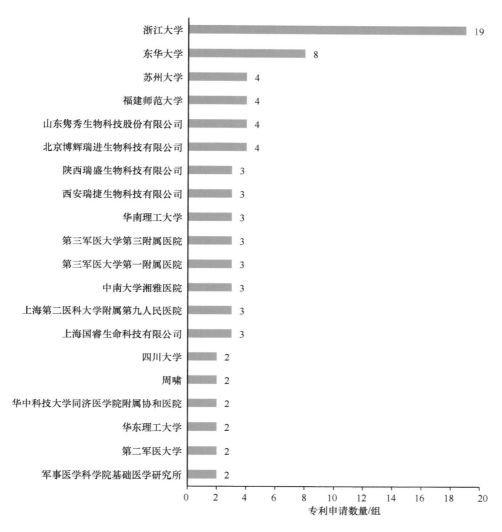

图 5-91 肌腱组织工程领域排名前 20 位的专利申请机构

5. 发明人

肌腱组织工程领域专利申请数量排名前 20 位的发明人如表 5-11 所示，全部为国内发明人。专利申请数量最多的 3 个发明人为第三军医大学的刘伟，浙江大学的欧阳宏伟，上海组织工程研究与开发中心的曹谊林。

表 5-11 肌腱组织工程领域排名前 20 位的发明人

序号	发明人	所属机构	专利申请数量/组
1	刘伟	第三军医大学	8
2	欧阳宏伟	浙江大学	8
3	曹谊林	上海组织工程研究与开发中心	7
4	任孝敏	山东隽秀生物科技股份有限公司	5
5	赵博	北京博辉瑞进生物科技有限公司	5
6	高长有	浙江大学	5
7	伍津津	第三军医大学第三附属医院	4
8	周强	第三军医大学第一附属医院	4
9	姜红	山东隽秀生物科技股份有限公司	4
10	崔磊	上海国睿生命科技有限公司	4
11	李宏	杭州百桥医疗技术有限公司	4
12	任力	华南理工大学	3
13	吕红斌	中南大学湘雅医院	3
14	周文浩	福建师范大学	3
15	宋磊	第三军医大学第一附属医院	3
16	张佩华	东华大学	3
17	张晋辉	北京博辉瑞进生物科技有限公司	3
18	敖强	清华大学	3
19	有传刚	浙江大学医学院附属第二医院	3
20	李学军	北京博辉瑞进生物科技有限公司	3

（七）心脏组织工程领域

专利是技术信息最有效的载体，发明专利授权更能体现一个国家/地区作为技术发源地的创新实力。对心脏组织工程领域近 20 年的全球专利申请、发明专利申请与授权、三方专利[①]申请进行分析，其结果展示了该领域技术开发的规模与增速[②]、技术发源地、目标市场，反映了该领域的全球技术开发现状与趋势，揭示了中国和中国机构在全球及中美竞争中的创新力。

全球心脏组织工程领域高质量、高市场价值技术成果产出比例尤低。该领域同族专利[③]申请共 1675 组，其中绝大多数为发明专利申请（1573 组，93.91%），有少部分（74 组，4.70%）获得授权；三方专利申请 52 组，占该领域专利申请量的 3.10%。

中国心脏组织工程领域技术开发规模不及美国，但增速远超美国，并积累了一定数量的高质量技术成果，成为全球第二大技术发源地。全球心脏组织工程领域平均每 6 组专利申请中有 1 组来自中国机构（275组，占 16.42%），平均每 2 组专利申请中有 1 组来自美国机构（844 组，占 50.39%）；全球该领域平均每授权 6 组发明专利中就有 1 组授权给中国（80 组，占 16.00%），每授权 2 组发明专利中就有 1 组授权给美

---

① 本报告的三方专利是指同时向 USPTO、EPO 和 JPO 三个专利局申请的专利。
② 受制于专利从申请到公开有 18 个月的滞后期，以及发明专利自申请至授权的漫长周期（大多需要 3~5 年），数据分析时，专利申请量、年复合增长率未纳入 2017 年和 2018 年的数据，发明专利授权未纳入 2016~2018 年的数据。
③ 同族专利是指具有共同优先权的在不同国家或国际专利组织多次申请、多次公布或批准的内容相同或基本相同的一组专利文献。

国（262 组，占 52.40%）。

美国是全球心脏组织工程领域最受关注的目标市场，中国市场目前排名第 4 位。全球心脏组织工程领域平均每 6 件专利申请中有 1 件布局在中国（442 件，占 12.87%），平均每 3 件专利申请中有 1 件布局在美国（1003 组，占 29.21%）；全球该领域平均每 15 件发明专利授权中有 1 件来自中国国家知识产权局（10 组，占 1.03%），每 3 件发明专利授权中有 2 件来自美国专利及商标局（97 组，占 9.95%）。

中国多家高校在心脏组织工程领域的技术开发规模跻身全球前列，但缺乏潜在市场价值高的技术成果。上海纽脉医疗科技有限公司（16 组）、清华大学（15 组）和浙江大学（12 组）3 家机构的专利申请量居全球前 20 位。美国美敦力公司（86 组）、波士顿科学公司（59 组）和加州大学（36 组）等 17 家机构的专利申请量跻身全球前 20 位，包括 5 家高校和 12 家企业。三方专利申请量全球前 10 位的机构无一来自中国，美敦力公司（6 组）、匹兹堡大学（4 组）等 10 家机构来自美国。

1. 专利数量与质量

（1）全球专利申请量

心脏组织工程领域全球共有发明专利申请 4683 件，有 1675 组同族专利，全球近 20 年的专利申请量年度分布如图 5-92 所示。近 20 年心脏组织工程领域全球专利申请量呈现逐年增长的趋势，1999 年专利申请 13 组，2015 年达到峰值（141 组），近 10 年复合增长率为 2.14%。从总体趋势看，1999~2008 年该领域专利技术申请量呈高速增长态势，说明该领域在这一时期处于发展期，而从 2009 年开始出现了一个明显的回落，直到 2013 年才开始逐渐回升。

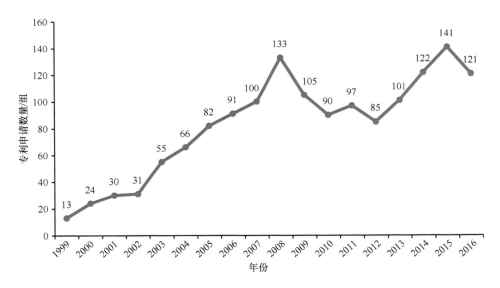

图 5-92　心脏组织工程领域全球专利申请量的年度分布

由于专利从申请到公开有 18 个月的滞后期，因此未纳入 2017 年和 2018 年的数据

（2）全球三方专利申请量

心脏组织工程领域共有三方专利 52 组，占该领域专利申请量的 3.10%，全球近 20 年的三方专利申请量年度分布如图 5-93 所示。近 20 年心脏组织工程领域全球三方专利申请量都在 10 组以下。三方专利申请量呈现断续状态，说明该领域高市场价值的专利数量较少，且该技术的市场化程度不足。

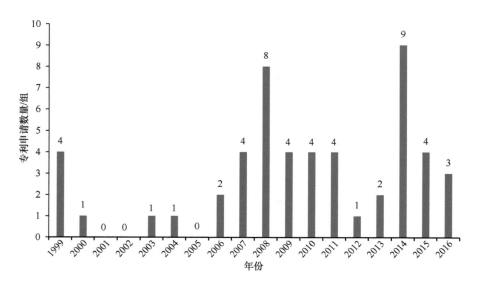

图 5-93　心脏组织工程领域全球三方专利申请量的年度分布
由于专利从申请到公开有 18 个月的滞后期，因此未纳入 2017 年和 2018 年的数据

（3）全球发明专利申请量

心脏组织工程领域全球共有发明专利申请 3712 件，有 1573 组同族专利，全球近 20 年的专利申请量年度分布如图 5-94 所示。近 20 年心脏组织工程领域发明专利申请量呈现整体增长的趋势，近 10 年复合增长率为 2.71%。

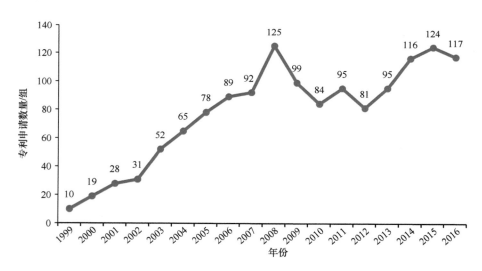

图 5-94　心脏组织工程领域全球发明专利申请量的年度分布
由于专利从申请到公开有 18 个月的滞后期，因此未纳入 2017 年和 2018 年的数据

（4）全球发明专利授权量

心脏组织工程领域全球共有发明专利授权 975 件，有 500 组同族专利①，全球近 20 年的发明专利授权

---

① 专利技术发源地对各国/地区的授权情况进行统计，当一条专利在多个受理局获得授权时，各国/地区仅计一次，因此，"全球发明专利授权量"和"发明专利授权技术发源地"部分的全球发明专利授权同族组数（500 组）少于下文目标市场计发明专利授权数（975 件）。

量年度分布如图 5-95 所示。近 20 年心脏组织工程领域发明专利授权量基本呈稳步增长趋势。从发明专利授权量趋势可以发现，从 2010 年开始，发明专利授权量开始较大幅度增长，说明该领域的技术突破已经开始，各个方面的突破技术在逐渐出现，后期可以对该领域进行持续关注。

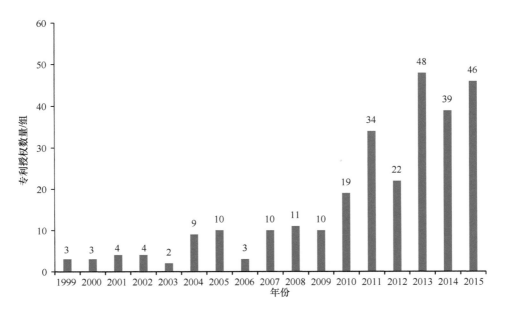

图 5-95　心脏组织工程领域全球发明专利授权量的年度分布

发明专利从自申请至授权大多需要 3～5 年的周期，因此未纳入 2016～2018 年的数据

2. 专利技术发源地

（1）专利申请技术发源地

心脏组织工程领域专利申请数量排名前 10 位的技术发源地如图 5-96 所示。美国排名第 1 位，专利申请数量 844 组，是心脏组织工程领域最主要的专利申请技术发源地。中国位于第 2 位，专利申请数量有 275 组。其他国家的专利申请数量均不足 50 组。由此可见，心脏组织工程领域主要的技术发源地是美国和中国。

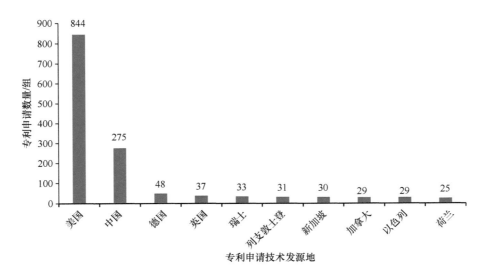

图 5-96　心脏组织工程领域排名前 10 位的专利申请技术发源地

中国和美国是心脏组织工程领域的主要专利申请技术发源地，这两个国家近 20 年专利申请量的年度分布情况如图 5-97 所示。美国是该领域全球第一大专利申请技术发源地，2009 年的专利申请量首次达到 61 组，近 10 年复合增长率为–4.14%；中国是全球第二大专利申请技术发源地，2014 年开始快速增长，于 2016 年达到峰值（48 组），近 10 年复合增长率为 23.85%，具有非常大的发展潜力。

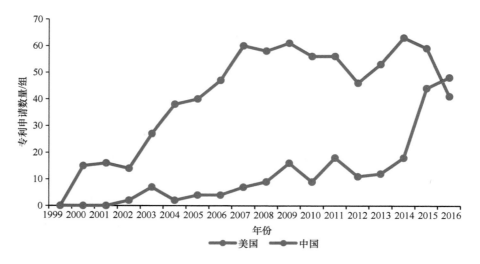

图 5-97 心脏组织工程领域排名前 2 位的专利申请技术发源地专利申请量年度分布

由于专利从申请到公开有 18 个月的滞后期，因此未纳入 2017 年和 2018 年的数据

（2）发明专利授权技术发源地

心脏组织工程领域全球共有发明专利授权 975 件，有 500 组同族专利，全球心脏组织工程领域共有 10 个国家获得了发明专利授权，排名情况如图 5-98 所示。从发明专利授权数量来看，美国是全球第一大发明专利授权技术发源地，发明专利授权数量有 262 组，处于绝对的领先地位，中国排在第 2 位，发明专利授权数量 80 组。其他国家均不足 20 组。从发明专利授权数量来看，心脏组织工程领域的技术发源地以美国为主。

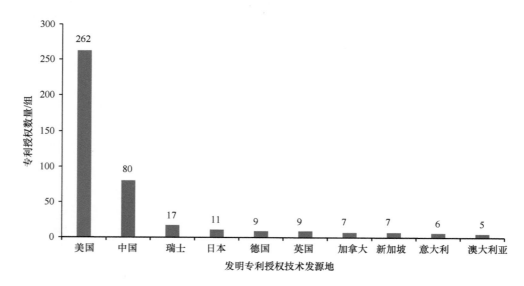

图 5-98 心脏组织工程领域排名前 10 位的发明专利授权技术发源地

有些国家法律状态不确定，因此本图统计的不是所有发明专利授权数量

近 20 年来中国和美国在心脏组织工程领域的发明专利授权数量的趋势见图 5-99，美国发明专利授权数量较为平稳，美国自 2010 年、中国从 2011 年开始快速增长，说明该领域的技术突破已经开始，各个方面的突破技术逐渐出现，但中国的发明专利授权数量与美国有一定差距。

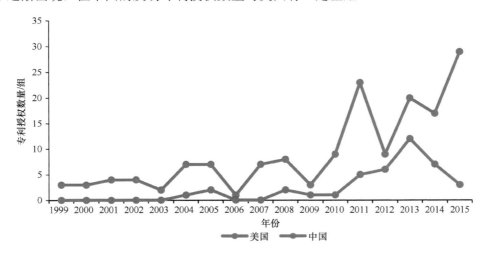

图 5-99　心脏组织工程领域主要技术发源地中国和美国发明专利授权数量年度分布

发明专利自申请至授权大多需要 3～5 年的周期，因此未纳入 2016～2018 年的数据

3. 专利技术目标市场

（1）专利申请技术目标市场

全球心脏组织工程领域共有专利申请 3434 件同族专利[①]，心脏组织工程领域排名前 9 位的专利申请技术目标市场如图 5-100 所示。美国专利申请数量 1003 件，全球专利布局数量最多，排在第 1 位，是全球最受关注的目标市场。世界知识产权组织专利申请数量 735 件，排在第 2 位，说明各国都在争夺国际市场。欧洲专利局专利申请数量 558 件，排在第 3 位，也是主要目标市场。中国专利申请数量 442 件，排在第 4 位，也是全球重要的目标市场。其他目标市场的专利申请数量分别是：澳大利亚（229 件）、加拿大（226 件）、新加坡（98 件）、印度（80 件）、日本（63 件）。心脏组织工程领域的目标市场以美国为主，此外，欧洲市场和中国市场也是各国重点关注的目标市场。

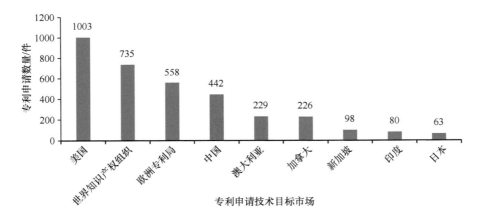

图 5-100　心脏组织工程领域排名前 9 位的专利申请技术目标市场

———————————

① 此处指从目标市场来看的专利申请数量。

美国是全球心脏组织工程领域最受关注的目标市场，而中国市场目前排名第 4 位。近 20 年两国的专利申请数量年度分布情况如图 5-101 所示。中国发展趋于平稳，近 10 年复合增长率为 12.27%，专利数量从 2014 年开始呈明显上升趋势，由 2014 年的 34 件，增长至 2016 年的 68 件，近 3 年复合增长率为 41.42%。美国近 10 年复合增长率为 3.81%，在 2014 达到峰值（104 件），近几年每年的专利申请数量基本维持在 80 件左右，发展较为平稳。

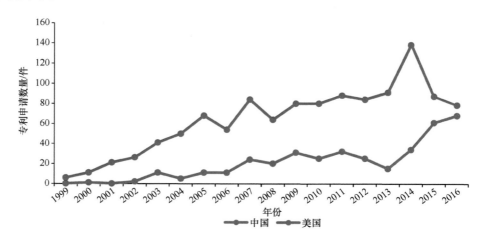

图 5-101　心脏组织工程领域主要专利申请技术目标市场中国和美国的专利申请数量年度分布

由于专利从申请到公开有 18 个月的滞后期，因此未纳入 2017 年和 2018 年的数据

（2）发明专利授权技术目标市场

心脏组织工程领域全球发明专利授权共有 975 件①，发明专利授权数量排名前 9 位的专利技术目标市场如图 5-102 所示。从发明专利授权数量来看，美国是全球第一大发明专利授权技术目标市场，发明专利授权数量有 97 件，处于绝对的领先地位。欧洲专利局排在第 2 位，发明专利授权数量 18 件；加拿大排在第 3 位，发明专利授权数量 15 件。中国发明专利授权数量 10 件。从发明专利授权数量来看，美国是心脏组织工程领域全球第一大发明专利授权技术目标市场。

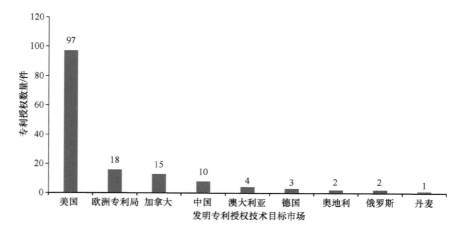

图 5-102　心脏组织工程领域排名前 9 位的发明专利授权技术目标市场

有些国家法律状态不确定，因此本图统计的不是所有发明专利授权数量

---

① 目标市场分析对各国/地区受理局的授权情况进行统计，当一条专利在多个受理局获得授权时，各国/地区各计一次，因此，目标市场计发明专利授权数（975 件）多于前文"全球发明专利授权量"和"发明专利授权技术发源地"部分的全球发明专利授权同族组数（500 组）。

美国市场专利申请人所在国家/地区分布如图 5-103 所示，美国市场发明专利授权有 97 件，本国申请人发明专利授权数量为 89 件，占美国市场发明专利授权量的 91.75%，其他国家/地区申请人发明专利授权数量共 8 件，占 8.25%。欧洲市场专利申请人所在国家/地区分布如图 5-104 所示，授权的 18 件专利中，欧洲（德国、英国、法国）申请人发明专利授权数量为 10 件，占欧洲市场发明专利授权量的 55.56%，其他国家/地区申请人发明专利授权数量共 8 件，占 44.44%。由此可以看出，心脏组织工程领域专利技术目标市场中，申请人多集中于本国/地区市场申请，在除本国/地区外其他市场获得发明专利授权数量较少。

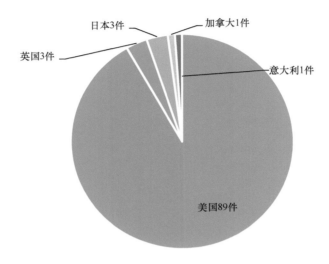

图 5-103　心脏组织工程领域美国市场的主要申请人所在国家/地区

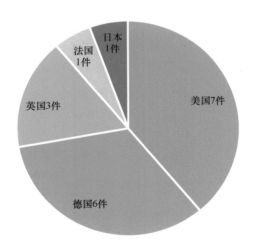

图 5-104　心脏组织工程领域欧洲市场的主要申请人所在国家/地区

4. 专利申请机构

心脏组织工程领域专利申请数量排名前 20 位的专利申请机构如图 5-105 所示，其中有 9 家企业，中国的企业和高校占了 4 家。专利数量排在前 3 位的分别是：美敦力公司（86 组）、波士顿科学公司（59 组）和加州大学（36 组）。中国的 3 家企业和高校分别是：上海纽脉医疗科技有限公司（16 组）、清华大学（15 组）和浙江大学（12 组）军事医学科学院基础医学研究所（12 组）。上海纽脉医疗科技有限公司主要研究方向为人工心脏瓣膜，清华大学主要研究方向为复合材料、组织工程和医疗器械领域，浙江大学主要研究方向为复合材料的组织工程支架。

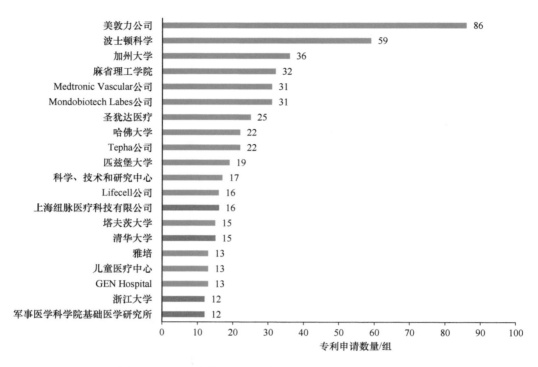

图 5-105　心脏组织工程领域排名前 20 位的专利申请机构

　　心脏组织工程领域三方专利主要申请机构如图 5-106 所示。专利申请数量排名前 10 位的机构包括有 7 家企业、3 所高校和研究机构，均是美国的机构。排名第 1 位和第 2 位的美国美敦力公司（6 组）和匹兹堡大学（4 组）三方专利申请数量均不足 10 组。美国在心脏组织工程领域的三方专利申请中占据较大优势，不仅企业专利申请活跃，高校也在心脏组织工程领域的技术开发中占据重要地位。

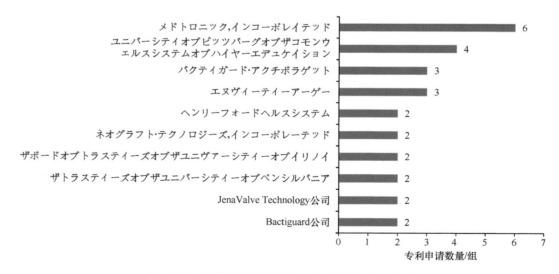

图 5-106　心脏组织工程领域三方专利主要申请机构

5. 发明人

心脏组织工程领域专利申请数量排名前 20 位的发明人如表 5-12 所示。专利申请数量最多（31 组）的 3 个发明人均是国外发明人。中国发明人为 4 位：上海纽脉医疗科技有限公司的虞奇峰（17 组）、秦涛（15 组）、王海山（12 组），中国人民解放军军事医学科学院基础医学研究所的王常勇（12 组）。

表 5-12　心脏组织工程领域排名前 20 位的发明人

序号	发明人	所属机构	专利申请数量/组
1	Bacher, Gerald	Mondobiotech Laboratories 公司	31
2	Bevec, Dorian	Mondobiotech Laboratories 公司	31
3	Cavalli, Fabio	Mondobiotech Laboratories 公司	31
4	Cavalli, Vera	Mondobiotech Laboratories 公司	30
5	虞奇峰	上海纽脉医疗科技有限公司	17
6	Ghayur, Tariq	雅培公司，艾伯维公司	15
7	Salahieh, Amr	萨德拉医学公司	15
8	秦涛	上海纽脉医疗科技有限公司	15
9	Rizk, Said	Tepha 公司	14
10	Morejohn, Dwight P	萨德拉医学公司	13
11	Williams, Simon F	Tepha 公司	13
12	Sandstrom, Jeffrey	美敦力公司	12
13	王常勇	中国人民解放军军事医学科学院基础医学研究所	12
14	王海山	上海纽脉医疗科技有限公司	12
15	Dueri, Jean-Pierre	萨德拉医学公司	11
16	Krolik, Jeff	Incept Technologies 公司	11
17	Martin, David P	Tepha 公司	11
18	Brandt, Brian D	萨德拉医学公司	10
19	Geshlider, Robert A	波士顿科学公司	10
20	Haug, Ulrich R	波士顿科学公司	10

6. 技术领域

专利由审查员依据其对技术方案的理解赋予其若干代表其创新点的 IPC 代码，通过 IPC 可了解该专利涉及的相关技术创新点。对心脏组织工程领域三方专利的国际专利分类（IPC）进行分析，可揭示其技术分布情况。表 5-13 是心脏组织工程领域三方专利的重点 IPC，有 11 个。其中专利数量最多的技术点是 A61F2，专利数量 27 组，主要涉及心脏相关的被覆材料，如一件公开号为 US20050137688A1 的专利，标题为"可重新定位的心脏瓣膜和方法"，该专利研究了一种经皮置换患者心脏瓣膜的方法。排在第 2 位的是 A61L27，专利数量 9 组，主要涉及假体材料或假体被覆材料，如一件公开号为 US20040126405A1 的专利，标题为"用于促进细胞生长的工程支架"，该专利提供了一种三维细胞支架，其包括由多个纤维形成的生物相容性聚合物，所述多个纤维构造形成具有预定形状、预定孔体积分数、预定孔形状和预定形状的非织造三维多孔基质。

表 5-13　心脏组织工程领域三方专利重点 IPC 分布

序号	IPC	含义	专利申请数量/组
1	A61F2	可植入血管中的滤器；假体，即用于人体各部分的人造代用品或取代物；用于假体与人体相连的器械；为人体管状结构提供开口或防止塌陷的装置，如支架（stents）（作为化妆物品见相关小类，如假发、发件入 A41G3/00、A41G5/00；人造指甲入 A45D31/00；假牙入 A61C13/00；用于假体的材料入 A61L27/00；人造心脏入 A61M1/10；人工肾脏入 A61M1/14）	27
2	A61L27	假体材料或假体被覆材料（假牙入 A61C13/00；假体的形状或结构入 A61F2/00；假牙配制品的应用入 A61K6/02；人工肾脏入 A61M1/14）	9
3	C12N5	未分化的人类、动物或植物细胞，如细胞系；组织；它们的培养或维持；其培养基（用组织培养技术再生植物入 A01H4/00）	4
4	A01N1	人或动物体或其局部的保存	3
5	A61B17	外科器械、装置或方法，如止血带（A61B18/00 优先，避孕装置、子宫托或其附件入 A61F6/00；眼外科入 A61F9/007；耳外科入 A61F11/00）	2
6	A61L15	绷带、敷料或吸收垫的化学方面；或者绷带、敷料或吸收垫的材料应用（液体绷带入 A61L26/00；放射性敷料入 A61M36/14）	2
7	A61M25	导管；空心探针（用于测量或检测的入 A61B）	2
8	A61B5	用于诊断目的的测量（放射诊断入 A61B6/00；超声波、声波或次声波诊断入 A61B8/00）；人的辨识	1
9	A61L31	其他外科用品的材料	1
10	A61M29	带或不带引入介质，如药物的扩张器（支架入 A61F2/82）	1
11	A61N1	电疗法；其所用的线路（A61N2/00 优先；用于治疗或体内测试的导电药剂入 A61K50/00）	1

（八）韧带组织工程领域

专利是技术信息最有效的载体，发明专利授权更能体现一个国家/地区作为技术发源地的创新实力。对韧带组织工程领域近 20 年的全球专利申请、发明专利申请与授权、三方专利申请[①]进行分析，其结果展示了该领域技术开发规模、技术发源地、目标市场，反映了该领域的全球技术开发现状与趋势，揭示了中国和中国机构在全球及中美竞争中的创新力。

全球韧带组织工程领域技术开发尚未成规模，该领域同族专利[②]申请共 692 组，其中绝大多数为发明专利申请（643 组，92.92%）；三方专利申请 21 组（均是发明专利），占该领域专利申请量的 3.03%。

美国是韧带组织工程领域专利技术的主要发源地，同时也是最受关注的目标市场。中国在该领域与美国还有较大的差距。全球韧带组织工程领域平均每 6 组专利申请中有 1 组来自中国机构（119 组，占 17.20%），平均每 2 组专利申请中有 1 组来自美国机构（357 组，占 51.59%）；全球该领域平均每授权 5 组发明专利中就有 1 组授权给中国（46 组，占 19.49%），平均每授权 2 组发明专利中就有 1 组授权给美国（123 组，占 52.12%）。全球韧带组织工程领域平均每 7 件专利申请中有 1 件布局在中国（188 件，占 13.05%），平均每 3 件专利申请中有 1 件布局在美国（421 件，占 29.22%）；全球该领域平均每 150 件发明专利授权中有 1 件来自中国国家知识产权局（3 件，占 2.66%），平均每 9 件发明专利授权中有 1 件来自美国专利与商标局（50 件，11.06%）。

中国机构如浙江大学和西安交通大学等在该领域的技术开发规模全球领先，但缺乏高潜在市场价值的

---

① 本报告的三方专利是指同时向 USPTO、EPO 和 JPO 三个专利局申请的专利。

② 同族专利是指具有共同优先权的在不同国家或国际专利组织多次申请、多次公布或批准的内容相同或基本相同的一组专利文献。

技术成果。三方专利申请量全球前 10 位的机构无一来自中国，爱惜康公司、软组织再生公司等 9 家机构来自美国。

1. 专利数量与质量

（1）全球专利申请量

韧带组织工程领域全球共有专利申请 2005 件，有 692 组同族专利，全球近 20 年的专利申请量年度分布如图 5-107 所示，1999 年专利申请 5 组，2014 年达到峰值（60 组）。

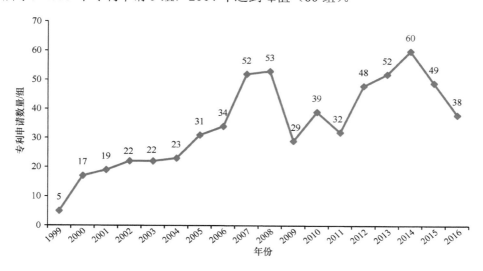

图 5-107　韧带组织工程领域全球专利申请量的年度分布

由于专利从申请到公开有 18 个月的滞后期，因此未纳入 2017 年和 2018 年的数据

（2）全球三方专利申请量

韧带组织工程领域全球共有三方专利 21 组，近 20 年的三方专利申请量年度分布如图 5-108 所示，近 20 年韧带组织工程领域三方专利申请量都在 5 组以下。

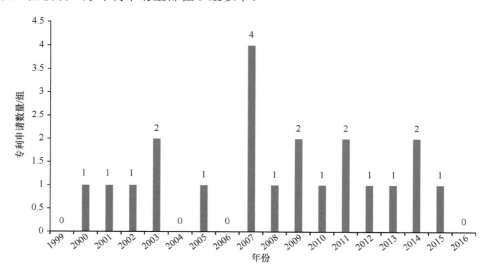

图 5-108　韧带组织工程领域全球三方专利申请量的年度分布

由于专利从申请到公开有 18 个月的滞后期，因此未纳入 2017 年和 2018 年的数据

（3）全球发明专利申请量

韧带组织工程领域全球共有发明专利申请 1563 件，由 643 组同族专利，全球近 20 年的发明专利申请量年度分布如图 5-109 所示，近 20 年韧带组织工程领域全球发明专利申请量与全球专利申请量的趋势基本相同，1999 年发明专利申请 4 组，于 2014 年达到峰值（56 组）。

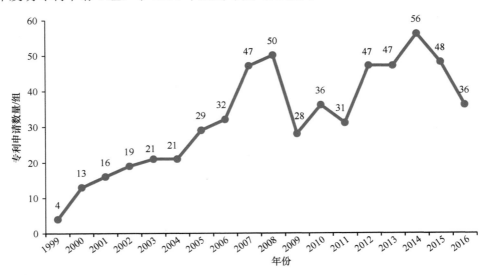

图 5-109　韧带组织工程领域全球发明专利申请量的年度分布
由于专利从申请到公开有 18 个月的滞后期，因此未纳入 2017 年和 2018 年的数据

（4）全球发明专利授权量

韧带组织工程领域全球共有发明专利授权 452 件，有 236 组同族专利[①]，全球近 20 年的发明专利授权量年度分布如图 5-110 所示，近 20 年韧带组织工程领域发明专利授权量基本呈增长趋势，1999 年发明专利授权量有 2 组，于 2014 年达到峰值（29 组）。

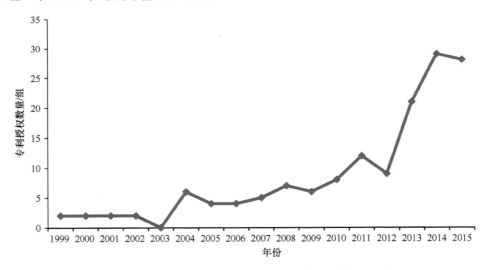

图 5-110　韧带组织工程领域全球发明专利授权量的年度分布
由于专利从申请到公开有 18 个月的滞后期，因此未纳入 2017 年和 2018 年的数据

---

① 专利技术发源地对各国/地区的授权情况进行统计，当一条专利在多个受理局获得授权时，各国/地区仅计一次，因此，"全球发明专利授权量"和"发明专利授权技术发源地"部分的全球发明专利授权同族组数（236 组）少于下文目标市场计发明专利授权数（452 件）。

2. 专利技术发源地

（1）专利申请技术发源地

韧带组织工程领域专利申请数量排名前 10 位的技术发源地如图 5-111 所示。美国排名第 1 位，专利申请数量 357 组，是韧带组织工程领域最主要的技术发源地。中国排名第 2 位，专利申请数量 119 组。其他技术发源地专利申请数量均在 100 组以下。由此可见，韧带组织工程领域较主要的技术发源地是美国和中国。

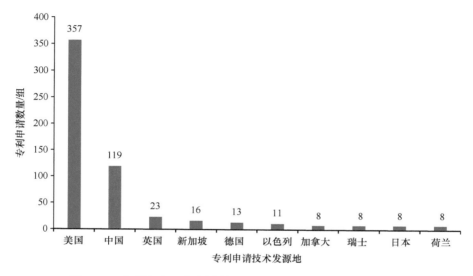

图 5-111　韧带组织工程领域排名前 10 位的专利申请技术发源地

中国和美国是韧带组织工程领域主要的专利申请技术发源地，这两个国家近 20 年专利申请数量的年度分布情况如图 5-112 所示。美国是该领域全球第一大专利申请技术发源地，2008 年的专利申请数量首次达到 43 组，近 10 年复合增长率为–8.07%；中国是全球第二大专利申请技术发源地，近 20 年专利申请数量波动不大，近 10 年复合增长率为 18.19%，具有非常大的发展潜力。

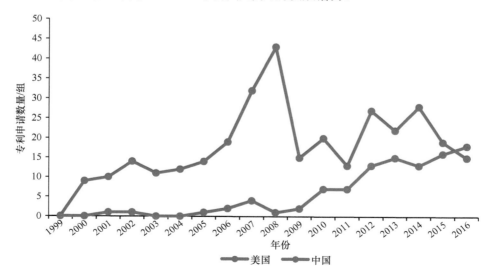

图 5-112　韧带组织工程领域中国和美国的专利申请技术发源地专利申请数量的年度分布
由于专利从申请到公开有 18 个月的滞后期，因此未纳入 2017 年和 2018 年的数据

（2）发明专利授权技术发源地

韧带组织工程领域全球共有发明专利授权 452 件，有 236 组同族专利[①]，韧带组织工程领域发明专利授权数量排名前 10 位的专利技术发源地如图 5-113 所示。从发明专利授权数量来看，美国是全球第一大发明专利授权技术发源地，专利数量有 123 组。中国专利数量有 46 组，与美国相比差距明显。英国排名第 3，专利数量有 12 组，其他国家/地区均不足 10 组。

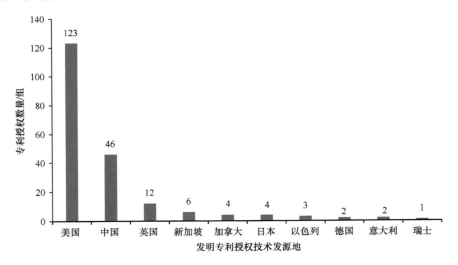

图 5-113　韧带组织工程领域排名前 10 位的发明专利授权技术发源地

有些国家法律状态不确定，因此本图统计的不是所有发明专利授权数量

近 20 年来中国和美国在韧带组织工程领域发明专利授权量的趋势见图 5-114，美国自 2001 年起发明专利授权数量趋于平稳，中国自 2006 年开始快速增长，各个方面的突破技术在逐渐出现，后期可以对该领域进行持续关注。

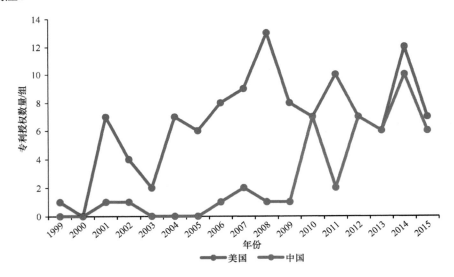

图 5-114　韧带组织工程领域中国和美国的发明专利授权数量年度分布

发明专利自申请至授权大多需要 3～5 年的周期，因此未纳入 2016～2018 年的数据

---

① 专利技术发源地对各国/地区的授权情况进行统计，当一条专利在多个受理局获得授权时，各国/地区仅计一次，因此，"全球发明专利授权量"和"发明专利授权技术发源地"部分的全球发明专利授权同族组数（236 组）少于下文目标市场计发明专利授权数（452 件）。

3. 专利技术目标市场

（1）专利申请技术目标市场

全球韧带组织工程领域共有专利申请1441件专利[①]，专利申请数量排名前9位的专利申请技术目标市场如图5-115所示。美国排在第1位，专利申请数量有421件，全球专利布局数量最多，是全球最受关注的目标市场。世界知识产权组织排在第2位，专利申请数量301件。欧洲专利局排在第3位，专利申请数量239件。中国排在第4位，专利申请数量188件。其他目标市场的专利申请数量分别是：澳大利亚（111件）、加拿大（97件）、印度（31组）、新加坡（28组）和日本（25组）。韧带组织工程领域的目标市场以美国为主，此外，欧洲市场和中国市场也是各国重点关注的目标市场。

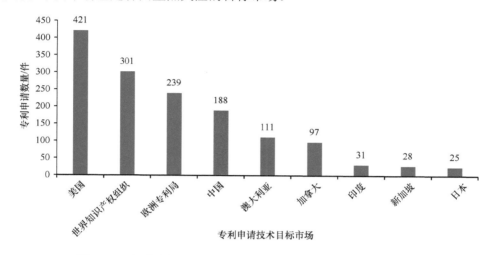

图5-115　韧带组织工程领域排名前9位的专利申请技术目标市场

美国是全球韧带组织工程与再生医学领域最受关注的目标市场，中国市场目前排名第4位。近20年两国的专利申请数量年度分布情况如图5-116所示。中国专利一直数量较少，2011年前一直维持在8件左右，2011年后开始快速增长，2014年达到峰值（25件），近10年复合增长率为11.32%。美国近10年复合增长率为-0.71%，在2014达到峰值（45件），发展较为平稳。

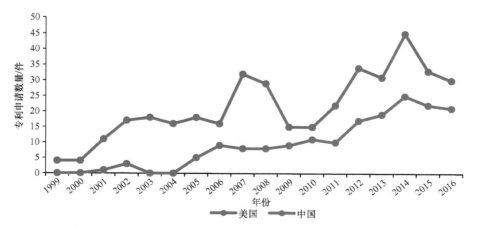

图5-116　韧带组织工程领域中国和美国专利申请技术目标市场的专利申请数量年度分布

发明专利自申请至授权大多需要3~5年的周期，因此未纳入2016~2018年的数据

---

① 此处指从目标市场来看的专利申请数量。

（2）发明专利授权技术目标市场

全球韧带组织工程领域全球共有发明专利授权 452 件[1]，发明专利授权数量排名前 8 位的发明专利授权技术目标市场如图 5-117 所示。从发明专利授权数量来看，美国是全球第一大发明专利授权技术目标市场，发明专利授权数量有 50 件，处于绝对的领先地位。加拿大排在第 2 位，发明专利授权数量 10 件；其他国家/地区均不足 10 件。中国发明专利授权数量 3 件，与德国、日本并列第 5 位。从发明专利授权数量来看，美国是韧带组织工程领域全球第一大发明专利授权技术目标市场。

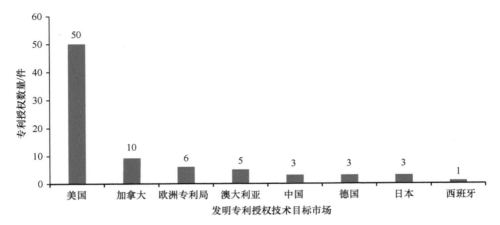

图 5-117　韧带组织工程领域排名前 8 位的发明专利授权技术目标市场
有些国家法律状态不确定，因此本图统计的不是所有发明专利授权数量

美国市场专利申请人所在国家/地区分布如图 5-118 所示，美国市场发明专利授权有 50 件，本国申请人发明专利授权数量为 49 件，占美国市场发明专利授权量的 98%，其他国家/地区申请人发明专利授权数量共 1 件，占 2%。由此可以看出，韧带组织工程领域美国市场中，申请人多集中于本国/地区市场申请，在其他国家/地区市场获得发明专利授权数量较少，说明本领域技术可能还尚未成熟，未能在世界知识产权组织中获得授权。

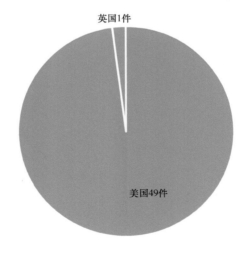

图 5-118　韧带组织工程领域美国市场的主要申请人所在国家/地区

---

[1] 目标市场分析对各国/地区受理局的授权情况进行统计，当一条专利在多个受理局获得授权时，各国/地区各计一次，因此，目标市场计发明专利授权数（452 件）多于前文"全球发明专利授权量"和"发明专利授权技术发源地"部分的全球发明专利授权同族组数（236 组）。

4. 专利申请机构

韧带组织工程领域专利申请数量排名前 20 位的专利申请机构如图 5-119 所示。专利申请数量排在前 3 位的分别是：Tepha 公司（28 组）、LifeCell 公司（16 组）、施乐辉公司（11 组）和麻省理工学院（11 组）。中国的 2 家高校是浙江大学（6 组）和西安交通大学（5 组）。浙江大学主要研究方向为复合材料的组织工程支架。西安交通大学主要研究方向为多孔组织工程支架和生物反应器。

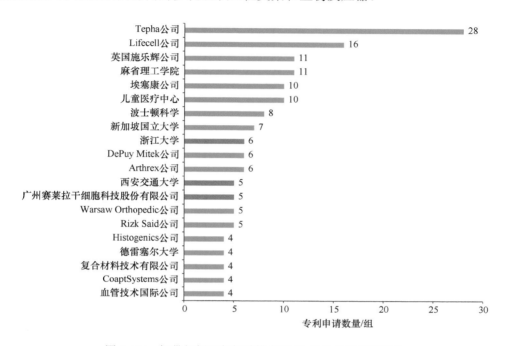

图 5-119　韧带组织工程领域排名前 20 位的专利申请机构

韧带组织工程领域三方专利主要申请机构如图 5-120 所示，专利申请数量排名前 10 位的均是国外的机构。美国爱惜康公司的三方专利申请数量最多，有 3 组。爱惜康公司是美国一家全球领先的国际医疗科技

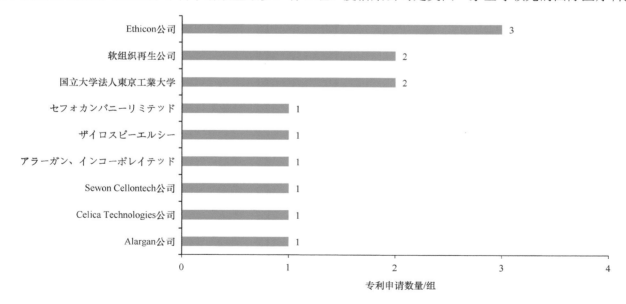

图 5-120　韧带组织工程领域三方专利主要申请机构

公司，主要专注于伤口护理、组织再生等方面的高科技创新疗法和产品。中国只有南通大学在该领域有一件三方专利申请。

5. 发明人

韧带组织工程领域专利申请数量排名前20位的发明人如表5-14所示。专利申请数量前3名的均是国外发明人，中国发明人专利申请数量最多的是康乃尔研究基金会有限公司的 Guo, Kai（6组），广州赛莱拉干细胞科技股份有限公司的王一飞、葛啸虎、陈海佳与广州迈普再生医学科技股份有限公司的袁玉宇，均为5组。

表5-14 韧带组织工程领域排名前20位的发明人

序号	发明人	所属机构	专利申请数量/组
1	Rizk, Said	Tepha 公司	19
2	Williams, Simon F	Tepha 公司	15
3	Martin, David P	Tepha 公司	14
4	Martin, David P	Tepha 公司	7
5	Guo, Kai	康乃尔研究基金会有限公司	6
6	Bachrach, Nathaniel	雅培公司、艾伯维公司	5
7	Chan, Kwan-Ho	Chan, Kwan-Ho 公司	5
8	Felix, Fabio	上海纽脉医疗科技有限公司	5
9	Hwang, Julia	Tepha 公司	5
10	Khoury, Joseph	Exogenesis 公司	5
11	Shortkroff, Sonya	Tepha 公司	5
12	王一飞	广州赛莱拉干细胞科技股份有限公司	5
13	葛啸虎	广州赛莱拉干细胞科技股份有限公司	5
14	袁玉宇	广州迈普再生医学科技股份有限公司	5
15	陈海佳	广州赛莱拉干细胞科技股份有限公司	5
16	Ali, Saad	史密夫和内修有限公司	4
17	Avelar, Rui	血管技术药物公司	4
18	Bernasconi, Matthew	Opaltone International 公司	4
19	Binette, Francois	强生公司	4
20	Cohen, Shahar	技术研究及发展基金有限公司	4

6. 技术领域

IPC 是专利在审查阶段由审查员依据其对技术方案的理解赋予该专利若干代表其创新点的代码，并将该代码作为专利著录项信息的重要组成部分，通过该代码任何人即可一目了然地了解该专利涉及的相关技术创新点。对韧带组织工程领域三方专利的国际专利分类（IPC）进行分析，可揭示其技术分布情况。表5-15 是韧带组织工程领域三方专利的重点 IPC，有 6 个。其中专利数量最多的技术点是 A61F2，专利数量 12 组，主要涉及可植入血管内的滤器，如一件公开号为 US20060293760A1 的专利，标题为"具有改进界面的软组织植入物"，该专利研究了具有生物相容性的促进诱导新组织形成的支架，有促进支架在固定点处的附着和位点特异性组织形成的双重功能。

表 5-15　韧带组织工程领域三方专利重点 IPC 分布

序号	IPC	含义	专利申请数量/组
1	A61F2	可植入血管中的滤器；假体，即用于人体各部分的人造代用品或取代物；用于假体与人体相连的器械；为人体管状结构提供开口或防止塌陷的装置，如支架（stents）（作为化妆物品见相关小类，如假发、发件入 A41G3/00，A41G5/00；人造指甲入 A45D31/00；假牙入 A61C13/00；用于假体的材料入 A61L27/00；人工心脏入 A61M1/10；人工肾脏入 A61M1/14）〔4，6，8〕	12
2	A61L27	假体材料或假体被覆材料（假牙入 A61C13/00；假体的形状或结构入 A61F2/00；假牙配制品的应用入 A61K6/02；人工肾脏入 A61M1/14）〔4〕	4
3	C12M3	组织、人类、动物或植物细胞或病毒培养装置〔3〕	2
4	C07K14	具有多于 20 个氨基酸的肽；促胃液素；生长激素释放抑制因子；促黑激素；其衍生物〔6〕	1
5	C12N5	未分化的人类、动物或植物细胞，如细胞系；组织；它们的培养或维持；其培养基（用组织培养技术再生植物入 A01H4/00）〔3，5〕	1
6	D01F4	单组分蛋白人造长丝或类似物；其制造〔2〕	1

（九）肝脏组织工程领域

专利是技术信息最有效的载体，发明专利授权更能体现一个国家/地区作为技术发源地的创新实力。对肝脏组织工程领域近 20 年的全球专利申请、发明专利申请与授权、三方专利[①]申请进行分析，其结果展示了该领域技术开发的规模与增速[②]、技术发源地、目标市场，反映了该领域的全球技术开发现状与趋势，揭示了中国和中国机构在全球及中美竞争中的创新力。

全球肝脏组织工程领域发展速度较快，近 4 年专利申请数量增长尤为迅速。该领域同族专利[③]申请共 1380 组，其中大部分为发明专利申请（1172 组，84.93%），15.87%（196 组）获得授权；三方专利申请 55 组，占本领域专利申请量的 3.99%，低于总领域三方专利申请占比，高质量研究成果有待突破。

中国肝脏组织工程领域技术开发规模和增速均远超美国，并已积累了一定数量的高质量技术成果，是全球最主要的技术发源地，占据全球绝对领先地位且优势进一步扩大，但国际布局仍然有待加强。该领域超过 1/3 的专利来自中国机构（513 组，占 37.17%），另有 1/3 的专利来自美国机构（437 组，占 31.67%）。发明专利授权中 32.75%（188 组）来自中国机构，19.16%（110 组）来自美国机构。中国专利权人获得的发明授权主要来自本国国家知识产权局（163 件），极少来自美国专利及商标局（1 件）。

中国和美国是肝脏组织工程领域的较受关注的两大目标市场，且近年来中国作为目标申请国的专利数量急剧增加。全球肝脏组织工程领域 28.67%的专利布局在中国（734 件），16.72%的专利布局在美国（428 件）。全球该领域发明专利授权中 37.80%（217 件）来自中国，21.78%（125 件）来自美国。对中美市场中申请人所在国家/地区进行分析，中国市场中本国申请人发明专利授权数量占该领域总授权量的 75.12%，其他国家/地区占 24.88%。美国市场中本国申请人发明专利授权数量占该领域总授权量的 75.20%，其他国家/地区占 24.80%。由此可以看出，肝脏组织工程领域专利技术目标市场中，申请人多集中于本国申请。

中国多家机构在肝脏组织工程领域的技术开发规模跻身全球前列，但缺乏潜在市场价值高的技术成果。清华大学、浙江大学、东华大学、西安交通大学、南方医科大学珠江医院、广州迈普再生医学科技股份有限公司、中国科学院、暨南大学的专利申请量居全球前 20 位。其中，清华大学（30 组）排名第 2 位，仅次于美国麻省理工学院（33 组）。但在三方专利主要申请机构中却没有中国机构，因此中国在高质量技术开发成果上仍有上升空间。

---

① 本报告的三方专利是指同时向 USPTO、EPO 和 JPO 三个专利局申请的专利。

② 受制于专利从申请到公开有 18 个月的滞后期，以及发明专利自申请至授权的漫长周期（大多需要 3~5 年），数据分析时，专利申请、年复合增长率未纳入 2017 年和 2018 年的数据，发明专利授权未纳入 2016~2018 年的数据。

③ 同族专利是指具有共同优先权的在不同国家或国际专利组织多次申请、多次公布或批准的内容相同或基本相同的一组专利文献。

1. 专利数量与质量

（1）全球专利申请量

全球肝脏组织工程领域共有专利 3086 件，有 1380 组同族专利，近 20 年专利申请数量趋势如图 5-121 所示，该领域全球专利申请量呈增长趋势，近 10 年复合增长率为 8.64%。2013～2016 年，专利申请量增长速度较快，复合增长率达 14.23%，2016 年该领域全球专利申请量达到峰值（126 组）。

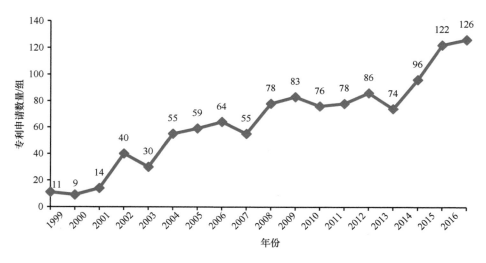

图 5-121　肝脏组织工程领域全球专利申请数量的年度分布

由于专利从申请到公开有 18 个月的滞后期，因此未纳入 2017 年和 2018 年的数据

（2）全球三方专利申请量

肝脏组织工程领域共有三方专利 55 组，占该领域全球专利申请量的 3.99%。全球近 20 年三方专利申请数量年度分布如图 5-122 所示，总体申请趋势并不活跃，三方专利申请数量均不超过 10 组，虽然有所波动，但总体呈现增长趋势，2014 年三方专利申请 8 组，达到峰值。

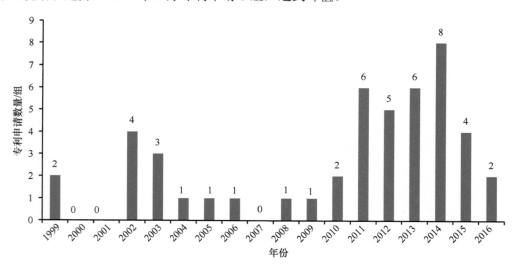

图 5-122　肝脏组织工程领域全球三方专利申请数量的年度分布

由于专利从申请到公开有 18 个月的滞后期，因此未纳入 2017 年和 2018 年的数据

（3）全球发明专利申请量

全球肝脏组织工程领域共有发明专利 2445 件，有 1172 组同族专利，占全球该领域专利申请总量的 84.93%。如图 5-123 所示，该领域全球发明专利申请量增长态势与全球专利申请量趋势基本相同，近 10 年复合增长率为 9.29%。1999 年，全球肝脏组织工程领域发明专利为 5 组，至 2016 年达到峰值（107 组）。

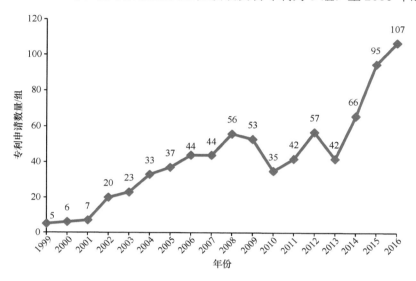

图 5-123　肝脏组织工程领域全球发明专利申请量的年度分布
由于专利从申请到公开有 18 个月的滞后期，因此未纳入 2017 年和 2018 年的数据

（4）全球发明专利授权量

肝脏组织工程领域全球共有发明专利授权 574 件，有 196 组同族专利[①]，全球近 20 年发明专利授权量年度分布如图 5-124 所示，自 1999 年开始，虽然有所波动，但也处于显著地增长中，近 10 年复合增长率为 3.05%，也从侧面说明该领域存在大量有价值的技术。

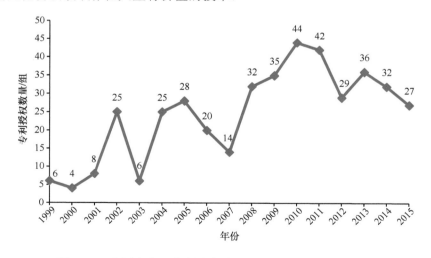

图 5-124　肝脏组织工程领域全球发明专利授权量的年度分布
发明专利自申请至授权大多需要 3～5 年的周期，因此未纳入 2016～2018 年的数据

---

① 专利技术发源地对各国/地区的授权情况进行统计，当一条专利在多个受理局获得授权时，各国/地区仅计一次，因此，"全球发明专利授权量"和"发明专利授权技术发源地"部分的全球发明专利授权同族组数（196 组）少于下文目标市场计发明专利授权数（574 件）。

2. 专利技术发源地

（1）专利申请技术发源地

全球肝脏组织工程领域共有专利 3086 件，有 1380 组同族专利，专利申请数量排名前 10 位的技术发源地如图 5-125 所示。中国专利申请数量有 513 组，占全球该领域专利申请总量的 37.17%，是主要技术发源地。其次是美国，专利申请数量 437 组，占比 31.67%。其他技术发源地专利申请数量均少于 50 组，分别是日本（48 组）、新加坡（30 组）、英国（25 组）、韩国（20 组）、以色列（19 组）、瑞士（17 组）、德国（17 组）、比利时（15 组）。

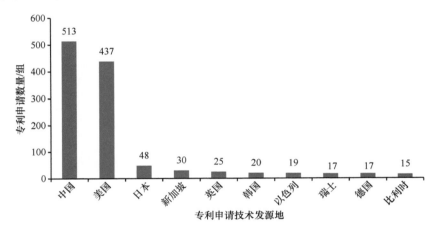

图 5-125　肝脏组织工程领域排名前 10 位的专利申请技术发源地

肝脏组织工程领域中美技术发源地近 20 年专利申请数量对比如图 5-126 所示，中美专利申请数量均呈现增长趋势。1999~2008 年，中国的专利申请数量较少，专利申请数量少于美国。从 2009 年开始中国专利申请数量增长速度显著，尤其是近 5 年内，中国专利申请数量增长速度极快，逐渐反超美国，至 2016 年达到峰值（74 组），领先于其他国家。这说明肝脏组织工程领域技术的核心在逐渐向中国转移。中国近 10 年专利申请数量复合增长率为 20.99%，美国近 10 年复合增长率为 4.14%。

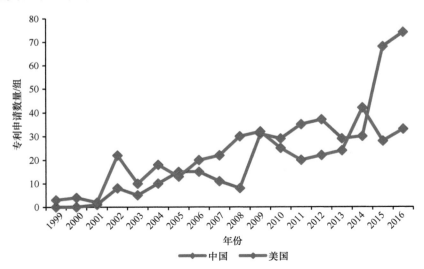

图 5-126　肝脏组织工程领域中美技术发源地专利申请数量年度分布对比情况
由于专利从申请到公开有 18 个月的滞后期，因此未纳入 2017 年和 2018 年的数据

（2）发明专利授权技术发源地

从专利技术发源角度来看，肝脏组织工程领域全球发明专利授权量共 574 件，有 196 组同族专利①。该领域发明专利授权量排名前 10 位的专利技术发源地如图 5-127 所示。从发明专利授权量来看，中国是全球第一大发明专利授权技术发源地，发明专利授权量 188 件，占该领域全球发明专利授权总量的 32.75%。美国排在第 2 位，发明专利授权量 110 件，全球占比 19.16%。从发明专利授权量可以发现，中国不仅在研发实力上非常雄厚，而且在主要技术积累上也占有比较明显的优势。

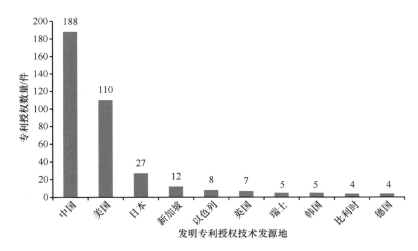

图 5-127 肝脏组织工程领域排名前 10 位的发明专利授权技术发源地
有些国家法律状态不确定，因此本图统计的不是所有发明专利授权数量

肝脏组织工程领域中美技术发源地发明专利授权数量年度分布对比情况如图 5-128 所示。从发明专利授权量可以发现，在技术发展的前期，中国发明专利授权数量少于美国，从 2003 年之后中国发明专利授权数量增长速度显著，技术积累日益雄厚，肝脏组织工程领域技术的核心逐渐向中国进行转移。

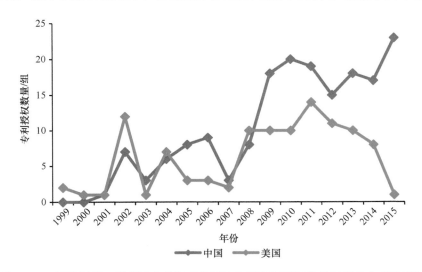

图 5-128 肝脏组织工程领域中美技术发源地发明专利授权数量年度分布对比情况
发明专利自申请至授权大多需要 3~5 年的周期，因此未纳入 2016~2018 年的数据

① 专利技术发源地对各国/地区的授权情况进行统计，当一条专利在多个受理局获得授权时，各国/地区仅计一次，因此，"全球发明专利授权量"和"发明专利授权技术发源地"部分的全球发明专利授权同族组数（196 组）少于下文目标市场计发明专利授权数（574 件）。

从发明专利授权量这一重要指标来看，中国已经超越美国占据全球领先地位，并且有进一步扩大的趋势，值得注意的是，中国专利权人获得的发明专利授权主要来自本国国家知识产权局（163 件），极少来自美国专利及商标局（1 件）。

3. 专利技术目标市场

（1）专利申请技术目标市场

全球肝脏组织工程领域专利申请共 3086 件，从专利申请技术目标市场分布来看，有 2560 件专利。专利申请数量排名前 10 位的专利技术目标市场如图 5-129 所示。中国申请专利 734 件，占全球该领域申请总量的 28.67%。第 2 是美国，专利申请数量为 428 件，占比 16.72%，其次分别为世界知识产权组织（403 件）、欧洲专利局（262 件）、日本（209 件）、澳大利亚（152 件）、加拿大（88 件）、新加坡（74 件）、印度（59 件）、巴西（10 件）。

肝脏组织工程领域中美市场专利申请数量年度分布对比情况如图 5-130 所示。从目标市场的专利申请情况可以发现，2003 年以前，该领域中美市场专利申请数量基本相近，从 2004 年开始中国作为目标申请国的专利申请数量急剧增加，而美国市场专利保有量增长平稳。

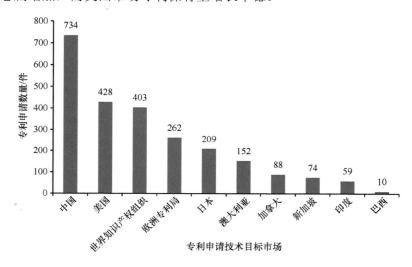

图 5-129　肝脏组织工程领域排名前 10 位的专利申请技术目标市场

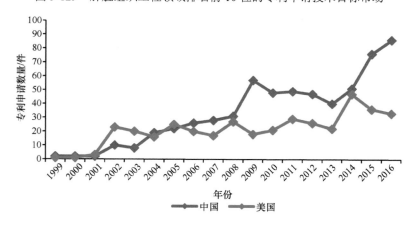

图 5-130　肝脏组织工程领域中美市场专利申请数量年度分布对比情况

由于专利从申请到公开有 18 个月的滞后期，因此未纳入 2017 年和 2018 年的数据

（2）发明专利授权技术目标市场

发明专利授权意味着其所承载的技术已经具有一定的创新性，且之中存在着大量的核心技术。肝脏组织工程领域全球共有发明专利授权 574 件[①]，从图 5-131 可知，发明专利授权数量中国的保有量最多，有 217 件，占全球该领域发明专利授权总量的 37.80%，说明有众多尖端技术进入中国。另外，美国排在第 2 位，发明专利授权数量 125 件，占比 21.78%。日本排在第 3 位，发明专利授权数量 67 件。从发明专利授权量来看，肝脏组织工程领域的发明专利授权技术目标市场依然以中国为主，中国是全球第一大发明专利授权技术目标市场。

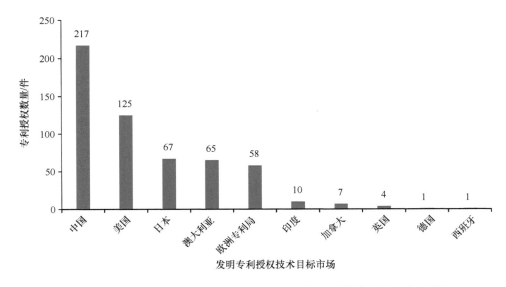

图 5-131　肝脏组织工程领域排名前 10 位的发明专利授权技术目标市场

中国市场主要专利申请人所在国家/地区分布如图 5-132 所示，中国授权的 217 件发明专利中，本国申请人发明专利授权数量为 163 件，占该领域总授权量的 75.12%，其他国家/地区申请人发明专利授权数量共 54 组，占 24.88%。美国市场主要专利申请人所在国家/地区分布如图 5-133 所示，美国授权的 125 件专利中，本国申请人发明专利授权数量为 94 件，占该领域总授权量的 75.20%，其他国家/地区申请人发明专利授权数量共 31 件，占 24.80%。

4. 专利申请机构

肝脏组织工程领域专利申请数量排名前 20 位的专利申请机构如图 5-134 所示，这 20 家机构中有 13 所高校、7 家其他机构。中国有 7 所高校和 1 家公司跻身前 20 位，分别为清华大学、浙江大学、东华大学、西安交通大学、南方医科大学珠江医院、中国科学院、暨南大学及广州迈普再生医学科技股份有限公司。其中，清华大学排名第 2 位，仅次于美国麻省理工学院。作为前 20 位中唯一一家中国公司，广州迈普再生医学科技股份有限公司在此领域表现较为突出。

[①] 目标市场分析对各国/地区受理局的授权情况进行统计，当一条专利在多个受理局获得授权时，各国/地区各计一次，因此，目标市场计发明专利授权数（574 件）多于前文"全球发明专利授权量"和"发明专利授权技术发源地"部分的全球发明专利授权同族组数（196 组）。

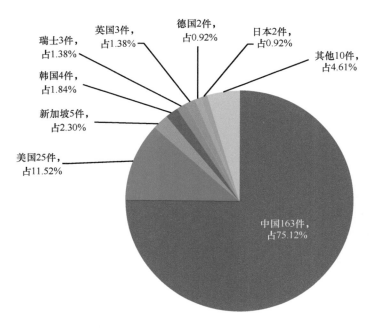

图 5-132　肝脏组织工程领域中国市场的主要申请人所在国家/地区

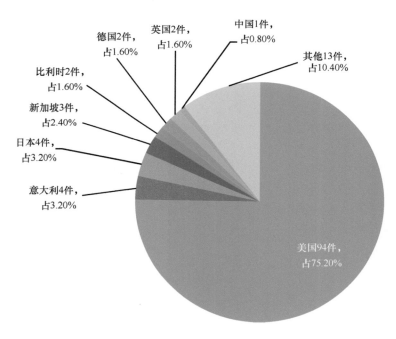

图 5-133　肝脏组织工程领域美国市场的主要申请人所在国家/地区

　　广州迈普再生医学科技股份有限公司成立于 2008 年 9 月，是中国首家运用生物 3D 打印技术开发植入医疗器械的高新技术企业。该公司成立 9 年来，拥有国内外专利申请近 200 项及发明专利授权近 100 项，并被认定为国家高新技术企业、博士后科研工作站。

　　由于肝脏组织工程领域三方专利申请数量较少，重点专利申请机构仅选取前 4 名（图中第 5 名新加坡科技研究局及其他多家机构三方专利申请数量均为 1 组，故不纳入排名）如图 5-135 所示，分别为雅培公司、哈佛大学、东京工业大学及伦敦大学商学院。

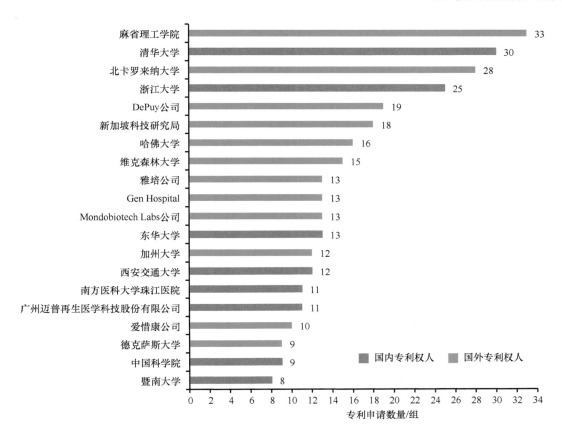

图 5-134　肝脏组织工程领域排名前 20 位的专利申请机构

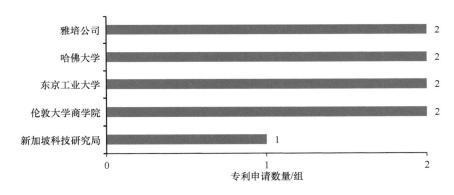

图 5-135　肝脏组织工程领域三方专利主要申请机构

5. 发明人

肝脏组织工程领域专利申请数量排名前 20 位的发明人如图 5-136 所示，其所属机构如表 5-16 所示，包含了 14 位中国发明人、6 名国外发明人，专利申请数量最多的是中国医科大学的王小红教授。

王小红教授是清华大学机械工程系器官制造中心创始人、负责人和带头人，在组织工程材料领域，如骨修复材料、血管修复材料、神经修复材料、细胞三维受控组装、分支血管系统与复杂器官构建等方面都取得了系列创新性成果，申请国家发明专利 60 多项。

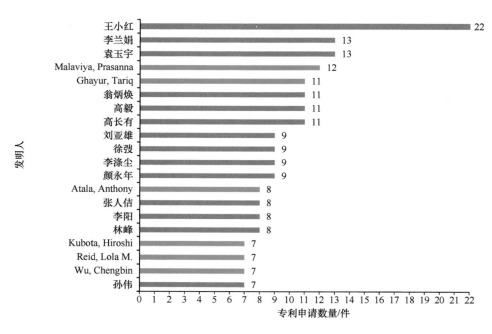

图 5-136　肝脏组织工程领域排名前 20 位的发明人

表 5-16　重点研究人员所属机构

序号	发明人	所属机构
1	王小红	中国医科大学
2	李兰娟	浙江大学
3	袁玉宇	广州迈普再生医学科技股份有限公司
4	Malaviya, Prasanna	DePuy 公司
5	Ghayur, Tariq	雅培公司
6	翁炳焕	浙江大学
7	高毅	南方医科大学
8	高长有	浙江大学
9	刘亚雄	西安交通大学
10	徐弢	清华大学
11	李涤尘	西安交通大学
12	颜永年	清华大学
13	Atala, Anthony	维克森林大学
14	张人佶	清华大学
15	李阳	南方医科大学
16	林峰	清华大学
17	Kubota, Hiroshi	北卡罗来纳大学
18	Reid, Lola M.	北卡罗来纳大学
19	Wu, Chengbin	雅培公司
20	孙伟	清华大学

6. 技术领域

对肝脏组织工程领域三方专利的国际专利分类（IPC）进行分析，可揭示其技术分布情况。表 5-17 是肝脏组织工程领域三方专利排名前 20 位的 IPC，技术领域主要涉及组织工程支架及其材料、材料分析方法、细胞或组织保存与培养的技术和装置、组织或器官的检测方法等技术点。

表 5-17　肝脏组织工程领域三方专利申请的技术领域分布

序号	IPC	含义	专利申请数量/组
1	A61L27	假体材料或假体被覆材料	18
2	C12N5	未分化的人类、动物或植物细胞，如细胞系；组织；它们的培养或维持；其培养基	16
3	G01N33	利用不包括在 G01N1/00 至 G01N31/00 组中的特殊方法来研究或分析材料	5
4	A61L15	绷带、敷料或吸收垫的化学方面；或者绷带、敷料或吸收垫的材料应用	3
5	A61L31	其他外科用品的材料	3
6	C07K14	具有多于 20 个氨基酸的肽；促胃液素；生长激素释放抑制因子；促黑激素；其衍生物	3
7	C12M3	组织、人类、动物或植物细胞或病毒培养装置	3
8	C12N15	突变或遗传工程；遗传工程涉及的 DNA 或 RNA，载体（如质粒）或其分离、制备或纯化；所使用的宿主	3
9	C12Q1	包含酶、核酸或微生物的测定或检验方法；其组合物；这种组合物的制备方法	3
10	A01N1	人或动物体或其局部的保存	2
11	A61F2	可植入血管中的滤器；假体，即用于人体各部分的人造代用品或取代物；用于假体与人体相连的器械；为人体管状结构提供开口或防止塌陷的装置，如支架（stents）	2
12	A61L26	液体绷带的化学方面，或者液体绷带的材料应用	2
13	C07K16	免疫球蛋白，如单克隆或多克隆抗体	2
14	C12M1	酶学或微生物学装置	2
15	C12P21	肽或蛋白质的制备	2
16	A01K67	饲养或养殖其他类不包含的动物；动物新品种	1
17	A01N63	含有微生物、病毒、微生物真菌、动物（如线虫类）或者由微生物、病毒、微生物真菌或动物制造或获得的物质	1
18	A61B1	用目视或照相检查人体的腔或管的仪器，如内窥镜；其照明装置	1
19	A61F13	绷带或敷料；吸收垫	1
20	A61P1	治疗消化道或消化系统疾病的药物	1

其中专利数量最多的技术点是 A61L27，专利数量为 18 组，主要涉及组织工程领域支架材料，如 EP3344753A1（标题：*Three Dimensional Hydrogels for Culturing Organoids*）是用于培养组织的三维水凝胶。专利数量排在第 2 位的是 C12N5，有 16 组，主要涉及肝脏组织工程相关的干细胞及其培养，如 EP1789534A1（标题：*Isolation of Stem/Progenitor Cells from Amniotic Membrane of Umbilical Cord*）是从脐带羊膜中分离出干细胞和祖细胞的方法。

（十）肾脏组织工程领域

专利是技术信息最有效的载体，发明专利授权更能体现一个国家/地区作为技术发源地的创新实力。对肾脏组织工程领域近 20 年的全球专利申请、发明专利申请与授权、三方专利①申请进行分析，其结果展示了该领域技术开发规模与增速、技术发源地、目标市场，反映了该领域的全球技术开发现状与趋势，揭示了中国和中国机构在全球及中美竞争中的创新力。

全球肾脏组织工程领域总体呈现增长态势，但 2005～2012 年，该子领域专利技术发展平缓，并出现回落，说明该子领域在这一时期由于技术、全球经济环境等因素对专利申请造成了一定的阻碍。该子领域同族专利②申请共有 745 组，其中大部分为发明专利申请，获得授权的发明专利数量较少，三方专利占比较低，高质量研究成果有待突破。

美国是肾脏组织工程领域的主要技术发源地，同时也是最受关注的目标市场。中国在此领域与美国相比还有较大的落差。同时，中国各机构该领域技术开发较为薄弱，仅有清华大学跻身肾脏组织工程领域专利申请机构全球前 20 位。前 20 位机构多为高校和研究所，说明肾脏组织工程领域技术，尚处于实验室阶段，产业化仅处于萌芽阶段。

1. 专利数量与质量

（1）全球专利申请量

全球肾脏组织工程领域共有专利 2059 件，有 745 组同族专利③，近 20 年专利申请数量趋势如图 5-137 所示。近 20 年肾脏组织工程领域专利申请量呈现整体增长的趋势，2016 年达到峰值（67 组）。

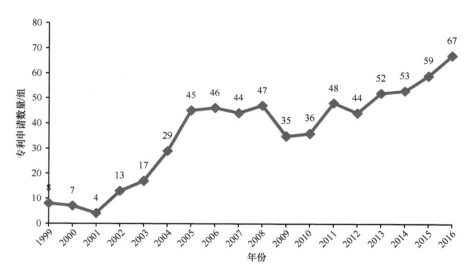

图 5-137　肾脏组织工程领域全球专利申请数量的年度分布
由于专利从申请到公开有 18 个月的滞后期，因此未纳入 2017 年和 2018 年的数据

（2）全球三方专利申请量

肾脏组织工程领域共有三方专利 37 组，占该领域全球专利申请量的 4.97%，全球从 1999～2016 年的三方专利申请数量年度分布如图 5-138 所示，三方专利申请数量都在 5 组以下。

---

① 本报告的三方专利是指同时向 USPTO、EPO 和 JPO 三个专利局申请的专利。
② 同族专利是指具有共同优先权的在不同国家或国际专利组织多次申请、多次公布或批准的内容相同或基本相同的一组专利文献。
③ 同族专利是指具有共同优先权的在不同国家或国际专利组织多次申请、多次公布或批准的内容相同或基本相同的一组专利文献。

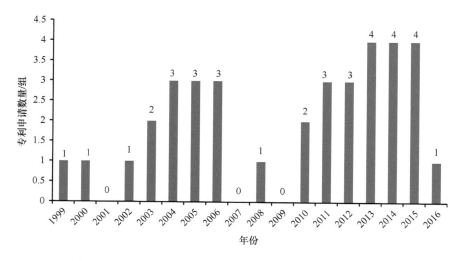

图 5-138 肾脏组织工程领域全球三方专利申请量的年度分布

由于专利从申请到公开有 18 个月的滞后期，因此未纳入 2017 年和 2018 年的数据

（3）全球发明专利申请量

全球肾脏组织工程领域共有发明专利 1706 件，有 664 组同族专利，占该领域全球专利申请总量的 89.13%，如图 5-139 所示，其申请数量趋势与全球专利申请数量趋势基本相同，1999 年有 4 组发明专利，2016 年发明专利申请量达到峰值（63 组）。

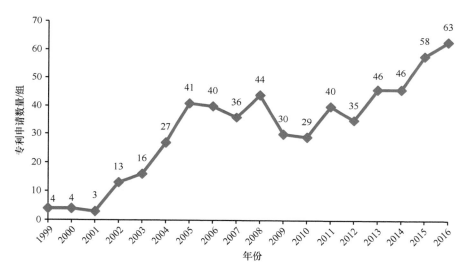

图 5-139 肾脏组织工程领域全球发明专利申请量的年度分布

由于专利从申请到公开有 18 个月的滞后期，因此未纳入 2017 年和 2018 年的数据

（4）全球发明专利授权量

肾脏组织工程领域全球共有发明专利授权 330 件，有 79 组同族专利[①]，全球近 20 年的发明专利授权数量年度分布如图 5-140 所示，总体呈现增长趋势，2003～2005 年，该领域发明专利授权数量增速较快，2005 年后，该领域发明专利授权数量较为稳定。

---

① 专利技术发源地对各国/地区的授权情况进行统计，当一条专利在多个受理局获得授权时，各国/地区仅计一次，因此，"全球发明专利授权量"和"发明专利授权技术发源地"部分的全球发明专利授权同族组数（79 组）少于下文目标市场计发明专利授权数（330 件）。

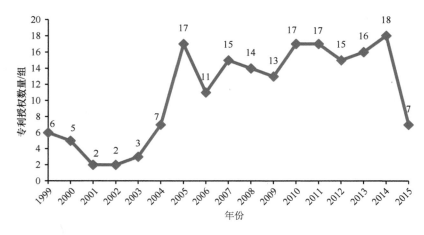

图 5-140　肾脏组织工程领域全球发明专利授权量的年度分布

发明专利自申请至授权大多需要 3～5 年的周期，因此未纳入 2016～2018 年的数据

2. 专利技术发源地

（1）专利申请技术发源地

全球肾脏组织工程领域共有专利 2059 件，由 745 组同族专利，专利申请数量排名前 10 位的专利申请技术发源地如图 5-141 所示。美国是肾脏组织工程领域的主要技术发源地，专利申请数量为 364 组，占全球该领域专利申请总量的 48.86%。中国专利申请数量 88 组，位于第 2 位，仅占全球该领域专利申请总量的 11.81%。该领域其他技术发源地专利申请数量均在 50 组以下，分别是英国（26 组）、新加坡（26 组）、以色列（20 组）、德国（18 组）、日本（15 组）、列支敦士登（13 组）、瑞士（10 组）和意大利（8 组）。

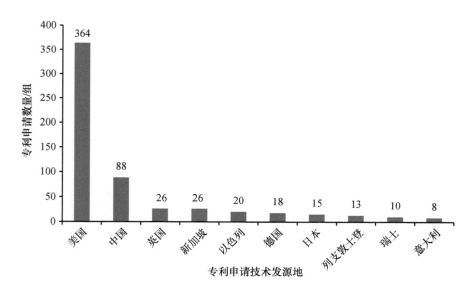

图 5-141　肾脏组织工程领域排名前 10 位的专利申请技术发源地

肾脏组织工程领域中美技术发源地近 20 年专利申请数量对比如图 5-142 所示，美国专利申请数量总体呈现增长趋势，近 10 年复合增长率为 1.93%，中国肾脏组织工程领域的专利技术最早出现于 2004 年，之后专利申请数量总体呈现增长趋势，近 10 年复合增长率为 10.84%，增长速度较快。

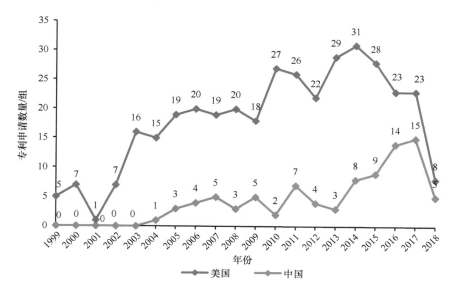

图 5-142 肾脏组织工程领域中美技术发源地专利申请数量年度分布对比情况

（2）发明专利授权技术发源地

肾脏组织工程领域全球共有发明专利授权 330 件，有 79 组同族专利[①]，该领域发明专利授权数量排名前 10 位的发明专利授权技术发源地如图 5-143 所示。美国发明专利授权 82 件，占全球该领域发明专利授权总量的 24.85%，排名第 1 位；中国发明专利授权 35 件，占 10.61%，排名第 2 位。美国和中国是肾脏组织工程领域主要发明专利授权技术发源地，但美国在该领域的技术更加成熟。

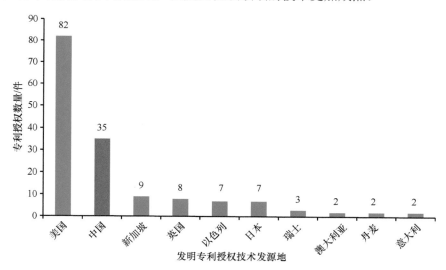

图 5-143 肾脏组织工程领域排名前 10 位的发明专利授权技术发源地
有些国家法律状态不确定，因此本图统计的不是所有发明专利授权数量

肾脏组织工程领域中美技术发源地发明专利授权数量年度分布对比情况如图 5-144 所示。从发明专利授权量可以发现，中国该领域发明专利授权最早出现于 2004 年，起步较晚，但近年来发明专利授权数量总体呈现增长趋势，与美国的差距逐渐缩小。

---

① 专利技术发源地对各国/地区的授权情况进行统计，当一条专利在多个受理局获得授权时，各国/地区仅计一次，因此，"全球发明专利授权量"和"发明专利授权技术发源地"部分的全球发明专利授权同族组数（79 组）少于下文目标市场计发明专利授权数（330 件）。

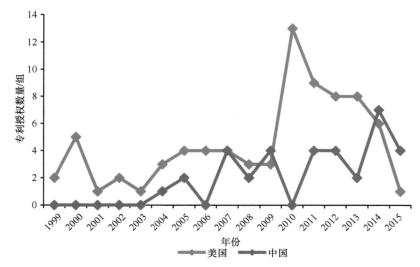

图 5-144　肾脏组织工程领域中美技术发源地发明专利授权数量的年度分布对比情况

发明专利自申请至授权大多需要 3～5 年的周期，因此未纳入 2016～2018 年的数据

从发明专利授权量这一重要指标来看，美国占据全球领先地位，值得注意的是，中国专利权人获得的发明授权主要来自本国国家知识产权局（35 件），极少来自美国专利及商标局。

3. 专利技术目标市场

（1）专利申请技术目标市场

肾脏组织工程领域专利申请共 1640 件。该领域排名前 10 位的专利申请技术目标市场如图 5-145 所示。美国专利申请数量 348 件，占全球该领域专利申请总量的 21.22%，排在第 1 位，是全球最受关注的专利申请技术目标市场。其次是世界知识产权组织（324 件）和欧洲专利局（228 件），中国专利申请数量 196 件，位于第 4 位，占比 11.95%。另外几个国家分别是澳大利亚（121 件）、日本（108 件）、加拿大（97 件）、新加坡（56 件）、印度（46 件）和英国（8 件）。

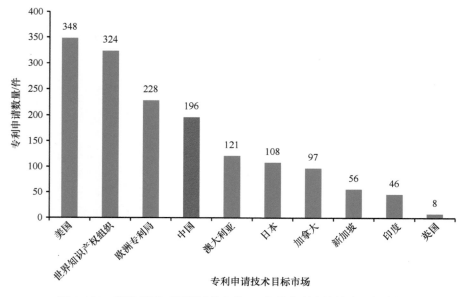

图 5-145　肾脏组织工程领域排名前 10 位的专利申请技术目标市场

肾脏组织工程领域中美市场专利申请数量年度分布对比情况如图 5-146 所示。整体看美国专利申请数量远胜于中国，但中国市场受到的关注度也逐年增长，逐渐向美国市场靠拢。

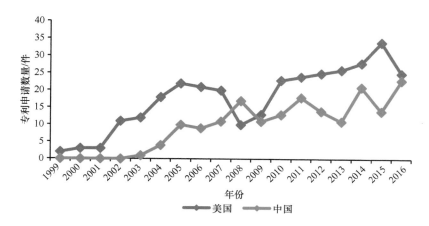

图 5-146　肾脏组织工程领域中美市场专利申请数量年度分布对比情况
由于专利从申请到公开有 18 个月的滞后期，因此未纳入 2017 年和 2018 年的数据

（2）发明专利授权技术目标市场

发明专利授权意味着其所承载的技术已经具有一定的创新性，且之中存在着大量的核心技术。肾脏组织工程领域全球共有发明专利授权 330 件[①]，排名前 10 位的发明专利授权技术目标市场如图 5-147 所示。美国是最大的发明专利授权技术目标市场，发明专利授权数量 93 件。中国的发明专利授权数量 58 件，排名第 2 位，同样是主要的发明专利授权技术目标市场。

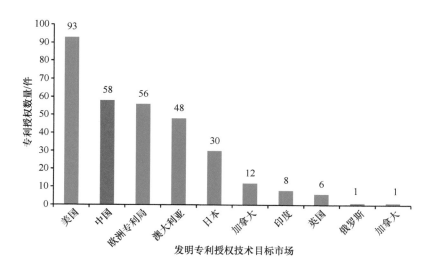

图 5-147　肾脏组织工程领域排名前 10 位的发明专利授权技术目标市场

美国市场专利申请人所在国家/地区分布如图 5-148 所示，美国市场发明专利授权数量为 93 件，本国申请人的发明专利授权数量为 66 件，占本市场该领域总授权量的 70.97%，其他国家/地区申请人的发明专

---

① 目标市场分析对各国/地区受理局的授权情况进行统计，当一条专利在多个受理局获得授权时，各国/地区各计一次，因此，目标市场计发明专利授权数（330 件）多于前文"全球发明专利授权量"和"发明专利授权技术发源地"部分的全球发明专利授权同族组数（79 组）。

利授权数量共 27 件，占 29.03%。中国市场专利申请人所在国家/地区分布如图 5-149 所示，中国市场发明专利授权数量为 58 件，本国申请人的发明专利授权数量为 35 件，占本市场该领域总授权量的 60.34%，其他国家/地区申请人的发明专利授权数量共 23 件，占 39.66%。由此可以看出，肾脏组织工程领域专利市场中，申请人多集中于本国/地区市场申请，在其他国家/地区市场获得授权的专利数量较少。

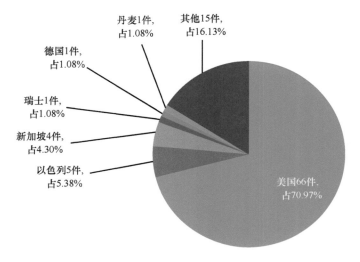

图 5-148 美国市场的主要申请人所在国家/地区

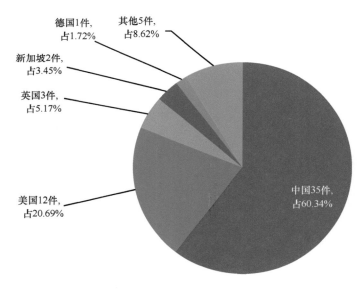

图 5-149 中国市场的主要申请人所在国家/地区

4. 专利申请机构

肾脏组织工程领域专利申请数量排名前 20 位的专利申请机构如图 5-150 所示，这 20 家机构中高校数量较多，麻省理工学院申请专利 26 组，排名第 1 位。中国仅有清华大学跻身前 20 位，专利申请量 12 组，排名第 5 位。

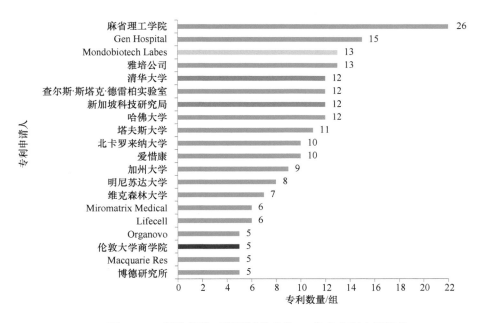

图 5-150　肾脏组织工程领域排名前 20 位的专利申请机构

由于肾脏组织工程领域三方专利申请数量较少，重点专利申请机构前 2 名分别为 UCL 商业有限公司（4 组）和哈佛大学（3 组）。

5. 发明人

肾脏组织工程领域专利申请数量排名前 20 位的发明人如图 5-151 所示，其所属机构如表 5-18 所示。此领域重点研发人员多来自于 Mondobiotech Labs 公司及雅培公司。前 20 位的发明人中，仅有 1 位来自于中国，即中国医科大学的王小红教授。

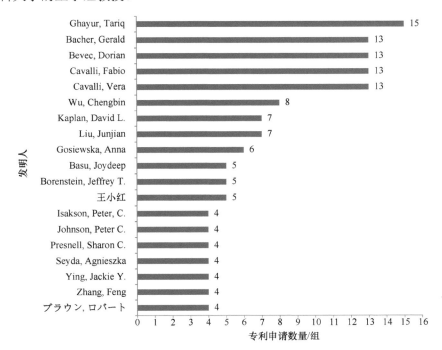

图 5-151　肾脏组织工程领域排名前 20 位的发明人

表 5-18　肾脏组织工程领域排名前 20 位的发明人所属机构

序号	发明人	所属机构
1	Ghayur, Tariq	雅培公司
2	Bacher, Gerald	Mondobiotech Labs 公司
3	Bevec, Dorian	Mondobiotech Labs 公司
4	Cavalli, Fabio	Mondobiotech Labs 公司
5	Cavalli, Vera	Mondobiotech Labs 公司
6	Wu, Chengbin	雅培公司
7	Kaplan, David L.	塔夫茨学院
8	Liu, Junjian	雅培公司
9	Gosiewska, Anna	爱惜康公司
10	Basu, Joydeep	Tengion, Inc.
11	Borenstein, Jeffrey T.	查尔斯·斯塔克·德雷珀实验室
12	王小红	中国医科大学
13	Isakson, Peter C.	雅培公司
14	Johnson, Peter C.	文塔纳医疗系统公司
15	Presnell, Sharon C.	Organovo 公司
16	Seyda, Agnieszka	爱惜康公司
17	Ying, Jackie Y.	新加坡科技研究局
18	Zhang, Feng	麻省理工学院
19	ブラウン，ロバート	UCL 商业有限公司
20	Allen, Hamish J.	雅培公司

6. 技术领域

对肾脏组织工程领域三方专利的国际专利分类（IPC）进行分析，可揭示其技术分布情况。表 5-19 是肾脏组织工程领域三方专利排名前 20 位的 IPC，技术领域主要涉及细胞或组织保存与培养的技术和装置、组织工程支架及其材料、材料分析方法及药物组合物的制备方法等技术点。

其中专利申请数量最多的技术点 C12N5，专利申请数量 14 组，主要涉及肾脏组织工程领域相关的干细胞及其培养，如 JP2009521907A（标题：細胞および組織の培養のためのバイオリアクター）是用于培养细胞和组织的生物反应器。专利申请数量排在第 2 位的是 A61L27，专利申请数量 8 组，主要涉及肾脏组织工程领域支架材料，如 JP2010532194A（标题：可変剛性を有する生体材料の製造方法）是具有可变刚度生物材料的制造方法。

表 5-19　肾脏组织工程领域三方专利重点 IPC 分布

序号	IPC	分类号解释	专利申请数量/组
1	C12N5	未分化的人类、动物或植物细胞，如细胞系；组织；它们的培养或维持；其培养基	14
2	A61L27	假体材料或假体被覆材料	8
3	C12M1	酶学或微生物学装置	8

序号	IPC	分类号解释	专利申请数量/组
4	C12N15	突变或遗传工程；遗传工程涉及的 DNA 或 RNA，载体（如质粒）或其分离、制备或纯化；所使用的宿主	7
5	C12Q1	包含酶、核酸或微生物的测定或检验方法	7
6	C12M3	组织、人类、动物或植物细胞或病毒培养装置	4
7	C12N1	微生物本身，如原生动物；其组合物；繁殖、维持或保藏微生物或其组合物的方法；制备或分离含有一种微生物的组合物的方法；其培养基	4
8	A61P37	治疗免疫或过敏性疾病的药物	3
9	A61P43	在 A61P1/00 到 A61P41/00 组中不包含的，用于特殊目的的药物	3
10	G01N33	利用不包括在 G01N1/00 至 G01N31/00 组中的特殊方法来研究或分析材料	3
11	A61F2	可植入血管中的滤器；假体，即用于人体各部分的人造代用品或取代物；用于假体与人体相连的器械；为人体管状结构提供开口或防止塌陷的装置，如支架（stents）	2
12	A61K39	含有抗原或抗体的医药配制品	2
13	A61P25	治疗神经系统疾病的药物	2
14	C07K14	具有多于 20 个氨基酸的肽；促胃液素；生长激素释放抑制因子；促黑激素；其衍生物	2
15	C07K16	免疫球蛋白，如单克隆或多克隆抗体	2
16	C12P21	肽或蛋白质的制备	2
17	A01K67	饲养或养殖其他类不包含的动物；动物新品种	1
18	A01N1	人或动物体或其局部的保存	1
19	A61B5	用于诊断目的的测量；人的辨识	1
20	A61K31	含有机有效成分的医药配制品	1

（十一）血管组织工程领域

专利是技术信息最有效的载体，发明专利授权更能体现一个国家/地区作为技术发源地的创新实力。对血管组织工程领域近 20 年的全球专利申请、发明专利申请与授权、三方专利[①]申请进行分析，其结果展示了该领域技术开发的规模与增速[②]、技术发源地、目标市场，反映了该领域的全球技术开发现状与趋势，揭示了中国和中国机构在全球及中美竞争中的创新力。

全球血管组织工程领域发展速度快，近 3 年尤为迅猛。该领域同族专利[③]申请共 1406 组，其中大部分为发明专利申请（1108 组，78.81%），近 1/5（227 组，18.77%）获得授权；三方专利申请 31 组，占该领域专利申请量的 2.20%，低于总领域三方专利申请占比，高质量研究成果有待突破。

中国血管组织工程领域技术开发规模和增速均远超美国，并已积累了一定数量的高质量技术成果，是全球最主要的技术发源地，占据全球绝对领先地位且优势进一步扩大，但国际布局仍然有待加强。该领域超过

---

① 本报告的三方专利是指同时向 USPTO、EPO 和 JPO 三个专利局申请的专利。

② 受制于专利从申请到公开有 18 个月的滞后期，以及发明专利自申请至授权的漫长周期（大多需要 3～5 年），数据分析时，专利申请、年复合增长率未纳入 2017 和 2018 年的数据，发明专利授权未纳入 2016～2018 年的数据。

③ 同族专利是指具有共同优先权的在不同国家或国际专利组织多次申请、多次公布或批准的内容相同或基本相同的一组专利文献。

一半的专利来自中国机构（783 组，占 55.69%），近 1/5 的专利来自美国机构（261 组，占 18.56%）。发明专利授权中一半以上（283 组，占 53.50%）来自中国机构，21.36%（113 组）来自美国机构。中国专利权人获得的发明专利授权主要来自本国国家知识产权局（284 件），极少来自美国专利及商标局（少于 3 件）。

中国和美国是血管组织工程领域的较受关注的目标市场，近年来中国市场受到的关注度越来越高。全球血管组织工程领域 43.06% 的专利布局在中国（928 组），18.14% 的专利布局在美国（391 组）。全球该领域发明专利授权中 45.43%（333 件）来自中国，25.10%（184 件）来自美国。对中美市场中申请人所在国家/地区进行分析，中国市场中本国申请人发明专利授权数量占中国市场总授权量的 85.29%，其他国家占 14.71%。美国市场中本国申请人发明专利授权数量占美国市场总授权量的 72.83%，其他国家占 27.17%。

该领域的技术尚处于研发阶段，申请机构以中国的高校为主。有 16 所中国高校跻身血管组织工程领域专利申请机构前 20 位，但在三方专利主要申请机构中却没有中国，因此中国在高质量技术开发成果方面仍有上升空间。

1. 专利数量与质量

（1）全球专利申请量

全球血管组织工程领域共有专利申请 2888 件，有 1406 组同族专利。由于人体大部分组织器官中均含有血管，因此在血管组织工程领域的专利中含有难以排除的"噪声"，但不影响总体态势分析。近 20 年该领域全球专利申请量趋势如图 5-152 所示。专利申请量总体呈增长趋势，2016 年专利申请量达到峰值（147组），近 10 年复合增长率为 5.63%，近 3 年增长速度更快，复合增长率为 20.99%。

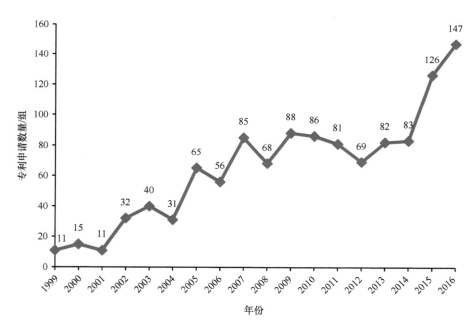

图 5-152　血管组织工程领域全球专利申请数量的年度分布

由于专利从申请到公开有 18 个月的滞后期，因此未纳入 2017 年和 2018 年的数据

（2）全球三方专利申请量

全球血管组织工程领域共有三方专利申请 31 组，2001～2016 年的三方专利申请数量年度分布如

图 5-153 所示，血管组织工程领域三方专利申请数量较少，每年三方专利申请数量都在 5 组以下。

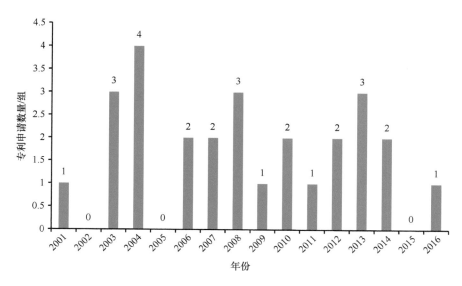

图 5-153 血管组织工程领域全球三方专利申请数量的年度分布
由于专利从申请到公开有 18 个月的滞后期，因此未纳入 2017 年和 2018 年的数据

（3）全球发明专利申请量

全球血管组织工程领域共有发明专利 2067 件，有 1108 组同族专利，如图 5-154 所示，其申请量趋势与全球专利申请量趋势基本相同，呈逐年增长的趋势。1999 年仅有 4 组发明专利申请，2016 年发明专利申请量达到峰值（117 组）。近 10 年复合增长率为 11.06%。

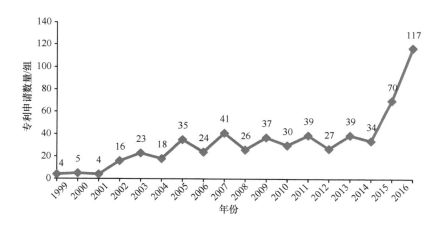

图 5-154 血管组织工程领域全球发明专利申请量的年度分布

（4）全球发明专利授权量

血管组织工程领域全球共有发明专利授权 733 件，有 227 组同族专利，全球近 20 年的发明专利授权数量年度分布如图 5-155 所示，自 1999 年开始，发明专利授权量虽然有所波动，但总体呈增长趋势，近 10 年复合增长率为 3.42%，也从侧面说明该领域存在大量有价值的技术。

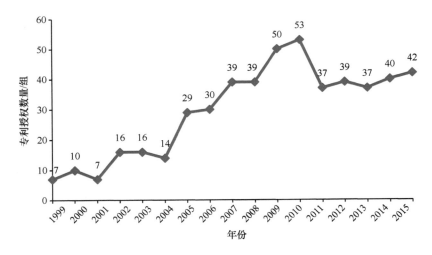

图 5-155　血管组织工程领域全球发明专利授权量的年度分布

发明专利自申请至授权大多需要 3～5 年的周期，因此未纳入 2016～2018 年的数据

2. 专利技术发源地

（1）专利申请技术发源地

全球血管组织工程领域共有专利 2888 件，有 1406 组同族专利，该领域专利申请数量排名前 10 位的专利申请技术发源地如图 5-156 所示。中国是主要专利申请技术发源地，专利申请数量为 783 组，占全球该领域专利申请总量的 55.69%。美国排名第 2 位，专利申请数量为 261 组，占 18.56%。其他国家/地区专利申请数量均不超过 100 组，分别是日本（69 组）、德国（28 组）、英国（16 组）、加拿大（8 组）、韩国（8 组）、荷兰（8组）、印度（7 组）和澳大利亚（6 组）。

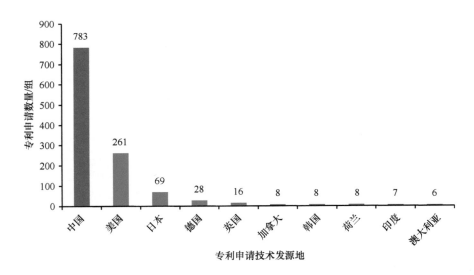

图 5-156　血管组织工程领域排名前 10 位的专利申请技术发源地

血管组织工程领域中美技术发源地近 20 年专利申请数量对比如图 5-157 所示，两国专利申请数量均呈现增长趋势。2007 年以前，美国血管组织工程领域专利申请数量多于中国，2007 年之后，中国专利申请

数量呈快速增长的趋势，近 10 年复合增长率为 32.07%，在数量上取得了迅猛的发展。美国近 10 年复合增长率为 10.50%。

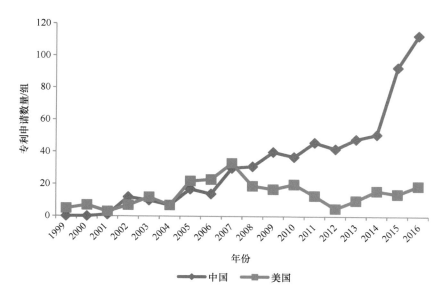

图 5-157　血管组织工程领域中美技术发源地专利申请数量年度对比情况

由于专利从申请到公开有 18 个月的滞后期，因此未纳入 2017 年和 2018 年的数据

（2）发明专利授权技术发源地

血管组织工程领域全球发明专利授权量共 733 件，有 227 组同族专利。该领域发明专利授权数量排名前 10 位的发明专利授权技术发源地如图 5-158 所示。中国发明专利授权量 283 件，占该领域全球发明专利授权总量的 38.61%。美国发明专利授权量 113 件，全球占比 15.42%。从发明专利授权数量可以发现，中国不仅在研发实力上非常雄厚，而且在主要技术积累上也占有比较明显的优势。

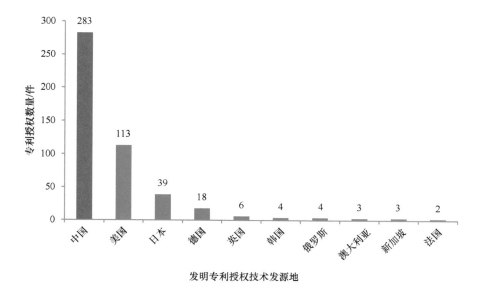

图 5-158　血管组织工程领域排名前 10 位的发明专利授权技术发源地

有些国家法律状态不确定，因此本图统计的不是所有发明专利授权数量

血管组织工程领域中美技术发源地发明专利授权数量年度分布对比情况如图 5-159 所示。从发明专利授权量可以发现，在技术发展的前期，中国该领域发明专利授权数量略少于美国，但后期发展迅速，呈快速增长态势，近 10 年复合增长率为 14.58%。而美国近年来发明专利授权量呈负增长。

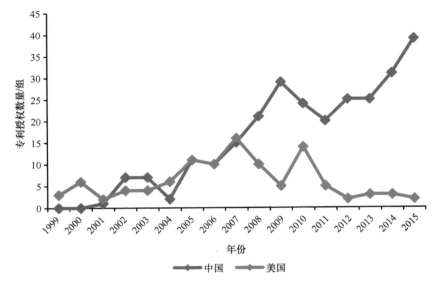

图 5-159　血管组织工程领域中美技术发源地发明专利授权数量年度分布对比情况

从发明专利授权量这一重要指标来看，中国已经超越美国占据全球绝对领先地位，并且有进一步扩大的趋势，值得注意的是，中国专利权人获得的发明授权主要来自本国国家知识产权局（284 件），极少来自美国专利及商标局（少于 3 件）。

3. 专利技术目标市场

（1）专利申请技术目标市场

全球血管组织工程领域专利申请共 2155 件。该领域排名前 10 位的专利申请技术目标市场如图 5-160

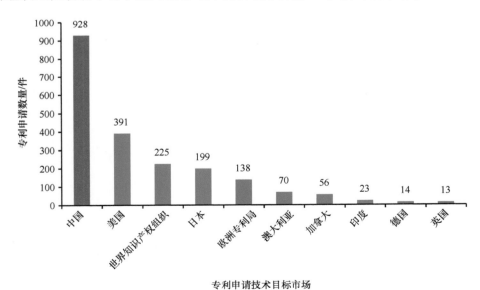

图 5-160　血管组织工程领域排名前 10 位的专利申请技术目标市场

所示。中国专利申请量 928 件，占全球专利申请总量的 43.06%，排在第 1 位。美国专利申请量 391 件，占比 18.14%，排名第 2 位，是全球较受关注的目标市场。其次分别是世界知识产权组织（225 件）、日本（199 件）、欧洲专利局（138 件）、澳大利亚（70 件）、加拿大（56 件）、印度（23 件）、德国（14 件）和英国（13 件）。

血管组织工程领域中美市场专利申请数量年度分布对比情况如图 5-161 所示，中国专利申请数量近 20 年总体呈增长趋势，近 10 年复合增长率为 11.90%，中国市场受到的关注越来越多，相比之下，美国市场发展平稳。

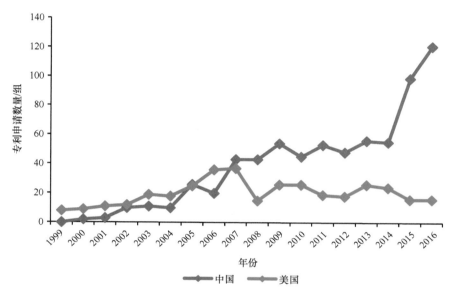

图 5-161　血管组织工程领域中美市场专利申请数量年度分布对比情况
由于专利从申请到公开有 18 个月的滞后期，因此未纳入 2017 年和 2018 年的数据

（2）发明专利授权技术目标市场

血管组织工程领域全球共有发明专利授权 733 件[①]，发明专利授权数量排名前 10 位的发明专利授权技术目标市场如图 5-162 所示。中国是最受关注的发明专利授权技术目标市场，发明专利授权数量 333 件，美国发明专利授权数量 184 件，排名第 2 位。

中国市场专利申请人所在国家/地区分布如图 5-163 所示，中国市场发明专利授权有 333 件，本国申请人的发明专利授权数量为 284 件，占本市场该领域总授权量的 85.29%，其他国家/地区申请人的发明专利授权数量共 49 件，占 14.71%。美国市场专利申请人所在国家/地区分布如图 5-164 所示，美国市场发明专利授权有 184 件，本国申请人的发明专利授权数量为 134 件，占本市场该领域总授权量的 72.83%，其他国家/地区申请人的发明专利授权数量共 50 件，占 27.17%。由此可以看出，中国市场多被国内申请人关注，相比之下，许多其他国家/地区可能更专注美国市场。

---

① 目标市场分析对各国/地区受理局的授权情况进行统计，当一条专利在多个受理局获得授权时，各国/地区各计一次，因此，目标市场计发明专利授权数（733 件）多于前文"全球发明专利授权量"和"发明专利授权技术发源地"部分的全球发明专利授权同族组数（227 组）。

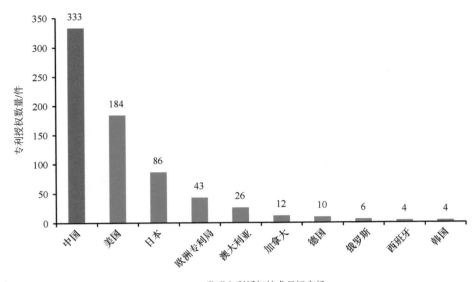

图 5-162　血管组织工程领域排名前 10 位的发明专利授权技术目标市场

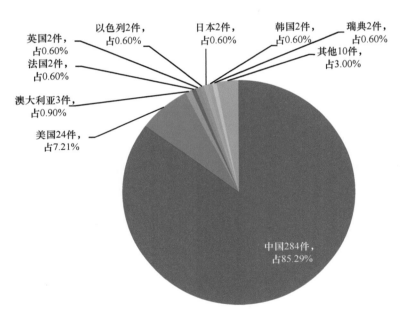

图 5-163　血管组织工程领域中国市场的主要申请人所在国家/地区

4. 专利申请机构

　　血管组织工程领域专利申请数量排名前 20 位的专利申请机构如图 5-165 所示，这 20 家机构中有 17 所高校，其中国 16 所，可以发现，重点专利申请人基本都是各个高校，因此，该领域的技术尚处于研发阶段，并且以中国的高校为主。同时，在这一阶段能够进入重点申请人的企业类申请人，其技术必然已经较为成熟，是该领域市场开拓的先驱者，在后续的研发工作中需要重点关注，如库克医疗技术有限公司、泰尔茂株式会社等。

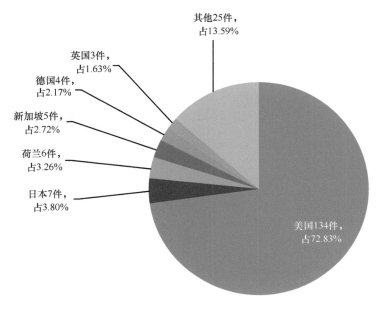

图 5-164　血管组织工程领域美国市场的主要申请人所在国家/地区

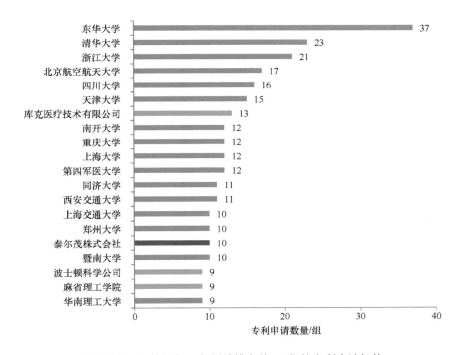

图 5-165　血管组织工程领域排名前 20 位的专利申请机构

　　血管组织工程领域三方专利申请数量较少，重点专利申请人不足以形成聚类效应，反映的信息参考性不强，在此不再进行分析展示。

5. 发明人

　　血管组织工程领域专利申请数量排名前 20 位的发明人如图 5-166 所示，其所属机构如表 5-20 所示。前 20 位发明人中，中国发明人占了 15 位，均来自于各高校。前 3 名分别是来自于中国东华大学的莫秀梅教授、北京航空航天大学的樊瑜波教授和上海大学的刘媛媛教授。

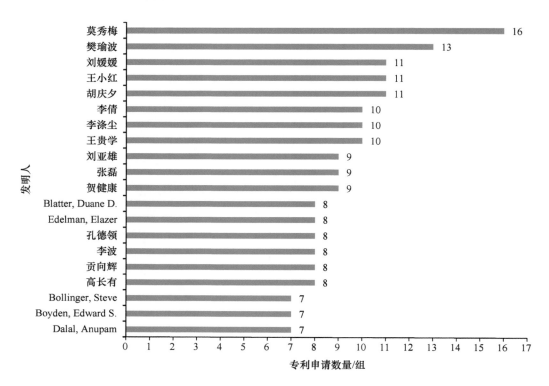

图 5-166　血管组织工程领域排名前 20 位的发明人

表 5-20　血管组织工程领域排名前 20 位的发明人所属机构

序号	发明人	所属机构
1	莫秀梅	东华大学
2	樊瑜波	北京航空航天大学
3	刘媛媛	上海大学
4	王小红	中国医科大学
5	胡庆夕	上海大学
6	李倩	郑州大学
7	李涤尘	西安交通大学
8	王贵学	重庆大学
9	刘亚雄	西安交通大学
10	张磊	清华大学
11	贺健康	西安交通大学
12	Blatter, Duane D.	DF Vital Holdings
13	Edelman, Elazer	Pervasis Therapeutics Inc.
14	孔德领	南开大学
15	李波	重庆科技学院
16	贡向辉	北京航空航天大学
17	高长有	浙江大学
18	Bollinger, Steve	Pervasis Therapeutics Inc.
19	Boyden, Edward S.	Gearbox, LLC
20	Dalal, Anupam	Pervasis Therapeutics Inc.

莫秀梅教授长期开展静电纺丝纳米纤维仿生组织细胞外基质用于组织再生的研究，在纳米纤维用于血管再生、皮肤再生、神经再生、肌腱再生和软骨再生中取得了许多成果。

樊瑜波教授主要致力于人体生理建模、生物力学仿真与实验研究，面向临床、康复及航空航天领域的基础与前沿问题的研究，获得发明专利 80 余项，主要涉及组织工程在康复医学中的应用。

刘媛媛教授主要从事骨和软骨、血管等领域组织工程支架的研究，申请发明专利 50 余组，授权 10 余组。

6. 技术领域

对血管组织工程领域三方专利的国际专利分类（IPC）进行分析，可揭示其技术分布情况。血管组织工程领域三方专利排名前 20 位的 IPC 如表 5-21 所示，技术领域主要涉及血管组织工程支架及其材料、细胞或组织保存与培养的技术和装置、高分子材料及药物组合物的制备方法等技术点。

表 5-21　血管组织工程领域三方专利重点 IPC 分布

序号	IPC	分类号解释	专利申请数量/组
1	A61L27	假体材料或假体被覆材料	14
2	A61F2	可植入血管中的滤器；假体，即用于人体各部分的人造代用品或取代物；用于假体与人体相连的器械；为人体管状结构提供开口或防止塌陷的装置，如支架（stents）	9
3	C12N5	未分化的人类、动物或植物细胞，如细胞系；组织；它们的培养或维持；其培养基	6
4	C12M3	组织、人类、动物或植物细胞或病毒培养装置	4
5	A61L29	导管或被覆导管的材料	3
6	C12M1	酶学或微生物学装置	3
7	A61B17	外科器械、装置或方法，如止血带	2
8	A01N59	含有元素或无机化合物的杀生剂、害虫驱避剂或引诱剂，或植物生长调节剂	1
9	A61L2	食品或接触透镜以外的材料或物体的灭菌或消毒的方法或装置；其附件	1
10	A61L31	其他外科用品的材料	1
11	A61M1	医用吸引或汲送器械；抽取、处理或转移体液的器械；引流系统	1
12	A61P9	治疗心血管系统疾病的药物	1
13	B32B27	实质上由合成树脂组成的层状产品	1
14	B32B5	以非同质性或物理结构薄层为特征的层状产品	1
15	C04B35	以成分为特征的陶瓷成型制品；陶瓷组合物；准备制造陶瓷制品的无机化合物的加工粉末	1
16	C04B38	多孔的砂浆、混凝土、人造石或陶瓷制品；其制造方法	1
17	C08L89	蛋白质的组合物；其衍生物的组合物	1
18	C23C18	通过液态化合物分解抑或覆层形成化合物溶液分解、且覆层中不留存表面材料反应产物的化学镀覆	1
19	C23C20	通过固态覆层化合物抑或覆层形成化合物悬浮液分解且覆层中不留存表面材料反应产物的化学镀覆	1
20	C23C26	不包含在 C23C2/00 至 C23C24/00 各组中的镀覆	1

其中专利申请数量最多的技术点 A61L27，专利申请数量 14 组，主要涉及血管组织工程领域支架材料。专利申请数量排在第 2 位的是 A61F2，专利申请数量 9 组，主要涉及可植入血管中的假体，如 EP2944330A1（标题：*Artificial Blood Vessel Using Decellularized Blood Vessel Sheet*）是用于人造血管的脱细胞血管片，既涉及了血管组织工程领域支架材料的技术，又涉及了血管植入性假体领域的技术。

六 临床试验现状与趋势

　　基于近 20 年在 ClinicalTrials.gov[①]登记的组织工程与再生医学领域临床试验，包括以注册为目的的研究和以临床探索为目的的研究，从注册数量[②]、适应证、申办者和分期等角度，展示出全球组织工程与再生医学基础研究与技术开发虽已取得一定数量的创新成果，但研究成果向临床转化较少，临床试验情况在一定程度上验证了这一普遍认知，中国也面临同样的挑战。

　　全球组织工程与再生医学领域临床试验 434 项，申办者 275 个，其中埃及开罗大学、中国科学院和美迪津股份有限公司等机构在该领域临床转化中较为活跃；涵盖了 57 种适应证，主要集中于骨和软骨、牙、皮肤等子领域；以注册为目的的研究过半，以临床探索为目的研究接近四成；随机对照试验接近六成，国际多中心临床试验仅 18 项，侧面反映出该领域有一定数量的高质量临床试验但潜在国际市场价值高的产品少。

　　美国组织工程与再生医学领域临床试验 119 项，申办者 84 个，其中 Humacyte 公司、BioMimetic Therapeutics 公司、得克萨斯大学圣安东尼奥健康科学中心等机构在该领域临床转化中较为活跃；涵盖了 35 种适应证，主要集中于骨和软骨、牙、皮肤等子领域，与全球适应证分布情况一致；以注册为目的的研究接近一半，以临床探索为目的研究超过四成；随机对照试验接近六成，国际多中心临床试验仅 7 项，侧面反映出美国在该领域有一定数量的高质量临床试验但潜在国际市场价值高的产品少。

　　中国组织工程与再生医学领域临床试验 65 项，申办者 33 个，其中中国科学院、美迪津股份有限公司和上海交通大学医学院等机构在该领域临床转化中较为活跃；涵盖了 37 种适应证，主要集中于骨和软骨、皮肤、眼等子领域，与全球适应证分布稍有不同；以注册为目的的研究超过六成，以临床探索为目的的研究接近三成；随机对照试验过半，未见国际多中心临床试验注册记录，侧面反映出中国在该领域有一定数量的高质量临床试验但潜在国际市场价值高的产品少。

---

　　① ClinicalTrials.gov 是国际上使用最普遍的临床试验注册平台，但由于临床试验注册并非强制要求且其仅为全球临床试验注册数据平台之一，该数据库注册登记的临床试验数量少于实际开展的数量。

　　②"注册数量"重点关注可提供高质量证据支持的随机对照试验和可体现试验产品高潜在市场价值的国际多中心临床试验的注册数量。

（一）组织工程与再生医学总领域

临床试验是按照规定对申请注册的干预措施（包括药物和医疗器械等）在正常使用条件下的安全性和有效性进行试用或验证的过程，可在一定程度上体现基础研究向临床转化的活跃程度。临床试验注册是医学研究伦理的需要，是临床试验研究者的责任和义务。目前，ClinicalTrials.gov 是国际上使用最普遍的临床试验注册平台，但由于临床试验注册并非强制要求且其仅为全球临床试验注册数据平台之一，该数据库注册登记的临床试验数量少于实际开展的数量。

基于 1999 年至 2018 年（9 月 26 日）在 ClinicalTrials.gov 注册登记的组织工程与再生医学领域临床试验，从注册数量[①]、适应证、申办者、分期等角度，展示全球背景下中国在该领域的临床转化情况。

全球组织工程与再生医学领域临床试验 434 项，申办者 275 个，超过三成为美国机构（84 个，占 30.55%），埃及开罗大学、中国科学院和美迪津股份有限公司等机构在该领域临床转化中较为活跃；涵盖 57 种适应证，主要集中于骨和软骨（216 项）、牙（168 项）、皮肤（80 项）等子领域；以注册为目的的研究过半（225 项，占 51.84%），以临床探索为目的的研究接近四成（169 项，占 38.94%）；随机对照试验接近六成（254 项，占 58.53%），国际多中心临床试验 18 项（占 4.15%），侧面反映出该领域有一定数量的高质量临床试验但潜在国际市场价值高的产品少。

中国组织工程与再生医学领域临床试验 65 项，占该领域全球总数的 14.98%，超过美国（119 项）的一半；申办者 33 个，占该领域全球总数的 12.00%，超过美国（84 个）的 1/3，中国科学院、美迪津股份有限公司和上海交通大学医学院等机构在该领域临床转化中较为活跃；涵盖了 37 种适应证，主要集中于骨和软骨（18 项）、皮肤（16 项）、眼（15 项）等子领域，与全球适应证分布稍有不同；以注册为目的的研究超过六成（41 项，占 63.08%），以临床探索为目的的研究接近三成（17 项，占 26.15%）；随机对照试验过半（33 项，占 50.77%），未见国际多中心临床试验注册记录，侧面反映出中国在该领域有一定数量的高质量临床试验但潜在国际市场价值高的产品少。

1. 临床试验注册数量

临床试验是按照规定对申请注册的干预措施（包括药物和医疗器械等）在正常使用条件下的安全性和有效性进行试用或验证的过程，可在一定程度上体现基础研究向临床转化的活跃程度。临床试验注册是医学研究伦理的需要，是临床试验研究者的责任和义务。国际医学期刊编辑委员会（International Committee of Medical Journal Editors，ICMJE）将在临床试验注册平台登记备案作为论文发表的必备前提。

目前，国际上有多个临床试验注册平台，包括世界卫生组织（World Health Organization，WHO）国际临床试验注册平台（International Clinical Trials Registry Platform，ICTRP）、中国临床试验注册中心（Chinese Clinical Trial Registry，ChiCTR）和 ClinicalTrials.gov 等。其中，ClinicalTrials.gov 是国际上使用最普遍的临床试验注册平台，已涵盖美国 50 个州和另外 208 个国家，但由于临床试验注册并非强制要求且其仅为全球临床试验注册数据平台之一，该数据库中注册登记的临床试验数量少于实际开展的数量。

由于随机对照试验可提供高质量证据支持，国际多中心临床试验可体现试验产品的高潜在市场价值，本部分将对以上两种临床试验进行重点关注。

---

① "注册数量"重点关注可提供高质量证据支持的随机对照试验和可体现试验产品高潜在市场价值的国际多中心临床试验的注册数量。

（1）临床试验总数量

全球组织工程与再生医学领域临床试验为 434 项，中国为 65 项，占该领域全球总数的 14.98%。全球该领域临床试验注册始于 1999 年，2004 年起数量持续增加，近 5 年数量一直维持在 50 项左右；中国该领域临床试验注册始于 2005 年，虽起始时间较晚但近 10 年全球平均占比接近 20%（16.26%）（图 6-1）。

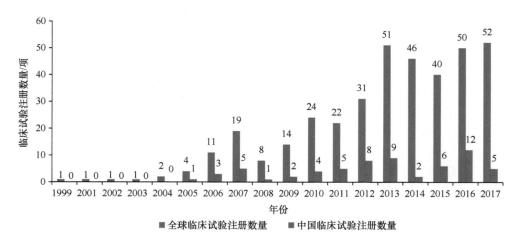

图 6-1　全球和中国组织工程与再生医学领域临床试验注册数量年度分布

受制于检索时间（2018 年 9 月 26 日）和数据库收录延迟，上图未展示 2018 年数据

全球共 39 个国家开展了组织工程与再生医学领域临床试验，美国为 119 项，占该领域全球总数的 27.42%；中国为 65 项，占该领域全球总数的 14.98%，超过美国的一半（图 6-2）。

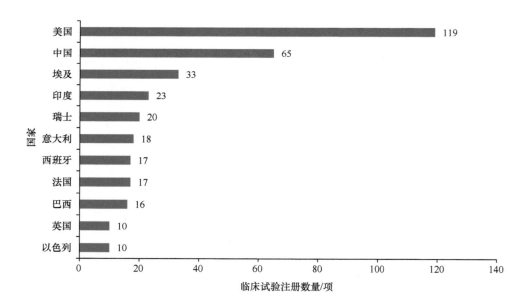

图 6-2　全球主要国家[①]（注册数量≥10 项）组织工程与再生医学领域临床试验注册数量

---

① 本报告将临床试验申办者所属国家作为开展临床试验的国家。

（2）随机对照试验数量

全球组织工程与再生医学领域临床试验接近六成为随机对照试验（254 项，占 58.53%）（表 6-1），证据级别仅低于随机对照试验的队列研究为 13 项（表 6-2），病例对照研究为 4 项（表 6-3）[①]，侧面反映出该领域已积累了一定数量的高质量临床试验。

表 6-1　全球主要国家（注册数量≥10 项）组织工程与再生医学领域临床试验研究类型构成

序号	国家	注册数量/项	不同类别临床试验注册数量/项					
			随机对照试验	非随机对照试验	单组研究	队列研究	病例对照研究	其他
1	美国	119	69	10	30	2	1	7
2	中国	65	33	10	15	0	0	7
3	埃及	33	29	1	2	1	0	0
4	印度	23	20	0	3	0	0	0
5	瑞士	20	10	3	7	0	0	0
6	意大利	18	10	1	4	3	0	0
7	西班牙	17	13	0	2	1	0	1
8	法国	17	6	3	5	0	0	3
9	巴西	16	14	0	2	0	0	0
10	英国	10	3	0	6	0	0	0
11	以色列	10	4	1	4	1	0	0

数据来源：ClinicalTrials.gov，编写组整理分析

表 6-2　全球组织工程与再生医学领域队列研究国家分布

序号	国家（注册数量/项）	申办者	临床试验题目	适应证
1	意大利（3）	Nobil Bio Ricerche 公司	*CP009 SYNERGOSS PXX Observational*	牙周疾病、牙体牙髓疾病、牙槽骨疾病
		罗马大学	*Peri-implant Marginal Bone and Soft Tissue Conditions around Single Laser-Lok Implants Placed in Regenerated Extraction Sockets and in Native Bone: A 2-years Results of RCT*	牙周疾病
		Rizzoli 骨科研究所	*Validation of Laboratory Test for Predicting Bone Tissue Regeneration*	骨折
2	比利时（2）	TiGenix 公司	*A Prospective, Post-marketing Registry on the Use of ChondroMimetic for the Repair of Osteochondral Defects*	软骨缺损
		Bone Therapeutics S.A 公司	*Research Study on the Immunosuppressive Effects of a Cell Therapy Product on PBMC Isolated from Blood of Patients with Inflammatory Rheumatic Diseases*	银屑病、关节炎
3	美国（2）	SI-BONE 公司	*LOIS: Long-Term Follow-Up in INSITE/SIFI*	关节炎
		BioMimetic Therapeutics 公司	*Long-term Safety and Effectiveness of AUGMENT® Bone Graft Compared to Autologous Bone Graft*	
4	埃及（1）	爱资哈尔大学	*Gingival Crevicular Fluid Bone Morphogenetic Protein-2 Release Profile Following the Use of Perforated Membrane*	牙周疾病、牙槽骨疾病
5	澳大利亚（1）	Avita Medical 公司	*Continued Access to the Recell® Device for Treatment of Acute Burn Injuries*	烧伤
6	加拿大（1）	多伦多大学健康网络	*Liver Regeneration*	肝脏疾病
7	泰国（1）	清迈大学	*In vivo Clinical Trial of Porous Starch - Hydroxyapatite Composite Biomaterials for Bone Regeneration*	骨折
8	西班牙（1）	马德里圣卡洛斯医院	*Evaluation of Vascular Regeneration after a Drug Eluting Stent Implantation*	心脏疾病
9	以色列（1）	哈达萨医疗卫生组织	*Bone Quality and Quantity Following Guided Bone Regeneration*	牙周疾病、牙槽骨疾病

数据来源：ClinicalTrials.gov，编写组整理分析

---

① 全球组织工程与再生医学领域临床试验中，除随机对照试验（254 项）、队列研究（13 项）和病例对照研究（4 项）之外，还有非随机对照试验（35 项）、单组研究（105 项）及其他（23 项）等。

表 6-3　全球组织工程与再生医学领域病例对照研究国家分布

序号	国家	申办者	临床试验题目	适应证
1	德国	汉堡-埃彭多夫大学医学中心	*Individualized Early Risk Assessment for Heart Diseases*	心脏疾病
2	美国	得克萨斯大学圣安东尼奥健康科学中心	*Development of a Model to Evaluate Regenerative Endodontic Techniques Using Extract Human Teeth*	牙体牙髓疾病
3	土耳其	TC Erciyes 大学	*Guided Bone Regeneration with Particulate Versus Block Graft*	骨再生
4	新加坡	Bio-Scaffold International Pte 有限公司	*Radiographic Assessment of Bone Regeneration in Alveolar Sockets with PLGA Scaffold*	牙周疾病、牙槽骨疾病

数据来源：ClinicalTrials.gov，编写组整理分析

中国组织工程与再生医学领域临床试验超过一半为随机对照试验（33 项，占 50.77%），未见队列研究和病例对照研究（表 6-1），与全球分布基本一致，侧面反映出中国在该领域已有一定数量的高质量临床试验。

（3）国际多中心临床试验数量

全球组织工程与再生医学领域国际多中心临床试验为 18 项，仅占全球总数的 4.15%，美国和瑞士各 7 项，中国未见该类临床试验，申办者以企业为主（13 个，占 72.22%），侧面反映出该领域潜在国际市场价值高的产品少（表 6-4）。

表 6-4　全球组织工程与再生医学领域国际多中心临床试验国家/地区分布

序号	国家/地区注册数量/项	申办者	临床试验题目	适应证	医疗机构所在国家/地区	国家/地区数量/个
1	美国（7）	Corlife 公司	*European Clinical Study for the Application of Regenerative Heart Valves - ESPOIR*	心脏疾病	比利时/法国/德国/意大利/摩尔多瓦/荷兰/瑞士/英国	8
		夏尔再生医学公司	*A Study of the Efficacy and Safety of ABH001 in the Treatment of Patients with Epidermolysis Bullosa Who Have Wounds That Are Not Healing*	大疱性表皮松解症	美国/奥地利/加拿大/法国/德国/波兰/葡萄牙/西班牙	8
		Corlife 公司	*Aortic Replacement Using Individualised Regenerative Allografts - ARISE (the "Surveillance")*	心脏疾病	比利时/德国/意大利/荷兰/西班牙/瑞士/英国	7
		ConvaTec 公司	*Study to Evaluate the Performance of AQUACEL® Extra™ in Venous Leg Ulcers*	下肢静脉溃疡	德国/荷兰/波兰/英国	4
		赛托瑞医疗公司	*Study of Autologous Fat Enhanced w/Regenerative Cells Transplanted to Reconstruct Breast Deformities after Lumpectomy*	肿瘤	比利时/意大利/西班牙/英国	4
		夏尔再生医学公司	*Long-Term Follow-Up to the DEVO Pivotal Trial of Dermagraft(R) to Treat Venous Leg Ulcers*	下肢静脉溃疡	美国/爱沙尼亚/德国	3
		Cytograft Tissue Engineering 公司	*Use of a Lifeline Graft in the A-V Shunt Model*	肾脏疾病	阿根廷/波兰	2

续表

序号	国家/地区注册数量/项	申办者	临床试验题目	适应证	医疗机构所在国家/地区	国家/地区数量/个
2	瑞士（7）	Institut Straumann AG 公司	*Comparison of a PEG Membrane and a Collagen Membrane for the Treatment of Bone Dehiscence Defects at Bone Level Implants*	骨缺损	比利时/德国/匈牙利/意大利/西班牙/瑞典/瑞士	7
		巴塞尔大学医院	*Clinical Trial for the Regeneration of Cartilage Lesions in the Knee*	软骨再生	克罗地亚/德国/意大利/瑞士	4
		诺华制药公司	*Study of Safety, Tolerability, Preliminary Efficacy of Intra-articular LNA043 Injections in Patients with Articular Cartilage Lesions*	软骨病变	美国/捷克/丹麦/瑞典	4
		苏黎世大学	*Study with an Autologous Dermo-epidermal Skin Substitute for the Treatment of Burns in Adults*	烧伤	荷兰/瑞士/英国	3
			Study with an Autologous Dermo-epidermal Skin Substitute for the Treatment of Full-Thickness Skin Defects in Adults and Children		荷兰/瑞士/英国	3
			Study with an Autologous Dermo-epidermal Skin Substitute for the Treatment of Burns in Children		荷兰/瑞士/英国	3
			Phase I Study for Autologous Dermal Substitutes and Dermo-epidermal Skin Substitutes for Treatment of Skin Defects		荷兰/瑞士	2
3	意大利（1）	Fin-Ceramica Faenza Spa 公司	*Study for the Treatment of Knee Chondral and Osteochondral Lesions*	软骨病变	奥地利/比利时/德国/意大利/挪威/波兰/南非/瑞典/瑞士	9
4	比利时（1）	TiGenix n.v.公司	*A Prospective, Post-marketing Registry on the Use of Chondro Mimetic for the Repair of Osteochondral Defects*	软骨缺损	比利时/德国/匈牙利/英国	4
5	德国（1）	RHEACELL GmbH & Co. KG 公司	*Allogeneic ABCB5-positive Limbal Stem Cells for Treatment of LSCD*	角膜疾病	美国/德国	2
6	新加坡（1）	Bio-Scaffold International Pte 公司	*Radiographic Assessment of Bone Regeneration in Alveolar Sockets with PLGA Scaffold*	牙周疾病、牙槽骨疾病	印度/新加坡	2

数据来源：ClinicalTrials.gov，编写组整理分析

2. 临床试验适应证

全球组织工程与再生医学领域临床试验共涵盖 57 种适应证，根据注册数量划分为骨和软骨、牙、皮肤等子领域（表 6-5）。其中，骨和软骨组织工程领域注册数量最多，有 216 项；其次为牙组织工程领域（168 项）和皮肤组织工程领域（80 项），下文将对以上 3 个子领域的临床转化情况进行具体展示。

美国组织工程与再生医学领域临床试验共涵盖 35 种适应证，与全球适应证分布情况一致，骨和软骨组织工程领域数量最多，有 48 项，其次为牙组织工程领域（38 项）和皮肤组织工程领域（28 项）（表 6-6）。

表 6-5　全球组织工程与再生医学领域临床试验适应证分布

序号	研究领域（注册数量/项）	适应证	注册数量/项
1	骨和软骨组织工程领域（216）	牙槽骨疾病	123
		关节炎	17
		骨折	15
		骨移植	10
		软骨缺损	8
		骨再生	7
		软骨再生	6
		骨坏死、软骨病变	5
		颌骨疾病、软骨炎、椎间盘疾病	4
		半月板损伤、骨缺损、气管疾病	3
		骨盆疾病	1
2	牙组织工程领域（168）	牙槽骨疾病	123
		牙周疾病（除牙槽骨疾病外）	27
		牙体牙髓疾病	23
3	皮肤组织工程领域（80）	糖尿病溃疡	19
		烧伤	16
		创伤	10
		脱发	8
		大疱性表皮松解症、下肢静脉溃疡	5
		皮肤老化、硬皮病	4
		皮炎	3
		瘢痕、移植物抗宿主病	2
		藏毛窦、汗腺疾病、皮肤畸形、皮肤再生、银屑病	1
4	眼组织工程领域（24）	角膜疾病	13
		青光眼	9
		翼状胬肉	6
		白内障	3
5	其他组织工程领域（79）	心脏疾病	12
		肿瘤、周围神经系统疾病	9
		肾脏疾病、中枢神经系统疾病	8
		泌尿系统疾病	7
		软组织疾病	6
		肝脏疾病	5
		血管疾病	4
		呼吸系统疾病、口腔疾病、韧带撕裂	2
		截肢、声带疾病、糖尿病、消化系统疾病、疝气、胚胎发育不良	1

数据来源：ClinicalTrials.gov，编写组整理分析

注：由于有些临床试验有多个适应证，因此上述数量存在重叠，适应证注册数量之和大于临床试验注册总数

表 6-6　美国组织工程与再生医学领域临床试验适应证分布

序号	研究领域（注册数量/项）	适应证	注册数量/项
1	骨、软骨和关节领域（48）	牙槽骨疾病	26
		关节炎	7
		骨移植	4
		骨坏死、骨再生、骨折、软骨缺损	2
		半月板损伤、软骨炎、椎间盘疾病	1
2	牙领域（38）	牙周疾病	30
		牙体牙髓疾病	8
3	皮肤领域（28）	糖尿病溃疡	8
		创伤、脱发	4
		烧伤、下肢静脉溃疡	3
		硬皮病	2
		藏毛窦、大疱性表皮松解症、皮肤老化、移植物抗宿主病	1
4	眼领域（1）	青光眼	1
5	其他领域（35）	心脏疾病	8
		肾脏疾病	6
		肿瘤、周围神经系统疾病	4
		软组织疾病	3
		泌尿系统疾病、血管疾病、中枢神经系统疾病	2
		肝脏疾病、截肢、口腔疾病、疝气	1

数据来源：ClinicalTrials.gov，编写组整理分析

注：由于有些临床试验有多个适应证，因此上述数量存在重叠，适应证注册数量之和大于临床试验注册总数

中国组织工程与再生医学领域临床试验共涵盖 38 种适应证，与全球适应证分布情况略有不同，骨和软骨组织工程领域注册数量最多，有 18 项，其次为皮肤组织工程领域（16 项）和眼组织工程领域（15 项）（表6-7）。

表 6-7　中国组织工程与再生医学领域临床试验适应证分布

序号	研究领域（注册数量/项）	适应证	注册数量/项
1	骨和软骨组织工程领域（18）	牙槽骨疾病	5
		软骨再生	4
		半月板损伤、骨缺损、骨再生、骨折、关节炎、软骨病变、软骨缺损、软骨炎、椎间盘疾病	1
2	皮肤组织工程领域（16）	创伤	4
		脱发	3
		瘢痕、烧伤、糖尿病溃疡	2
		汗腺疾病、皮肤老化、皮肤再生、移植物抗宿主病	1
3	眼组织工程领域（15）	青光眼	8
		翼状胬肉	6
		角膜疾病	5
		白内障	3
4	牙组织工程领域（8）	牙槽骨疾病	5
		牙周疾病（除牙槽骨疾病外）	2
		牙体牙髓疾病	2
5	其他组织工程领域（16）	中枢神经系统疾病	5
		呼吸系统疾病	2
		肝脏疾病、泌尿系统疾病、肾脏疾病、声带疾病、糖尿病、心脏疾病、血管疾病、肿瘤、周围神经系统疾病	1

数据来源：ClinicalTrials.gov，编写组整理分析

注：由于有些临床试验有多个适应证，因此上述数量存在重叠，适应证注册数量之和大于临床试验注册总数

3. 临床试验申办者

全球组织工程与再生医学领域临床试验的申办者共 275 个，埃及开罗大学 23 项，注册数量最多，中国科学院 10 项，美迪津股份有限公司 8 项（表 6-8）。

表 6-8　全球组织工程与再生医学领域临床试验主要申办者（注册数量≥3 项）

序号	国家	申办者		注册数量/项
		英文名称	中文名称	
1	美国	Humacyte, Inc.	Humacyte 公司	5
		BioMimetic Therapeutics	BioMimetic Therapeutics 公司	4
		The University of Texas Health Science Center at San Antonio	得克萨斯大学圣安东尼奥健康科学中心	4
		University of Alabama at Birmingham	阿拉巴马大学伯明翰分校	4
		Cytori Therapeutics	赛托瑞医疗公司	3
		Mayo Clinic	梅奥诊所	3
		University of Louisville	路易斯维尔大学	3
		University of Michigan	密歇根大学	3
2	中国	Chinese Academy of Sciences	中国科学院	10
		Pro Top & Mediking Company Limited	美迪津股份有限公司*	8
		Shanghai Jiao Tong University School of Medicine	上海交通大学医学院	4
		Chinese PLA General Hospital	解放军总医院	3
		Fourth Military Medical University	第四军医大学	3
		Taiwan University Hospital	台湾大学医院*	3
		Taipei Medical University WanFang Hospital	台北万芳医院*	3
		Zhongshan Ophthalmic Center，Sun Yat-sen University	中山大学中山眼科中心	3
3	印度	Government Dental College and Research Institute，Bangalore	班加罗尔政府牙科学院和研究所	4
		Dr. D. Y. Patil Dental College & Hospital	D. Y. Patil 牙科学院和医院	3
		Postgraduate Institute of Dental Sciences Rohtak	Rohtak 牙科学研究生院	3
		SVS Institute of Dental Sciences	SVS 牙科学研究所	3
4	埃及	Cairo University	开罗大学	23
		Ain Shams University	艾因夏姆斯大学	3
		Al-Azhar University	爱资哈尔大学	3
5	巴西	University of Sao Paulo	圣保罗大学	4
		University of Campinas	坎皮纳斯大学	3
6	瑞士	University of Zurich	苏黎世大学	6
		University Hospital Basel	巴塞尔大学医院	3
7	意大利	Istituto Ortopedico Rizzoli	Rizzoli 骨科研究所	4
		G. d'Annunzio University	G. d'Annunzio 大学	3
8	韩国	Anterogen Co., Ltd.	Anterogen 公司	6
9	西班牙	Banc de Sang i Teixits　（Blood and Tissue Bank）	血液与组织库	4
10	澳大利亚	Avita Medical	Avita Medical 公司	3
11	比利时	Universitaire Ziekenhuizen Leuven	Ziekenhuizen Leuven 大学	3
12	法国	Organ, Tissue, Regeneration, Repair and Replacement	组织和器官再生、修复与替换	3
13	伊朗	Shahid Beheshti University of Medical Sciences	Shahid Beheshti 医科大学	3
14	以色列	BonusBio Group Ltd.	BonusBio Group 公司	3

数据来源：ClinicalTrials.gov，编写组整理分析

* 申办者位于中国台湾

全球共 39 个国家开展组织工程与再生医学领域临床试验，美国申办者为 84 个，占该领域全球总数的 30.55%；中国申办者为 33 个，占该领域全球总数的 12.00%，超过美国的 1/3（图 6-3）。

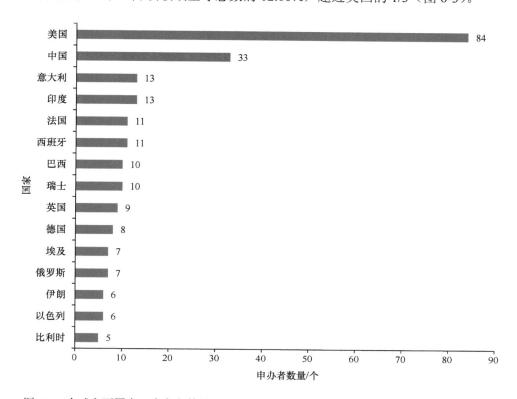

图 6-3　全球主要国家（申办者数量≥5 项）组织工程与再生医学领域临床试验申办者数量

中国组织工程与再生医学领域临床试验的申办者共 33 个，其中中国科学院 10 项，注册数量最多，美迪津股份有限公司 8 项，上海交通大学医学院 4 项（表 6-9）。

表 6-9　中国组织工程与再生医学领域临床试验申办者

序号	申办者（注册数量/项）	责任方	题目	适应证
1	中国科学院（10）	戴建武，中国科学院遗传与发育生物学研究所再生医学实验室	NeuroRegen Scaffold™ with Bone Marrow Mononuclear Cells Transplantation vs. Intradural Decompression and Adhesiolysis in SCI	中枢神经系统疾病
			NeuroRegen Scaffold™ with Stem Cells for Chronic Spinal Cord Injury Repair	
			NeuroRegen Scaffold™ Combined with Stem Cells for Chronic Spinal Cord Injury Repair	
			Functional Neural Regeneration Collagen Scaffold Transplantation in Acute Spinal Cord Injury Patients	
			Injectable Collagen Scaffold™ Combined with MSCs Transplantation for Brain Injury	
			Stem Cell Therapy Combined with NeuroRegen Scaffold™ in Patients with Erectile Dysfunction after Rectal Cancer Surgery	肿瘤
			Clinical Study of Regeneration on Larynx Soft Tissue Guided by Functional Collagen Scaffold	声带疾病

序号	申办者（注册数量/项）	责任方	题目	适应证
			Collagen Membrane Combined with HUC-MSCs Transplantation in Patients with Nasal Septum Perforation	软骨再生
			Injectable Collagen Scaffold™ Combined with HUC-MSCs Transplantation for Patients with Decompensated Cirrhosis	肝脏疾病
			Human Umbilical Cord-derived Mesenchymal Stem Cells with Injectable Collagen Scaffold Transplantation for Chronic Ischemic Cardiomyopathy	心脏疾病
2	美迪津股份有限公司*（8）	昂丁（Aung Tin），新加坡眼科研究所	Oculusgen (Ologen) Collagen Matrix Implant for Phaco-Trabeculectomy in Primary Glaucoma; A Case-Control Study	白内障
		美迪津股份有限公司	Ologen (Oculusgen)-Glaucoma and Pterygium Historical Control Study in China Shanghai Sixth People's Hospital	青光眼
			Ologen(OculusGen)-Glaucoma MMC Control Trial in India	
			Ologen (OculusGen)-Phacotrabeculectomy Historical Control Study in India	
			Ologen (OculusGen)-Glaucoma MMC Control in Pakistan	
		—	Ologen (OculusGen)-Glaucoma and Pterygium Historical Control Study in China Beijing Hospital	青光眼
			Ologen (OculusGen)-Glaucoma and Pterygium Historical Control Study in China Zhong-Shan Hospital	
			Ologen (OculusGen)-Glaucoma and Pterygium Historical Control Study in Beijing Remin Hospital	
3	上海交通大学医学院（4）	李庆峰，上海交通大学医学院附属第九人民医院整形外科	Autologous Bone Marrow-Derived Mononuclear Cell Transplantation in Accelerating Tissue Expansion and Skin Regeneration	皮肤再生
			Autologous Prefabrication of Body Surface Tissues/Organs (e.g. Joint)	软骨再生
			The Effect of Autologous Stromal Vascular Fractions on Skin Regeneration	皮肤老化
			Evaluation of the Effect of CGF in Promoting Mechanical-stretch Induced in vivo Skin Regeneration	瘢痕
4	第四军医大学（3）	金岩，第四军医大学组织工程研究开发中心	Revitalization of Immature Permanent Teeth with Necrotic Pulps Using SHED Cells	牙体牙髓疾病
			Periodontal Ligament Stem Cell Implantation in the Treatment of Periodontitis	牙周疾病、牙槽骨疾病
		陈发明，第四军医大学	Periodontal Tissue Regeneration Using Autologous Periodontal Ligament Stem Cells	牙周疾病、牙槽骨疾病
5	台湾大学医院*（3）	Wei-Li Chen，台湾大学眼科	The Application of Cultured Cornea Stem Cells in Patients Suffering from Corneal Stem Cell Insufficiency	角膜疾病
		台湾大学医院	Plasticity and Regeneration of Renal Epithelial Cells	肾脏疾病
		—	Tissue Engineering for Hair Follicle Regeneration	脱发
6	解放军总医院（3）	付小兵，中国人民解放军总医院	The Activity of Tissue Engineering Skin Substitutes	创伤
			Umbilical Cord Blood-derived Mesenchymal Stem Cells in Regeneration of Sweat Glands and Body Repair	汗腺疾病
		郭全义，解放军总医院骨科	Autologous Cell-derived Tissue Engineered Cartilage for Repairing Articular Cartilage Lesions	关节炎

续表

序号	申办者（注册数量/项）	责任方	题目	适应证
		Wing P. Chan，台北万芳医院放射科	*Novel One-step Repair of Knee Meniscal Tear Using Platelet-rich Fibrin*	半月板损伤
7	台北万芳医院*（3）	Chia-Che Wu，台北万芳医院	*Tissue Engineering Microtia Auricular Reconstruction: in vitro and in vivo Studies*	软骨再生
		Hsieh-Hsing Lee，双和医院	*Isolation and Authentication of Mesenchymal Stem Cell-like Progenitor Cells from the Degenerated Intervertebral Disc of Lumbar Spine*	椎间盘疾病
		林浩添，中山大学眼科中心	*Modified Surgical Techniques for Pediatric Cataract Treatment*	白内障
8	中山大学中山眼科中心（3）	刘奕志，中山大学眼科中心	*Corneal Epithelium Repair and Therapy Using Autologous Limbal Stem Cell Transplantation*	角膜疾病
		袁进，中山大学眼科中心	*Prospective Study of Deep Anterior Lamellar Keratoplasty Using Acellular Porcine Cornea*	角膜疾病
9	华南干细胞与再生医学研究中心（2）	华南干细胞与再生医学研究中心	*Safety and Exploratory Efficacy Study of Collagen Membrane with Mesenchymal Stem Cells in the Treatment of Skin Defects*	创伤
			Autologous Transplantation of BM-ECs with Platelet-Rich Plasma Extract for the Treatment of Critical Limb Ischemia	血管疾病
10	济南天河干细胞生物技术公司（2）	赵勇，济南天河干细胞生物技术公司	*Reversal of Type 1 Diabetes in Children by Stem Cell Educator Therapy*	糖尿病
		济南天河干细胞生物技术公司	*Stem Cell Educator Therapy in Alopecia Areata*	脱发
11	中国医药大学附设医院*（2）	中国医药大学附设医院	*Osteogenic Effects in Human Mesenchymal Stem Cells Enhanced by Wnt Signaling*	骨再生
			Safety and Efficacy of Nitric Oxide Gel in Promoting Hair Growth in Male Human Subjects with Androgenetic Alopecia	脱发
12	福建医科大学（1）	Xiaojing Huang，福建医科大学	*Regenerative Endodontic Procedure of Immature Permanent Teeth with Apical Periodontitis Using PRF*	牙周疾病
13	河北医科大学（1）	李全海，河北医科大学河北省第一医院细胞治疗中心	*Gingiva Mesenchymal Stem Cells Treatment of Chronic Periodontitis*	牙周疾病、牙槽骨疾病
14	华东理工大学（1）	袁媛，华东理工大学	*Pilot Clinical Trial of CPC/rhBMP-2 Microffolds as Bone Substitute for Bone Regeneration*	骨折
15	厦门大学（1）	刘祖国，厦门大学厦门大学医学院	*Xenogenic Keratoplasty from Porcine Cornea*	角膜疾病
16	中国医学科学院（1）	赵春华，中国医学科学院	*Efficacy and Safety Study of Allogenic Mesenchymal Stem Cells for Patients with Chronic Graft Versus Host Disease*	移植物抗宿主病
17	北京大学第三医院（1）	敖英芳，北京大学第三医院运动医学研究所	*Clinical Study of Decalcification Bone Scaffold for Cartilage Lesions of the Knee*	软骨缺损
18	佛教慈济综合医院*（1）	Hann-ChorngKuo，佛教慈济综合医院	*Platelet-Rich Plasma (PRP) Injection in Treatment of Interstitial Cystitis*	泌尿系统疾病
19	临沂市人民医院（1）	Xiao-Ming Shi，临沂市人民医院	*Effectiveness of Platelet Rich Plasma in Wound Healing*	牙周疾病、牙槽骨疾病
20	山东省眼科医院（1）	山东省眼科医院	*Tissue Engineering Conjunctiva for the Treatment of Pterygium and Atretoblepharia*	翼状胬肉
21	上海东方医院（1）	Wei Zuo，上海东方医院	*Autologous Lung Stem Cell Transplantation in Patients with Interstitial Lung Diseases*	呼吸系统疾病

序号	申办者（注册数量/项）	责任方	题目	适应证
22	西京医院（1）	西京医院	*The Clinical Therapeutic Effects and Safety of Tissue - engineered Bone*	骨缺损
23	亚东纪念医院*（1）	亚东纪念医院-人体试验委员会（IRB）	*The Effect and Mechanism of Hyaluronan on the Mucociliary Differentiation of Human Respiratory Epithelial Cells*	呼吸系统疾病
24	中山大学附属第一医院（1）	朱家源，中山大学附属第一医院	*Rapid Construction of Tissue-engineered Skin for Repairing Wounds*	创伤
25	博晟生医股份有限公司*（1）	博晟生医股份有限公司	*BiPhasic Cartilage Repair Implant (BiCRI) IDE Clinical Trial - Taiwan*	软骨病变
26	广州迈普再生医学科技有限公司（1）	广州迈普再生医学科技有限公司	*Study to Evaluate the Safety and Efficacy of Dural Repair Patch in Neurosurgical Repairs*	周围神经系统疾病
27	陕西艾尔肤组织工程有限公司（1）	Youngbolu，陕西艾尔肤组织工程有限公司	*Transplantation of Acellular Corneal Matrix to Treat Corneal Ulcer*	角膜疾病
28	Bio-medical Carbon Technology Co., Ltd（1）	Bio-medical Carbon Technology Co., Ltd.	*To Study the Healing Effect of Silver Impregnated Activated Carbon Fiber Wound Dressing on Deep Dermal Burn*	烧伤
29	浙江星月生物科技股份有限公司（1）	浙江星月生物科技有限公司	*Evaluation of HQ® Matrix Medical Wound Dressing for Healing of Donor Site Wounds*	创伤
30	Chin-Hung Chang*（1）	Chang-Hung Chang，亚东纪念医院	*Cartilage Tissue Engineering*	软骨再生
31	Jing Qiao（1）	Jing Qiao，北京大学	*Concentrated Growth Factors in Regenerative Therapy in Furcation Involvements in Humans*	牙周疾病
32	金岩（1）	金岩，第四军医大学组织工程研究开发中心	*Safety and Efficacy Study of Cells Sheet-Autologous Chondrocyte Implantation to Treat Articular Cartilage Defects*	软骨炎
33	李庆峰（1）	李庆峰，上海交通大学医学院附属第九人民医院整形外科	*Evaluation of the Effect of Autologous Fat and SVF Transplantation in Promoting Mechanical-stretch Induced in vivo Skin Regeneration*	瘢痕

数据来源：ClinicalTrials.gov，编写组整理分析

注："—"表示 ClinicalTrials.gov 中没有关于该项临床试验责任方的记录

* 申办者位于中国台湾

4. 临床试验分期

组织工程与再生医学领域临床试验包括以注册为目的的研究和以临床探索为目的的研究，其中以注册为目的的研究根据研究目标、参与者数量及其他特征的不同划分为 0 期、Ⅰ期、Ⅱ期、Ⅲ期和Ⅳ期。

全球组织工程与再生医学领域以注册为目的的研究过半（225 项，占 51.84%），其中Ⅰ期/Ⅱ期临床试验注册数量最多（63 项）（图 6-4）；以临床探索为目的研究接近四成（169 项，占 38.94%）[①]，其申办者接近七成是研究机构和医疗机构（81 个，占 66.39%）（图 6-5）。

中国组织工程与再生医学领域以注册为目的的研究超过六成（41 项，占 63.08%），其中Ⅰ期/Ⅱ期临床试验注册数量最多（19 项）（图 6-4）；以临床探索为目的的研究接近三成（17 项，占 26.15%）[②]，其申办者超过六成是研究机构和医疗机构（9 个，占 64.29%），与全球分布一致（表 6-10）。

---

① 全球组织工程与再生医学领域临床试验中，除以注册为目的的研究（225 项）和以临床探索为目的的研究（169 项）之外，还有 40 项无法判断类别。

② 中国组织工程与再生医学领域临床试验中，除以注册为目的的研究（41 项）和以临床探索为目的的研究（17 项）外，还有 7 项无法判断类别。

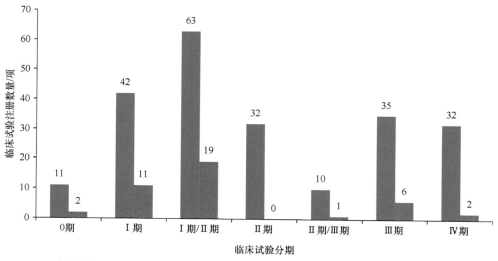

图 6-4 全球和中国组织工程与再生医学领域以注册为目的的临床试验分期分布

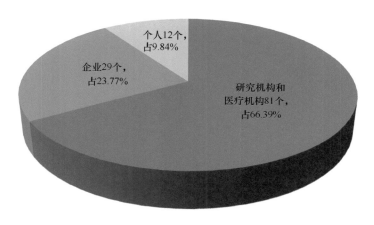

图 6-5 全球组织工程与再生医学领域以临床探索为目的的研究申办者类型分布

数据来源于 ClinicalTrials.gov，编写组整理分析

表 6-10 全球组织工程与再生医学领域以临床探索为目的的研究申办者国家分布

国家（申办者数量/个）	申办者			
	研究机构	医疗机构	企业	个人
美国（52）	Ageless 再生研究所、McGuire 研究所、阿拉巴马大学伯明翰分校、北卡罗来纳大学教堂山分校、波士顿大学、得克萨斯大学圣安东尼奥健康科学中心、俄亥俄州立大学综合癌症中心、佛罗里达亚特兰大大学、弗雷德·哈钦森癌症研究中心、华盛顿大学医学院、加州大学旧金山分校、肯塔基大学、路易斯维尔大学、曼彻斯特大学、密歇根大学、匹兹堡大学、石溪大学、斯坦福大学、塔夫茨大学牙医学院、新奥尔良路易斯安那州立大学健康科学中心、专业教育与研究学会（21）	Lahey 诊所、梅奥诊所（2）	BioMimetic Therapeutics 公司、DePuy Mitek 公司、Humacyte 公司、Integra LifeSciences 公司、LifeNet Health 公司、Nobel Biocare 公司、Regeneris Medical 公司、Sunstar Americas 公司、Synthes USA HQ 公司、亨利福特医疗集团、捷迈邦美公司、赛托瑞医疗公司（12）	Conor Delaney、J. Peter Rubin、Matino James、Rubin J. Peter、Samer Faraj（5）
埃及（25）	艾因夏姆斯大学、爱资哈尔大学、开罗大学、扎加齐克大学（4）	—		Enas Ebrahim Sayed、Passant Khaled Tayaa（2）

续表

国家（申办者数量/个）	申办者			
	研究机构	医疗机构	企业	个人
中国（14）	第四军医大学、福建医科大学、上海交通大学医学院（3）	北京大学第三医院、解放军总医院、山东省眼科医院、台北万芳医院*、中山大学附属第一医院、中山大学中山眼科中心（6）	博晟生医股份有限公司*、广州迈普再生医学科技股份有限公司、陕西艾尔肤组织工程有限公司、生物医药碳科技有限公司*、浙江星月生物科技有限公司（5）	Jing Qiao（1）
法国（10）	Hopitaux De Marseille 公共援助（1）	巴黎公共援助医院、克莱蒙费朗大学医院、蒙彼利埃大学医院、南特大学医院、图卢兹大学附属医院（5）	组织和器官再生、修复与替换（1）	—
意大利（9）	G. d'Annunzio 大学、Rizzoli 骨科研究所、都灵大学、国际 Piezosurgery 学院（4）	San Pietro Fatebenefratelli 医院、圣保罗医院（2）		
瑞士（7）	巴塞尔大学医院（1）	—	Geistlich Pharma AG 公司、Institut Straumann AG 公司、Regen Lab SA 公司、Silk Biomaterials 公司、TRB Chemedica AG 公司（5）	
印度（7）	Meenakshi Ammal 牙科学院和医院、Panineeya Mahavidyalaya 牙科学研究中心、Rohtak 牙科学研究生院（3）	—	—	Syed Asimuddin、Virender S Sangwan（2）
西班牙（6）	Eduardo Anitua 基金会、巴塞罗那大学、加泰罗尼亚国际大学、瓦伦西亚大学（4）	—	—	Elena Ruiz de Gopegui Palacios（1）
英国（6）	Shetty-Kim 研究基金会、德比医院 NHS 基金会信托基金会（2）	—	Neotherix 公司、Orthox 公司（2）	Peter Giannoudis（1）
巴西（4）	圣保罗联邦大学、里约热内卢州立大学、圣保罗大学（3）	Sirio-Libanes 医院（1）	—	—
澳大利亚（3）	西澳大学（1）	—	Avita Medical 公司（1）	—
俄罗斯（3）	库班国立医科大学（1）	—	NextGen 公司、Histograft 公司（2）	—
土耳其（3）	巴斯肯特大学、加齐大学（2）	—		
比利时（2）	Ziekenhuizen Leuven 大学（1）			
德国（2）	亚琛工业大学（1）	科隆大学医院（1）		
瑞典（2）	于默奥大学（1）	卡罗林斯卡大学医院（1）		
伊朗（2）	马什哈德医科大学、设拉子医科大学（2）			
以色列（2）	哈达萨医疗卫生组织（1）	—	Alpha-Bio Tec 有限公司（1）	
白俄罗斯（1）	—	布列斯特大学医院（1）		
波兰（1）	华沙医科大学（1）	—		
丹麦（1）	—	欧登塞大学医院（1）		
韩国（1）	韩国天主教大学（1）			
黎巴嫩（1）	黎巴嫩大学（1）			
秘鲁（1）	Universidad Científica del Sur 大学（1）	—	—	—
葡萄牙（1）	种植学研究所（1）	—	—	—

数据来源：ClinicalTrials.gov，编写组整理分析

注：表中"研究机构"包括高校和研究所

* 申办者位于中国台湾

（二）骨和软骨组织工程领域

临床试验是按照规定对申请注册的干预措施（包括药物和医疗器械等）在正常使用条件下的安全性和有效性进行试用或验证的过程，可在一定程度上体现基础研究向临床转化的活跃程度。临床试验注册是医学研究伦理的需要，是临床试验研究者的责任和义务。目前，ClinicalTrials.gov 是国际上使用最普遍的临床试验注册平台，但由于临床试验注册并非强制要求且其仅为全球临床试验注册数据平台之一，该数据库注册登记的临床试验数量少于实际开展的数量。

基于 2001 年至 2018 年（9 月 26 日）在 ClinicalTrials.gov[①]注册登记的骨和软骨组织工程领域临床试验，从注册数量[②]、申办者、分期等角度，展示全球背景下中国在该领域的临床转化情况。

全球骨和软骨组织工程领域临床试验 216 项，申办者 149 个，超过两成为美国机构（33 个，占 22.15%）；以注册为目的的研究和以临床探索为目的的研究数量相同，均接近该领域全球总数的一半（均为 99 项，占 45.83%）；随机对照试验超过六成（140 项，占 64.81%），国际多中心临床试验 6 项（占 2.78%），侧面反映出该领域有一定数量的高质量临床试验但潜在国际市场价值高的产品少。

中国骨和软骨组织工程领域临床试验 18 项，占该领域全球总数的 8.33%，低于组织工程与再生医学领域的全球占比（14.98%），超过美国（47 项）的 1/3；申办者 15 个，占该领域全球总数的 10.07%，接近美国（33 个）的一半；以注册为目的的研究 9 项，以临床探索为目的的研究 6 项；随机对照试验 9 项，未见国际多中心临床试验注册记录，侧面反映出中国在该领域有一定数量的高质量临床试验但潜在国际市场价值高的产品少。

1. 临床试验注册数量

由于随机对照试验可提供高质量证据支持，国际多中心临床试验可体现试验产品的高潜在市场价值，本部分将对以上两种临床试验进行重点关注。

（1）临床试验总数量

骨和软骨组织工程领域是临床试验注册数量最多的组织工程与再生医学子领域。全球骨和软骨组织工程领域临床试验 216 项，中国 18 项，占该领域全球总数的 8.33%，低于组织工程与再生医学领域的全球占比（14.98%）。全球该领域临床试验注册始于 2001 年，略晚于组织工程与再生医学总领域（1999 年），2009 年起数量持续增加，近 5 年数量一直维持在 20 项左右；中国该领域临床试验注册始于 2009 年，起始时间较晚且全球占比一直较低（图 6-6）。

全球共 30 个国家开展骨和软骨组织工程领域临床试验，美国 47 项，占该领域全球总数的 21.76%；中国 18 项，占该领域全球总数的 8.33%，超过美国的 1/3（图 6-7）。

（2）随机对照试验数量

全球骨和软骨组织工程领域临床试验超过六成为随机对照试验（140 项，占 64.81%），与全球分布一

---

① ClinicalTrials.gov 是国际上使用最普遍的临床试验注册平台，但由于临床试验注册并非强制要求且其仅为全球临床试验注册数据平台之一，该数据库注册登记的临床试验数量少于实际开展的数量。

② "注册数量"重点关注可提供高质量证据支持的随机对照试验和可体现试验产品高潜在市场价值的国际多中心临床试验的注册数量。

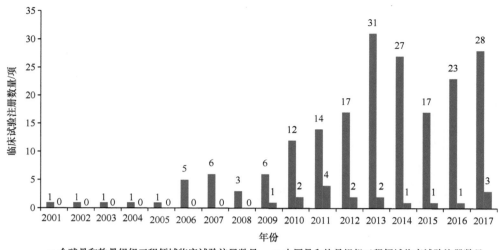

图 6-6　全球与中国骨和软骨组织工程领域临床试验注册数量年度分布

受制于检索时间（2018 年 9 月 26 日）和数据库收录延迟，上图未展示 2018 年数据

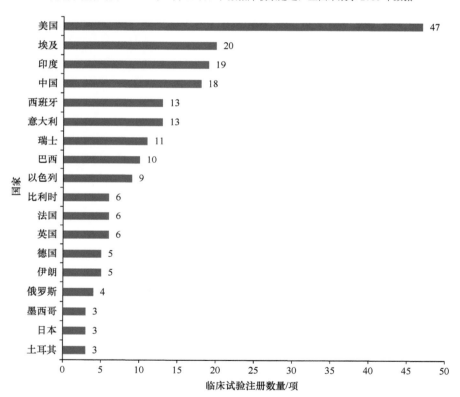

图 6-7　全球主要国家[①]（注册数量≥3 项）骨和软骨组织工程领域临床试验注册数量

致（图 6-8）；证据级别仅低于随机对照试验的队列研究 9 项（表 6-11），病例对照研究 2 项（表 6-12）[②]，侧面反映出该领域已有一定数量的高质量临床试验。

---

① 本报告将临床试验申办者所属国家作为开展临床试验的国家。

② 全球骨和软骨组织工程领域临床试验中，除随机对照试验（140 项）、队列研究（9 项）和病例对照研究（2 项）之外，还有非随机对照试验（13 项）、单组研究（45 项）及其他（7 项）等。

中国骨和软骨组织工程领域中，随机对照试验9项（图6-8），达到中国该领域总数的一半，未见队列研究和病例对照研究，侧面反映出该领域已有一定数量的高质量临床试验。

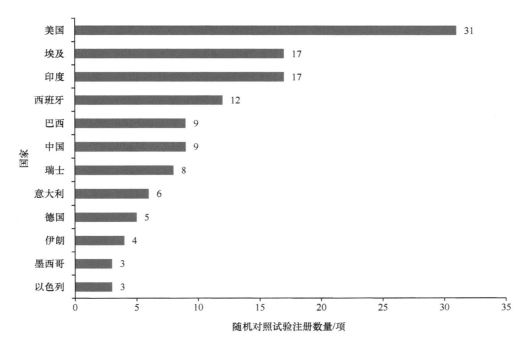

图 6-8　全球主要国家（注册数量≥3 项）骨和软骨组织工程领域随机对照试验注册数量

表 6-11　全球骨和软骨组织工程领域队列研究国家分布

序号	国家（注册数量/项）	申办者	临床试验题目	适应证
1	意大利（2）	Nobil Bio Ricerche 公司	*CP009 SYNERGOSS PXX Observational*	牙周疾病、牙体牙髓疾病、牙槽骨疾病
		Rizzoli 骨科研究所	*Validation of Laboratory Test for Predicting Bone Tissue Regeneration*	骨折
2	比利时（2）	TiGenix 公司	*A Prospective, Post-marketing Registry on the Use of ChondroMimetic for the Repair of Osteochondral Defects*	软骨缺损
		Bone Therapeutics S.A 公司	*Research Study on the Immunosuppressive Effects of a Cell Therapy Product on PBMC Isolated from Blood of Patients with Inflammatory Rheumatic Diseases*	银屑病、关节炎
3	美国（2）	SI-BONE 公司	*LOIS: Long-Term Follow-Up in INSITE/SIFI*	关节炎
		BioMimetic Therapeutics 公司	*Long-term Safety and Effectiveness of AUGMENT® Bone Graft Compared to Autologous Bone Graft*	
4	埃及（1）	爱资哈尔大学	*Gingival Crevicular Fluid Bone Morphogenetic Protein-2 Release Profile Following the Use of Perforated Membrane*	牙周疾病、牙槽骨疾病
5	泰国（1）	清迈大学	*In vivo Clinical Trial of Porous Starch - Hydroxyapatite Composite Biomaterials for Bone Regeneration*	骨折
6	以色列（1）	哈达萨医疗组织	*Bone Quality and Quantity Following Guided Bone Regeneration*	牙周疾病、牙槽骨疾病

数据来源：ClinicalTrials.gov，编写组整理分析

表 6-12　全球骨和软骨组织工程领域病例对照研究国家分布

序号	国家/地区	申办者	临床试验题目	适应证
1	土耳其	TC Erciyes 大学	*Guided Bone Regeneration with Particulate Versus Block Graft*	骨再生
2	新加坡	Bio-Scaffold International Pte 公司	*Radiographic Assessment of Bone Regeneration in Alveolar Sockets with PLGA Scaffold*	牙周疾病、牙槽骨疾病

数据来源：ClinicalTrials.gov，编写组整理分析

（3）国际多中心临床试验数量

全球骨和软骨组织工程领域国际多中心临床试验 6 项，仅占该领域总数的 2.78%，申办者除巴塞尔大学医院（University Hospital Basel）之外全部为企业，侧面反映出该领域潜在国际市场价值高的产品少（表 6-13）。

表 6-13　全球骨和软骨组织工程领域国际多中心临床试验国家分布

序号	国家	申办者	临床试验题目	适应证	医疗机构机构所在国家/地区	国家/地区数量/个
1	瑞士	Institut Straumann AG 公司	*Comparison of a PEG Membrane and a Collagen Membrane for the Treatment of Bone Dehiscence Defects at Bone Level Implants*	骨缺损	比利时/德国/匈牙利/意大利/西班牙/瑞典/瑞士	7
		巴塞尔大学医院	*Clinical Trial for the Regeneration of Cartilage Lesions in the Knee*	软骨再生	克罗地亚/德国/意大利/瑞士	4
		诺华制药公司	*Study of Safety, Tolerability, Preliminary Efficacy of Intra-articular LNA043 Injections in Patients with Articular Cartilage Lesions*	软骨病变	美国/捷克/丹麦/瑞典	4
2	意大利	Fin-Ceramica Faenza Spa 公司	*Study for the Treatment of Knee Chondral and Osteochondral Lesions*	软骨病变	奥地利/比利时/德国/意大利/挪威/波兰/南非/瑞典/瑞士	9
3	比利时	TiGenix 公司	*A Prospective, Post-marketing Registry on the Use of ChondroMimetic for the Repair of Osteochondral Defects*	软骨缺损	比利时/德国/匈牙利/英国	4
4	新加坡	Bio-Scaffold International Pte 公司	*Radiographic Assessment of Bone Regeneration in Alveolar Sockets with PLGA Scaffold*	牙周疾病、牙槽骨疾病	印度/新加坡	2

数据来源：ClinicalTrials.gov，编写组整理分析

2. 临床试验申办者

全球骨和软骨组织工程领域临床试验的申办者共 149 个，埃及开罗大学 13 项，注册数量最多；中国台湾台北万芳医院 3 项（表 6-14）。

全球共 30 个国家开展骨和软骨组织工程领域临床试验，美国申办者 33 个，占该领域全球总数的 22.15%；中国 15 个，占该领域全球总数的 10.07%，接近美国的一半（图 6-9）。

表6-14　全球骨和软骨组织工程领域临床试验主要申办者（注册数量≥3项）

序号	国家	申办者		注册数量/项
		英文名称	中文名称	
1	美国	BioMimetic Therapeutics, LLC.	BioMimetic Therapeutics 公司	4
		University of Alabama at Birmingham	阿拉巴马大学伯明翰分校	4
		University of Louisville	路易斯维尔大学	3
2	埃及	Cairo University	开罗大学	13
		Ain Shams University	艾因夏姆斯大学	3
3	印度	SVS Institute of Dental Sciences	SVS 牙科学研究所	3
		Government Dental College and Research Institute, Bangalore	班加罗尔政府牙科学院和研究所	3
4	西班牙	Banc de Sang i Teixits （Blood and Tissue Bank）	血液与组织库	4
5	意大利	Istituto Ortopedico Rizzoli	Rizzoli 骨科研究所	4
6	以色列	BonusBio Group Ltd.	BonusBio Group 公司	3
7	伊朗	Shahid Beheshti University of Medical Sciences	Shahid Beheshti 医科大学	3
8	比利时	Universitaire Ziekenhuizen Leuven	Ziekenhuizen Leuven 大学	3
9	瑞士	University Hospital Basel	巴塞尔大学医院	3
10	巴西	University of Sao Paulo	圣保罗大学	3
11	中国	Taipei Medical University WanFang Hospital	台北万芳医院*	3

数据来源：ClinicalTrials.gov，编写组整理分析

* 申办者位于中国台湾

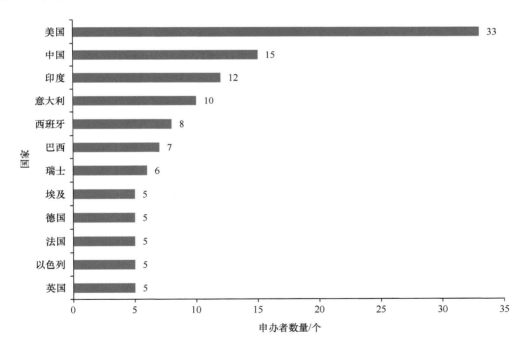

图6-9　全球主要国家（申办者数量≥5项）骨和软骨组织工程领域临床试验申办者数量

　　中国骨和软骨组织工程领域临床试验的申办者共 15 个，其中台北万芳医院 3 项，注册数量最多；第四军医大学 2 项（表6-15）。

表 6-15　中国骨和软骨组织工程领域临床试验申办者

序号	申办者	责任方	题目	适应证
1	台北万芳医院*	Wing P. Chan，台北万芳医院放射科	*Novel One-step Repair of Knee Meniscal Tear Using Platelet-rich Fibrin*	半月板损伤
		Chia-Che Wu，台北万芳医院	*Tissue Engineering Microtia Auricular Reconstruction: in vitro and in vivo Studies*	软骨再生
		Hsieh-Hsing Lee，双和医院	*Isolation and Authentication of Mesenchymal Stem Cell-like Progenitor Cells from the Degenerated Intervertebral Disc of Lumbar Spine*	椎间盘疾病
2	第四军医大学	金岩，第四军医大学组织工程研究开发中心	*Periodontal Ligament Stem Cell Implantation in the Treatment of Periodontitis*	牙周疾病、牙槽骨疾病
		陈发明，第四军医大学	*Periodontal Tissue Regeneration Using Autologous Periodontal Ligament Stem Cells*	牙周疾病、牙槽骨疾病
3	河北医科大学	李全海，河北医科大学河北省第一医院细胞治疗中心	*Gingiva Mesenchymal Stem Cells Treatment of Chronic Periodontitis*	牙周疾病、牙槽骨疾病
4	华东理工大学	袁媛，华东理工大学	*Pilot Clinical Trial of CPC/rhBMP-2 Microffolds as Bone Substitute for Bone Regeneration*	骨折
5	上海交通大学医学院	李庆峰，上海交通大学医学院附属第九人民医院整形外科	*Autologous Prefabrication of Body Surface Tissues/Organs (e.g. Joint)*	软骨再生
6	中国科学院	戴建武，中国科学院遗传与发育生物学研究所再生医学实验室	*Collagen Membrane Combined with HUC-MSCs Transplantation in Patients with Nasal Septum Perforation*	软骨再生
7	北京大学第三医院	敖英芳，北京大学第三医院运动医学研究所	*Clinical Study of Decalcification Bone Scaffold for Cartilage Lesions of the Knee*	软骨缺损
8	解放军总医院	郭全义，解放军总医院骨科	*Autologous Cell-derived Tissue Engineered Cartilage for Repairing Articular Cartilage Lesions*	关节炎
9	临沂市人民医院	Xiao-Ming Shi，临沂市人民医院	*Effectiveness of Platelet Rich Plasma in Wound Healing*	牙周疾病、牙槽骨疾病
10	西京医院	西京医院	*The Clinical Therapeutic Effects and Safety of Tissue-engineered Bone*	骨缺损
11	中国医药大学附设医院*	中国医药大学附设医院	*Osteogenic Effects in Human Mesenchymal Stem Cells Enhanced by Wnt Signaling*	骨再生
12	博晟生医股份有限公司*	博晟生医股份有限公司	*BiPhasic Cartilage Repair Implant (BiCRI) IDE Clinical Trial - Taiwan*	软骨病变
13	Chin-Hung Chang*	Chang-Hung Chang，亚东纪念医院	*Cartilage Tissue Engineering*	软骨再生
14	Jing Qiao	Jing Qiao，北京大学	*Concentrated Growth Factors in Regenerative Therapy in Furcation Involvements in Humans*	牙周疾病
15	金岩	金岩，第四军医大学组织工程研究开发中心	*Safety and Efficacy Study of Cells Sheet-Autologous Chondrocyte Implantation to Treat Articular Cartilage Defects*	软骨炎

数据来源：ClinicalTrials.gov，编写组整理分析

* 申办者位于中国台湾

3. 临床试验分期

骨和软骨组织工程领域临床试验包括以注册为目的的研究和以临床探索为目的的研究，其中以注册为目的的研究根据研究目标、参与者数量及其他特征的不同划分为 0 期、Ⅰ期、Ⅱ期、Ⅲ期和Ⅳ期。

全球骨和软骨组织工程领域以注册为目的的研究和以临床探索为目的的研究数量相同，均接近总数的一半（均为 99 项，占 45.83%）[①]，以注册为目的的研究中Ⅰ期/Ⅱ期临床试验注册数量最多（26 项）（图 6-10）。

中国骨和软骨组织工程领域以注册为目的的研究 9 项，其中Ⅰ期/Ⅱ期临床试验注册数量最多（5 项）（图 6-10）；以临床探索为目的的研究 6 项[②]。

[①] 全球骨和软骨组织工程领域临床试验中，除以注册为目的的研究（99 项）和以临床探索为目的的研究（99 项）之外，还有 18 项无法判断类别。

[②] 中国骨和软骨组织工程领域领域临床试验中，除以注册为目的的研究（9 项）和以临床探索为目的的研究（6 项）外，还有 3 项无法判断类别。

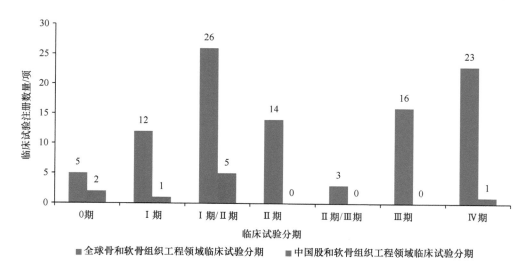

图 6-10　全球与中国骨和软骨组织工程领域临床试验分期分布

（三）牙组织工程领域

临床试验是按照规定对申请注册的干预措施（包括药物和医疗器械等）在正常使用条件下的安全性和有效性进行试用或验证的过程，可在一定程度上体现基础研究向临床转化的活跃程度。临床试验注册是医学研究伦理的需要，是临床试验研究者的责任和义务。目前，ClinicalTrials.gov 是国际上使用最普遍的临床试验注册平台，但由于临床试验注册并非强制要求且其仅为全球临床试验注册数据平台之一，该数据库注册登记的临床试验数量少于实际开展的数量。

基于 2001 年至 2018 年（9 月 26 日）在 ClinicalTrials.gov 注册登记的牙组织工程领域临床试验，从注册数量[①]、申办者、分期等角度，展示全球背景下中国在该领域的临床转化情况。

全球牙组织工程领域临床试验 168 项，申办者 101 个，超过两成为美国机构（21 个，占 20.79%）；以注册为目的的研究超过四成（74 项，占 44.05%），以临床探索为目的的研究约一半（85 项，占 50.60%）；随机对照试验接近八成（133 项，占 79.17%），国际多中心临床试验仅 1 项，侧面反映出该领域有一定数量的高质量临床试验但潜在国际市场价值高的产品少。

中国牙组织工程领域临床试验 7 项，占该领域全球总数的 4.17%，低于组织工程与再生医学领域的全球占比（14.98%），不足美国（38 项）的 1/5；申办者 5 个，占该领域全球总数的 4.95%，接近美国（21 个）的 1/4；以注册为目的的研究 4 项，以临床探索为目的的研究 3 项；随机对照试验 5 项，未见国际多中心临床试验注册记录，侧面反映出中国在该领域有一定数量的高质量临床试验但潜在国际市场价值高的产品少。

1. 临床试验注册数量

由于随机对照试验可提供高质量证据支持，国际多中心临床试验可体现试验产品的高潜在市场价值，本部分将对以上两种临床试验进行重点关注。

（1）临床试验总数量

全球牙组织工程领域临床试验 168 项，中国 7 项，占该领域全球总数的 4.17%，低于组织工程与再生

---

① "注册数量"重点关注可提供高质量证据支持的随机对照试验和可体现试验产品高潜在市场价值的国际多中心临床试验的注册数量。

医学总领域的全球占比（14.98%）。全球该领域临床试验注册始于 2001 年，略晚于组织工程与再生医学总领域（1999 年），2010 年起数量持续增加，近 5 年数量一直维持在 20 项左右；中国该领域临床试验注册始于 2010 年，起始时间较晚且全球占比一直较低（图 6-11）。

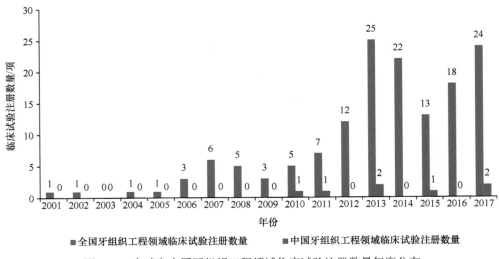

图 6-11　全球和中国牙组织工程领域临床试验注册数量年度分布

受制于检索时间（2018 年 9 月 26 日）和数据库收录延迟，上图未展示 2018 年数据

全球共 27 个国家开展牙组织工程领域临床试验，美国 38 项，占该领域全球总数的 22.62%；中国 7 项，占该领域全球总数的 4.17%，不足美国的 1/5（图 6-12）。

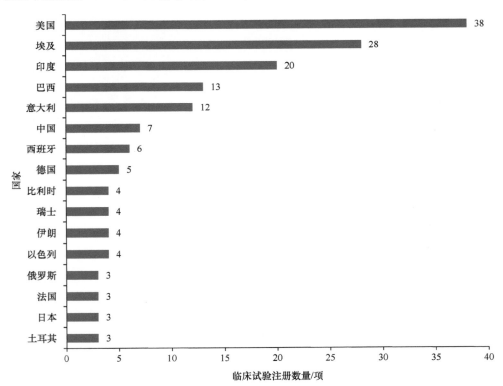

图 6-12　全球主要国家①（注册数量≥3 项）牙组织工程领域临床试验注册数量

① 本报告将临床试验申办者所属国家作为开展临床试验的国家。

（2）随机对照试验数量

全球牙组织工程领域临床试验接近八成为随机对照试验（133 项，占 79.17%），与全球分布一致（图 6-13）；证据级别仅低于随机对照试验的队列研究 4 项（表 6-16），病例对照研究 2 项（表 6-17）[①]，侧面反映出该领域已有一定数量的高质量临床试验。

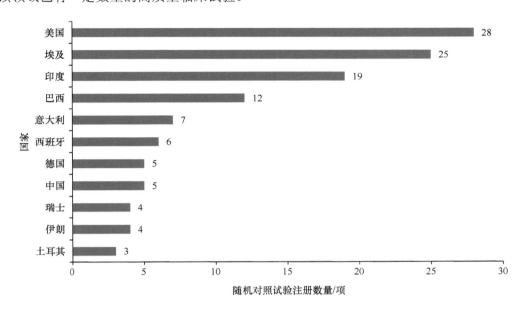

图 6-13　全球主要国家（注册数量≥3 项）牙组织工程领域随机对照试验注册数量

表 6-16　全球牙组织工程领域队列研究国家分布

序号	国家/地区	申办者	临床试验题目	适应证
1	意大利	Nobil Bio Ricerche 公司	*CP009 SYNERGOSS PXX Observational*	牙周疾病、牙体牙髓疾病、牙槽骨疾病
		罗马大学	*Peri-implant Marginal Bone and Soft Tissue Conditions around Single Laser-Lok Implants Placed in Regenerated Extraction Sockets and in Native Bone: A 2-years Results of RCT*	牙周疾病
2	埃及	爱资哈尔大学	*Gingival Crevicular Fluid Bone Morphogenetic Protein-2 Release Profile Following the Use of Perforated Membrane*	牙周疾病、牙槽骨疾病
3	以色列	哈达萨医疗组织	*Bone Quality and Quantity Following Guided Bone Regeneration*	牙周疾病、牙槽骨疾病

数据来源：ClinicalTrials.gov，编写组整理分析

表 6-17　全球牙组织工程领域病例对照研究国家分布

序号	国家/地区	申办者	临床试验题目	适应证
1	美国	得克萨斯大学圣安东尼奥健康科学中心	*Development of a Model to Evaluate Regenerative Endodontic Techniques Using Extract Human Teeth*	牙体牙髓疾病
2	新加坡	Bio-Scaffold International Pte 公司	*Radiographic Assessment of Bone Regeneration in Alveolar Sockets with PLGA Scaffold*	牙周疾病、牙槽骨疾病

数据来源：ClinicalTrials.gov，编写组整理分析

中国牙组织工程领域中，随机对照试验 5 项（图 6-13），未见队列研究和病例对照研究，侧面反映出该领域已有一定数量的高质量临床试验。

---

① 全球牙组织工程领域临床试验中，除随机对照试验（133 项）、队列研究（4 项）和病例对照研究（2 项）之外，还有非随机对照试验（10 项）、单组研究（16 项）及其他（3 项）等。

（3）国际多中心临床试验数量

全球牙组织工程领域国际多中心临床试验仅有 1 项，由新加坡 Bio-Scaffold International Pte 公司申请注册，侧面反映出该领域潜在国际市场价值高的产品少。

2. 临床试验申办者

全球牙组织工程领域临床试验的申办者共 101 个，埃及开罗大学 19 项，数量最多；中国第四军医大学 3 项（表 6-18）。

表 6-18　全球牙组织工程领域临床试验主要申办者（注册数量≥3 项）

序号	国家	申办者		注册数量/项
		英文名称	中文名称	
1	美国	University of Alabama at Birmingham	阿拉巴马大学伯明翰分校	4
		The University of Texas Health Science Center at San Antonio	得克萨斯大学圣安东尼奥健康科学中心	4
		University of Louisville	路易斯维尔大学	3
		University of Michigan	密歇根大学	3
2	埃及	Cairo University	开罗大学	19
		Ain Shams University	艾因夏姆斯大学	3
		Al-Azhar University	爱资哈尔大学	3
3	印度	Government Dental College and Research Institute，Bangalore	班加罗尔政府牙科学院和研究所	4
		Dr. D. Y. Patil Dental College & Hospital	D. Y. Patil 牙科学院和医院	3
		SVS Institute of Dental Sciences	SVS 牙科学研究所	3
4	巴西	University of Campinas	巴西坎皮纳斯大学	3
		University of Sao Paulo	圣保罗大学	3
5	比利时	UniversitaireZiekenhuizen Leuven	Ziekenhuizen Leuven 大学	3
6	伊朗	Shahid Beheshti University of Medical Sciences	Shahid Beheshti 医科大学	3
7	意大利	G. d'Annunzio University	G. d'Annunzio 大学	3
8	中国	Fourth Military Medical University	第四军医大学	3

数据来源：ClinicalTrials.gov，编写组整理分析

全球共 27 个国家开展牙组织工程领域临床试验，美国申办者 21 个，占该领域全球总数的 20.79%；中国 5 个，占该领域全球总数的 4.95%，接近美国的 1/4（图 6-14）。

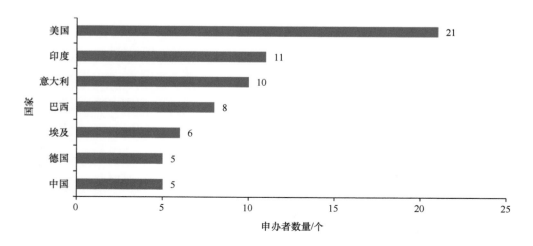

图 6-14　全球主要国家（申办者数量≥5 项）牙组织工程领域临床试验申办者数量

中国牙组织工程领域临床试验的申办者共 5 个，其中第四军医大学 3 项（表 6-19）。

表 6-19 中国牙组织工程领域临床试验申办者

序号	申办者（注册数量/项）	责任方	题目	适应证
1	第四军医大学（3）	金岩，第四军医大学组织工程研究开发中心	*Revitalization of Immature Permanent Teeth with Necrotic Pulps Using SHED Cells*	牙体牙髓疾病
			Periodontal Ligament Stem Cell Implantation in the Treatment of Periodontitis	牙周疾病、牙槽骨疾病
		陈发明，第四军医大学	*Periodontal Tissue Regeneration Using Autologous Periodontal Ligament Stem Cells*	牙周疾病、牙槽骨疾病
2	福建医科大学（1）	Xiaojing Huang，福建医科大学	*Regenerative Endodontic Procedure of Immature Permanent Teeth with Apical Periodontitis Using PRF*	牙周疾病
3	河北医科大学（1）	李全海，河北医科大学河北省第一医院细胞治疗中心	*Gingiva Mesenchymal Stem Cells Treatment of Chronic Periodontitis*	牙周疾病、牙槽骨疾病
4	临沂市人民医院（1）	Xiao-Ming Shi，临沂市人民医院	*Effectiveness of Platelet Rich Plasma in Wound Healing*	牙周疾病、牙槽骨疾病
5	Jing Qiao（1）	Jing Qiao，北京大学	*Concentrated Growth Factors in Regenerative Therapy in Furcation Involvements in Humans*	牙周疾病

数据来源：ClinicalTrials.gov，编写组整理分析

3. 临床试验分期

牙组织工程领域临床试验包括以注册为目的的研究和以临床探索为目的的研究，其中以注册为目的的研究根据研究目标、参与者数量及其他特征的不同划分为 0 期、Ⅰ 期、Ⅱ 期、Ⅲ期和Ⅳ期。

全球牙组织工程领域以注册为目的的研究超过四成（74 项，占 44.05%），其中Ⅳ期临床试验注册数量最多（24 项）（图 6-15）；以临床探索为目的的研究约一半（85 项，占 50.60%）[①]。中国牙组织工程领域以注册为目的的研究 4 项（图 6-15），以临床探索为目的的研究 3 项。

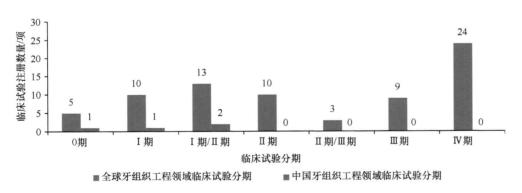

图 6-15 全球和中国牙组织工程领域临床试验分期分布

（四）皮肤组织工程领域

临床试验是按照规定对申请注册的干预措施（包括药物和医疗器械等）在正常使用条件下的安全性和

---

① 全球牙组织工程领域临床试验中，除以注册为目的的研究（74 项）和以临床探索为目的的研究（85 项）之外，还有 9 项无法判断类别。

有效性进行试用或验证的过程，可在一定程度上体现基础研究向临床转化的活跃程度。临床试验注册是医学研究伦理的需要，是临床试验研究者的责任和义务。目前，ClinicalTrials.gov 是国际上使用最普遍的临床试验注册平台，但由于临床试验注册并非强制要求且其仅为全球临床试验注册数据平台之一，该数据库注册登记的临床试验数量少于实际开展的数量。

基于 1999 年至 2018 年（9 月 26 日）在 ClinicalTrials.gov 注册登记的皮肤组织工程领域临床试验，从注册数量①、申办者、分期等角度，展示全球背景下中国在该领域的临床转化情况。

全球皮肤组织工程领域临床试验 80 项，申办者 62 个，约四成为美国机构（25 个，占 40.32%）；以注册为目的的研究占六成（48 项，占 60.00%），以临床探索为目的的研究占三成（24 项，占 30.00%）；随机对照试验过半（43 项，占 53.75%），国际多中心临床试验 7 项（占 8.75%），侧面反映出该领域有一定数量的高质量临床试验但潜在国际市场价值高的产品少。

中国皮肤组织工程领域临床试验 15 项，占该领域全球总数的 18.75%，高于组织工程与再生医学总领域的全球占比（14.98%），超过美国（27 项）的一半；申办者 11 个，占该领域全球总数的 17.74%，接近美国（25 个）的一半；以注册为目的的研究 10 项，以临床探索为目的的研究 4 项；随机对照试验 11 项，未见国际多中心临床试验注册记录，侧面反映出中国在该领域有一定数量的高质量临床试验但潜在国际市场价值高的产品少。

1. 临床试验注册数量

由于随机对照试验可提供高质量证据支持，国际多中心临床试验可体现试验产品的高潜在市场价值，本部分将对以上两种临床试验进行重点关注。

（1）临床试验总数量

全球皮肤组织工程领域临床试验 80 项，中国 15 项，占该领域全球总数的 18.75%，高于组织工程与再生医学总领域的全球占比（14.98%）。全球该领域临床试验注册始于 1999 年，2009 年起每年连续有临床试验注册登记，近 3 年数量一直维持在 10 项左右；中国该领域临床试验注册始于 2006 年，起始时间较晚且数量较少（图 6-16）。

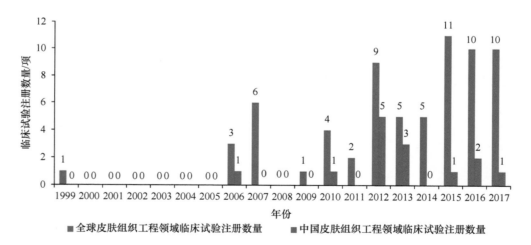

图 6-16　全球和中国皮肤组织工程领域临床试验注册数量年度分布

受制于检索时间（2018 年 9 月 26 日）和数据库收录延迟，上图未展示 2018 年数据

---

① "注册数量"重点关注可提供高质量证据支持的随机对照试验和可体现试验产品高潜在市场价值的国际多中心临床试验的注册数量。

全球共 19 个国家开展了皮肤组织工程领域临床试验，美国 27 项，占该领域全球总数的 33.75%；中国 15 项，占该领域全球总数的 18.75%，达到美国一半以上（图 6-17）。

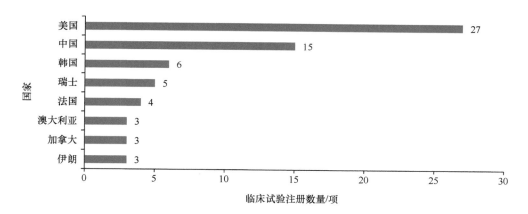

图 6-17　全球主要国家①（注册数量≥3 项）皮肤组织工程领域临床试验注册数量

（2）随机对照试验数量

全球皮肤组织工程领域临床试验超过一半为随机对照试验（43 项，占 53.75%），与全球分布一致（图 6-18）；证据级别仅低于随机对照试验的队列研究 2 项（表 6-20）②，侧面反映出该领域已有一定数量的高质量临床试验。

中国皮肤组织工程领域中，随机对照试验 11 项（图 6-18），未见队列研究和病例对照研究，侧面反映出该领域已有一定数量的高质量临床试验。

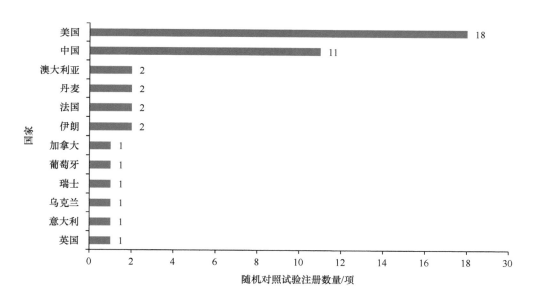

图 6-18　全球皮肤组织工程领域随机对照试验注册数量国家分布

———————

① 本报告将临床试验申办者所属国家作为开展临床试验的国家。

② 全球皮肤组织工程领域临床试验中，除随机对照试验（43 项）和队列研究（2 项）之外，还有非随机对照试验（6 项）、单组研究（23 项）及其他（6 项）等。

表 6-20　全球皮肤组织工程领域队列研究国家分布

序号	国家/地区	申办者	临床试验题目	适应证
1	比利时	Bone Therapeutics S.A 公司	Research Study on the Immunosuppressive Effects of a Cell Therapy Product on PBMC Isolated from Blood of Patients with Inflammatory Rheumatic Diseases	银屑病、关节炎
2	澳大利亚	Avita Medical 公司	Continued Access to the Recell® Device for Treatment of Acute Burn Injuries	烧伤

数据来源：ClinicalTrials.gov，编写组整理分析

（3）国际多中心临床试验数量

全球皮肤组织工程领域国际多中心临床试验 7 项，占该领域总数的 8.75%，侧面反映出该领域潜在国际市场价值高的产品少（表 6-21）。

表 6-21　全球皮肤组织工程国际多中心临床试验国家/地区分布

序号	国家	申办者	临床试验题目	适应证	医疗机构机构所在国家/地区	国家/地区数量/个
1	美国	夏尔再生医学公司	A Study of the Efficacy and Safety of ABH001 in the Treatment of Patients with Epidermolysis Bullosa Who Have Wounds That Are Not Healing	大疱性表皮松解症	美国/奥地利/加拿大/法国/德国/波兰/葡萄牙/西班牙	8
		ConvaTec 公司	Study to Evaluate the Performance of AQUACEL® Extra™ in Venous Leg Ulcers	下肢静脉溃疡	德国/荷兰/波兰/英国	4
		夏尔再生医学公司	Long-Term Follow-Up to the DEVO Pivotal Trial of Dermagraft (R) to Treat Venous Leg Ulcers	下肢静脉溃疡	美国/爱沙尼亚/德国	3
2	瑞士	苏黎世大学	Study with an Autologous Dermo-epidermal Skin Substitute for the Treatment of Burns in Adults	烧伤	荷兰/瑞士/英国	3
			Study with an Autologous Dermo-epidermal Skin Substitute for the Treatment of Full-Thickness Skin Defects in Adults and Children		荷兰/瑞士/英国	3
			Study with an Autologous Dermo-epidermal Skin Substitute for the Treatment of Burns in Children		荷兰/瑞士/英国	3
			Phase I Study for Autologous Dermal Substitutes and Dermo-epidermal Skin Substitutes for Treatment of Skin Defects		荷兰/瑞士	2

数据来源：ClinicalTrials.gov，编写组整理分析

2. 临床试验申办者

全球皮肤组织工程领域临床试验的申办者共 62 个，韩国 Anterogen 公司 6 项，注册数量最多；中国上海交通大学医学院 3 项（表 6-22）。

表 6-22　全球皮肤组织工程领域临床试验主要申办者（临床试验注册数量≥3 项）

序号	国家	申办者		注册数量/项
		英文名称	中文名称	
1	韩国	Anterogen Co.，Ltd.	Anterogen 公司	6
2	瑞士	University of Zurich	苏黎世大学	4
3	澳大利亚	Avita Medical	Avita Medical 公司	3
4	中国	Shanghai Jiao Tong University School of Medicine	上海交通大学医学院	3

数据来源：ClinicalTrials.gov，编写组整理分析

　　全球共 19 个国家开展了皮肤组织工程领域临床试验，美国申办者 25 个，占全球总数的 40.32%；中国 11 个，占全球总数的 17.74%，接近美国的 1/2（图 6-19）。

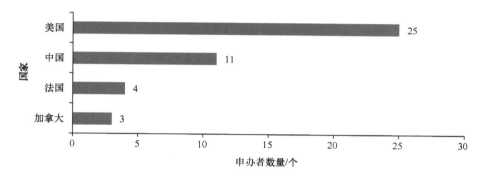

图 6-19　全球主要国家（申办者数量≥3 项）皮肤组织工程领域临床试验申办者数量

　　中国皮肤组织工程领域临床试验的申办者共 11 个，上海交通大学医学院 3 项，注册数量最多；解放军总医院 2 项（表 6-23）。

表 6-23　中国皮肤组织工程领域临床试验申办者

序号	申办者	责任方	题目	适应证
1	上海交通大学医学院	李庆峰，上海交通大学医学院附属第九人民医院整形外科	*Autologous Bone Marrow-Derived Mononuclear Cell Transplantation in Accelerating Tissue Expansion and Skin Regeneration*	皮肤再生
			The Effect of Autologous Stromal Vascular Fractions on Skin Regeneration	皮肤老化
			Evaluation of the Effect of CGF in Promoting Mechanical-stretch Induced in vivo Skin Regeneration	瘢痕
2	解放军总医院	付小兵，中国人民解放军总医院	*The Activity of Tissue Engineering Skin Substitutes*	创伤
			Umbilical Cord Blood-derived Mesenchymal Stem Cells in Regeneration of Sweat Glands and Body Repair	汗腺疾病
3	台湾大学医院*	—	*Tissue Engineering for Hair Follicle Regeneration*	脱发
4	华南干细胞与再生医学研究中心	华南干细胞与再生医学研究中心	*Safety and Exploratory Efficacy Study of Collagen Membrane with Mesenchymal Stem Cells in the Treatment of Skin Defects*	创伤
5	济南天河干细胞生物技术公司	济南天河干细胞生物技术公司	*Stem Cell Educator Therapy in Alopecia Areata*	脱发

续表

序号	申办者	责任方	题目	适应证
6	中国医药大学附设医院*	中国医药大学附设医院	*Safety and Efficacy of Nitric Oxide Gel in Promoting Hair Growth in Male Human Subjects with Androgenetic Alopecia*	脱发
7	中国医学科学院	赵春华，中国医学科学院	*Efficacy and Safety Study of Allogenic Mesenchymal Stem Cells for Patients with Chronic Graft Versus Host Disease*	移植物抗宿主病
8	中山大学附属第一医院	朱家源，中山大学附属第一医院	*Rapid Construction of Tissue-engineered Skin for Repairing Wounds*	创伤
9	生物医药碳科技有限公司*	生物医药碳科技有限公司	*To Study the Healing Effect of Silver Impregnated Activated Carbon Fiber Wound Dressing on Deep Dermal Burn*	烧伤
10	浙江星月生物科技有限公司	浙江星月生物科技有限公司	*Evaluation of HQ® Matrix Medical Wound Dressing for Healing of Donor Site Wounds*	创伤
11	李庆峰	李庆峰，上海交通大学医学院附属第九人民医院整形外科	*Evaluation of the Effect of Autologous Fat and SVF Transplantation in Promoting Mechanical-stretch Induced in vivo Skin Regeneration*	瘢痕

* 申办者位于中国台湾

3. 临床试验分期

皮肤组织工程领域临床试验包括以注册为目的的研究和以临床探索为目的的研究，其中以注册为目的的研究根据研究目标、参与者数量及其他特征的不同划分为0期、Ⅰ期、Ⅱ期、Ⅲ期和Ⅳ期。

全球皮肤组织工程领域以注册为目的的研究占六成（48项，占60.00%），其中Ⅰ期/Ⅱ期临床试验注册数量最多（15项）（图6-20）；以临床探索为目的的研究占三成（24项，占30.00%）[①]。中国皮肤组织工程领域以注册为目的的研究10项，其中Ⅰ期/Ⅱ期临床试验注册数量最多（6项）（图6-20）；以临床探索为目的的研究4项[②]。

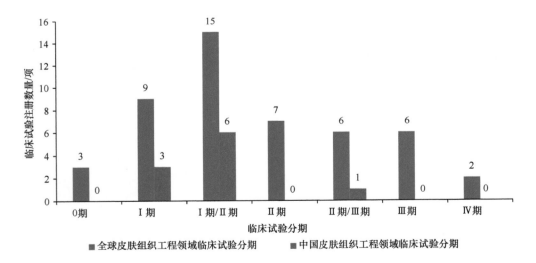

图6-20 全球和中国皮肤组织工程领域临床试验分期分布

---

① 全球皮肤组织工程领域临床试验中，除以注册为目的的研究（48项）和以临床探索为目的的研究（24项）之外，还有8项无法判断类别。

② 中国皮肤组织工程领域临床试验中，除以注册为目的的研究（10项）和以临床探索为目的的研究（4项）外，还有1项无法判断类别。

七 产品与产业

组织工程与再生医学治疗需求旺盛，因创伤、疾病和衰老造成的组织器官缺损及功能缺陷十分常见，其修复与替代的首选是器官移植，但自体移植无法避免供体区域组织创伤，而异体移植更是存在供体严重短缺的情况，未被满足的巨大医疗需求带动了组织工程与再生医学产品和产业发展。

全球范围内已注册上市的组织工程与再生医学产品，功能以辅助修复为主，尚无法完全替代自体组织和器官，主要集中在骨、皮肤、神经、眼等子领域，产品更新换代以材料的适应性、可降解性、可控性、可诱导再生能力等特性的改进为主。从具体领域来看，骨组织工程产品功能主要集中在骨填充和颌面修复，天然及合成高分子材料是其主要材料；皮肤组织工程产品主要用于重度损伤修复，包括表皮、真皮和全皮肤产品，材料以同种异体和动物源等天然材料为主；神经组织工程产品主要通过人造神经导管辅助周围神经的修复，尚无中枢神经修复产品，材料以天然高分子和合成高分子材料为主；角膜组织工程产品主要用于不适用于角膜移植的患者，典型人工角膜产品以合成高分子材料作为主要材料。

中国上市的组织工程产品类型及功能与国外相似，而在材料选择上存在一定差异。中国骨、神经、补片和软组织修复产品既有国产产品也有进口产品。受到同种异体材料进口限制，皮肤、眼、肌腱等产品类别中仅有国产产品通过审批上市。从具体产品领域来看，中国骨组织工程产品主要用于骨的填充与修复，在材料方面，与进口产品更多地选择合成高分子材料不同，本土企业大多采用同种异体骨和动物源性骨等天然材料；皮肤组织工程产品主要用于皮肤损伤和烧伤的修复，包括表皮、真皮和全皮肤产品，材料以同种异体和异种天然材料为主；神经组织工程产品主要用于周围神经的修复，国产产品使用人源和动物源材料，进口产品则采用合成高分子材料制成；角膜组织工程产品适用于用药无效的角膜疾病的治疗，产品使用猪脱细胞眼角膜外基质作为材料。

本章通过对美国食品药品监督管理局、中国国家药品监督管理局等机构医疗器械数据库的检索，分领域整理并分析近几年已在国外上市、换代较多、市场认知度较高的典型组织工程产品及在中国上市的组织工程产品情况，展示产品注册人、使用材料、应用范围、上市时间等内容。

（一）组织工程与再生医学总领域

1. 市场需求

目前，组织、器官市场呈现供求不平衡的局面，供应有限，需求持续增长。据全球捐赠和移植数据库[①]统计，2016年全球约3.49万例遗体捐赠，约13.59万人次接受了器官移植手术，虽比2015年增加了7.25%[②]，但仍不足以满足患者需求。

中国组织工程与再生医学治疗需求旺盛，因创伤、疾病（代谢性疾病和慢性疾病等）、遗传和衰老造成的组织器官缺损或功能障碍人数位居世界之首（表7-1）。其中，每年烧伤、烫伤患者达500万~1000万例，其中约90%存在皮肤再生需求；肝炎患者超过3000万例，每年死于肝病的人数约30万；糖尿病患者达1.14亿例；神经性病变患者达200万例。预计全国每年大约有1亿的组织损伤患者需要组织修复或再生治疗[③]，每年器官移植需求量大约50万，但实际每年仅能完成1万左右，需求量远远超过实际完成的移植数[④]。

表 7-1　中国需要组织工程再生医学治疗的患者人群

疾病种类	患病人数	治疗方法
糖尿病溃疡	1000万	组织工程修复
静脉溃疡	400万~1000万	组织工程修复
烧烫伤病人	每年新增100万	组织工程修复
心血管疾病	2.3亿人	细胞治疗
神经性病变（帕金森）	200万	干细胞移植
糖尿病	1.14亿	干细胞移植
肝炎	3000万	干细胞修复
肾衰竭	100万	干细胞修复/器官移植

数据来源：西南证券

2. 上市产品

目前全球处于研发阶段的工程化组织或器官的产品种类很多，包括骨、皮肤、神经、角膜、软骨、肌腱、血管、心脏瓣膜、肌肉、肝脏、肾脏、胰脏等类别，但绝大部分处于实验室研究探索阶段，正在进行临床试验或批准应用的还只是少数。从已上市产品的治疗领域上看，组织结构相对简单的皮肤医学与骨修复类产品相对成熟，此外获得批准上市的产品还包括软骨、神经、角膜等，在一定程度上满足了临床应用和市场需求。随着研发经费的持续增加和研究的不断深入，组织工程与再生医学领域实验室研究成果正加速向临床应用转化。

（二）骨组织工程领域

1. 市场需求

当前，随着交通事故、高处坠落等高能损伤发生率日益增高，肢体大段骨缺损（通常指大于6cm）的

---

① 全球捐赠和移植数据库（Global Database on Donation and Transplantation）是当前全球范围内最全面的器官捐赠和移植活动的官方数据库。
② Global Observatory Donation and Transplantation[EB/OL]. http://www.transplant-observatory.org/［2019-03-13］.
③ 江虎军，孙瑞娟，裴端卿，等. 干细胞与再生医学的发展现状及重要意义[J]. 中国科学院院刊，2011，26（2）：174-178.
④ 潘峰. 促进再生医学成果向临床应用转化[EB/OL]. http://news.sciencenet.cn/sbhtmlnews/2010/12/239587.html［2019-03-14］.

发生率可达四肢骨创伤发生率的 15.0%，给患者带来严重的生理和心理创伤[①]。骨缺损的传统治疗方式包括自体骨移植和异体骨移植，但临床应用均存在一定局限性，自体骨移植来源有限且会产生二次创伤，异体骨移植存在免疫排斥和交叉感染的风险，无法完全满足临床需要，导致大量患者严重伤残甚至截肢。

2. 上市产品

骨组织工程产品的基本原理是将成骨细胞作为种子细胞，种植到可降解并且具有良好生物相容性的支架材料上，然后将复合物移植进体内或者继续体外培养，成骨细胞经过增殖、分化等过程，形成成熟骨组织，同时支架材料被逐渐降解。在骨组织工程产品中，支架材料不但为种子细胞提供适宜的微环境，影响种子细胞的功能和生物学特性，而且决定了移植后人工骨是否能与受体稳定地结合，从而达到治疗骨缺损的目的。

目前进入市场的人工骨修复产品依产品组成和原料主要分为同种异体骨、天然高分子材料、合成高分子材料及合成无机材料。在生物材料方面，骨诱导材料成为研究热点，其又称"智能"生物材料，具有促进其周围的内环境诱导异位骨形成的能力。一系列生物材料已经被证明具有骨诱导性质，包括天然和合成陶瓷（即羟基磷灰石 HA）及各种磷酸钙组合物及其复合材料（即 HA/聚乳酸-羟基乙酸共聚物 PLGA）。研究表明，磷酸钙（CaP）作为基础的生物材料以各种物理形式进行骨诱导。其他材料如生物陶瓷、多孔生物玻璃等也常用于人造骨的制备。

（1）国外产品

美国的组织工程骨修复产品主要被划归为 II 类器械进行管理，通过 510（k）途径审批上市。此类产品主要适用于手术或创伤导致的骨空洞或骨缝修复，以及牙齿、颌面部骨空洞的修复（表 7-2）。产品的材料主要分为合成高分子材料、动物源性材料及人源性材料。

表 7-2　美国上市的典型组织工程骨修复产品

制造商	产品名称	产品成分	适用范围	国家
Synthes	Chronos	β-磷酸三钙	骨填充	美国
Orthovita	Vitoss	β-磷酸三钙 生物玻璃	骨填充	美国
Apatech	Actifuse ABX	硅酸盐替代羟基磷灰石	骨填充	美国
Isotis Orthobiologics	OrthoBlast	去矿物同种异体骨基质 松质骨片	骨填充	美国
Regeneration Technologies	Osteofil Allograft Paste	去矿物同种异体骨 皮质松质骨片	骨填充	美国
Nibec Co., Ltd.	Ocs-B	天然骨基质（牛骨） 胶原蛋白（猪皮）	牙颌修复	美国
Lifecore Biomedical	Calmatrix Calcium Sulfate Bone Graft Binder	合成硫酸钙 羧甲基纤维素钠	牙颌修复	美国
Aap Biomaterials	Cerabone	天然羟基磷灰石（牛骨）	牙颌修复	德国
Novabone Products, LLC	Novabone Dental	磷硅酸钙钠	牙颌修复	美国
Geistlich Pharma AG	Bio-Oss	天然骨基质（牛骨） 胶原蛋白（猪皮）	牙颌修复	瑞士

注：1. 数据来源于 FDA 数据库
　　2. 典型产品指换代较多，市场应用较广产品

[①] 毕龙. 大段骨缺损可用再生骨修复[N]. 健康报, 2017-08-31（008）.

（2）国内产品

国内的组织工程骨修复产品主要被划归为第三类器械进行管理（表 7-3）。2002 年上海安久生物科技有限公司成立，该公司依托上海交通大学医学院附属第九人民医院骨组织研究重点实验室、骨组织库的技术力量，开展同种异体骨的研发与生产。2004 年，该公司首个同种异体骨产品通过审批，进入国内市场。此后，十余家公司的多个骨修复产品陆续上市，产品适用范围包括颅骨、口腔、四肢、脊柱骨、骨肿瘤、整形外科等方面的骨修复和填充。国内骨修复产品的主要原料是同种异体骨、动物源性骨及高分子材料。

国外还有多个公司的骨修复产品通过进口审批进入中国市场，其中包括 Geistlich Pharma AG 公司的可吸收骨材料（Bio-Oss），该产品于 2008 年在国内上市。

表 7-3　中国上市的组织工程骨修复产品（部分）

注册人名称	产品名称	结构及组成	适用范围	首次上市日期
上海安久生物科技有限公司	同种异体骨	同种异体骨	肿瘤、骨折、关节周围溶解、脊柱融合骨缺损的填充	2004.12
上海骁博科技发展有限公司	医用诱导骨基质（商品名：金骨威）	天然无机材料（猪骨）	骨性腔洞或骨缺损的填充修复	2009.4
北京鑫康辰医学科技发展有限公司	同种骨植入材料	同种异体骨	一般骨缺损的填充、脊柱和关节的融合及非负重骨的重建	2009.8
	同种脱钙骨基质	同种异体骨	骨科创伤、脊柱融合、关节融合手术中非承重性骨缺损的填充	2016.1
杭州九源基因工程有限公司	骨修复材料	合成无机材料 复合材料 免疫球蛋白	骨的填充修复、脊柱融合、关节融合及矫形植骨修复	2009.10
湖北联结生物材料有限公司	同种异体骨	同种异体骨	适用于骨缺损的填充、修复和脊柱手术的植骨融合	2010.3
北京奥精医药科技有限公司	人工骨修复材料（商品名：骼金）	合成无机材料 天然高分子材料	四肢、脊柱骨损伤及骨肿瘤、骨矫形的缺损修复	2011.1
	人工骨修复材料（商品名：颅瑞）	合成无机材料 天然高分子材料	颅骨的损伤修复	2014.12
	人工骨修复材料（商品名：齿贝）	合成无机材料 天然高分子材料	口腔、整形外科骨缺损的填充与修复	2014.9
北京大清生物技术有限公司	同种异体骨修复材料（商品名：拜欧金）	同种异体骨	脊柱损伤及疾病的骨填充、融合、修补、辅助加固及非负重骨的重建	2011.5
北京运康恒业生物技术有限公司	人同种异体骨-髌腱-骨植入物	同种异体骨（髌腱）	适用于移植重建已经断裂的多关节韧带	2012.11
	人同种异体半月板植入物	同种异体骨（半月板）	膝关节内、外半月板修复	2012.11
天津市金兴达实业有限公司	同种骨植入材料	同种异体骨	骨折、骨折不愈合或延迟愈合、良/恶性肿瘤的骨缺损、脊柱、关节的融合	2012.11
天津中津生物发展有限公司	骨修复材料	天然无机材料（牛骨） 骨诱导活性成分	骨组织非支撑性填充修复	2013.3
天津市赛宁生物工程技术有限公司	胶原基骨修复材料（商品名：骨立方）	天然高分子材料 合成高分子材料	非承重部位骨折伴骨缺损、骨不愈合或畸形愈合及矫形植骨、骨良性囊性病变、腰椎不稳及（或）腰椎管狭窄、脊柱融合、关节融合术中的植骨	2013.5
陕西瑞盛生物科技有限公司	天然煅烧骨修复材料（商品名：骼瑞）	天然无机材料（牛骨）	颌骨缺损修复	2013.12
江苏阳生生物工程有限公司	骨修复材料(商品名：奥邦)	合成无机材料	适用于四肢和颌面部非承重部位骨组织缺损的填充修复	2014.3

注册人名称	产品名称	结构及组成	适用范围	首次上市日期
南京屹特博医学科技发展有限公司	同种异体骨植入材料	同种异体骨	脊柱融合术非承重性创伤修复	2014.8
烟台正海生物技术有限公司	骨修复材料	骨基质（牛）	牙颌骨缺损（或骨量不足）的填充和修复	2015.3
杭州鸿立生物医疗科技有限公司	同种异体骨植入材料	同种异体骨	非承重性骨缺损的填充	2015.8
河北鑫康辰生物技术有限公司	同种骨植入材料	同种异体骨	非承重性骨缺损的填充、脊柱和关节的融合及非负重骨的重建	2017.10
	同种脱钙骨基质	同种异体骨	骨科创伤、脊柱融合、关节融合手术中非承重性骨缺损的填充	2018.6
北京威达峰医学生物材料有限责任公司	同种骨植入材料	同种异体骨	骨折、骨折不愈合、延迟愈合、良恶性肿瘤的骨缺损填充；脊柱、关节融合的骨填充	2017.11
重庆大清生物有限公司	同种异体骨修复材料	同种异体骨	脊柱损伤、退变等疾病的骨缺损填充、融合、修补、辅助加固及非负重骨的重建	2018.4
DePuy CMW（英国）	骨水泥（CMW）	聚甲基丙烯酸甲酯、甲基丙烯酸甲酯/苯乙烯共聚物	假体与活体骨组织间的固定	2005.7
Medtronic Sofamor Danek USA, Inc.（美国）	可吸收人工骨（MasterGraft）	羟基磷灰石 β-磷酸三钙	该产品用于填充可能由于外科手术或外伤而引起的骨缺损	2006.1
Geistlich Pharma AG（瑞士）	可吸收骨材料（Bio-Oss）	牛骨中无机盐材料	颌面外科和牙科手术的骨缺损修复	2008.5

注：数据来源于 NMPA 医疗器械数据库

（三）皮肤组织工程领域

1. 市场需求

WHO 数据显示，每年因烧伤死亡的人数超过 18 万人，其中大部分发生在中低收入国家，约有 2/3 发生在非洲和东南亚地区；烧伤除造成大量死亡外，还会导致上百万人成为终身残疾，招致其被歧视和被排斥；烧伤是中低收入国家伤残调整生命年（disability-adjusted life-year，DALY）减少的主要原因之一；全球需要医疗救助的严重烧伤患者近 1100 万例；全球每年接受皮肤移植的烧伤患者近 20 万例，而存在不可恢复性皮肤创伤且尚未接受皮肤移植手术的患者总数则超过 400 万例[①]。

2. 上市产品

组织工程皮肤是将组织工程这一新兴技术应用于皮肤创面的修复重建领域而研制成功的皮肤代用品，皮肤组织工程是组织工程领域中研究最早、研究成果和相关产品最丰富的子领域之一，主要应用于临床皮肤的修补与诊治，如烧伤、烫伤、美容手术、修补手术、慢性皮肤溃疡手术等。FDA 批准上市的首个组织工程产品是就是人造皮肤，在治疗顽固性溃疡和严重烧伤方面具有良好的疗效，而欧盟和中国也已经有类似产品被批准上市。

与合成皮肤相比，利用组织工程技术制造的生物皮肤在生物相容性方面占有优势，可以更快地与患者自体组织产生相互作用，促进自体组织的形成。理想的组织工程皮肤应没有毒性、不被人体排斥，具有正

---

① WHO. Burns[EB/OL]. http://www.who.int/mediacentre/factsheets/fs365/en/［2019-03-13］．

常的色泽、附属器、血管及神经组织，并具有很好的柔韧性和一定的机械强度，能够进行物质和能量交换。然而，组织工程血管化，特别是快速血管化问题，仍是制约皮肤组织工程发展的关键问题之一。目前，组织工程皮肤血管化的研究也主要集中于利用各种血管生成细胞、生长因子和基因转染技术，来促进血管形成等方面。

目前市面上的组织工程皮肤主要包括自体或异体培养的表皮片，胶原凝胶、胶原海绵、合成膜、透明质酸膜等构成的真皮替代物，以及包含表皮真皮双层结构的人工复合皮肤。全球市场上常见的组织工程皮肤分为动物来源和人源，动物源的皮肤产品常见的材料来源包括牛、猪、马等动物的小肠黏膜下层（SIS）、阔筋膜和心包膜等。

（1）国外产品

全球已上市的组织工程皮肤产品包括表皮、真皮及全皮肤产品，产品在组成成分上又分为自体来源、同种异体来源及脱细胞支架等类型。相比于自体来源皮肤，同种异体皮肤在使用上产生免疫排斥反应和并发症的可能性较高，但在大面积烧伤或自体皮肤不足的情况下可发挥作用，且具有一定价格优势。FDA 在医疗器械审批上市程序中要求动物源组织工程皮肤通过上市前通知 510（k）审批，而人源组织工程皮肤则由《美国联邦法规》第 21 篇"食品与药品"的第 1270 款——移植用人体组织约束管理，不需要经过 FDA 上市审批。

市场上常见的组织工程表皮产品包括 Genzyme Biosurgery 公司的 Epicel，Fidia Advanced Biopolymers 公司的 Laserskin 和 Vivoderm 等，在结构上主要分为含细胞的表皮片和含有细胞种子的组织工程支架（表 7-4）。

表 7-4　已上市的典型组织工程皮肤（表皮）产品

制造商	产品名称	皮肤类型	原料来源	国家
Genzyme Biosurgery	Epicel	含细胞片	自体角质细胞	美国
Modex Therapeutiques	EpiDex	含细胞片	自体角质细胞	瑞士
CellTran Ltd.	MySkin	含细胞支架	自体角质细胞 合成支架	英国
Fidia Advanced Biopolymers	Laserskin /Vivoderm	含细胞支架	自体角质细胞 玻尿酸膜	意大利
BioTissue Technologies GmbH	Bioseed-S	含细胞支架	自体角质细胞 同种异体血纤蛋白黏合剂	德国

市场上的真皮产品包括脱细胞真皮及含有种子细胞的支架产品（表 7-5）。美国 Integra LifeSciences 公司研制的 Integra Dermal 人造皮肤是目前最为广泛应用的一种人工真皮替代物，可用于急性重度半厚和全厚皮肤烧伤及烧伤后皮肤重建。Dermagraft 材料（Advanced BioHealing 公司，美国）是采用 Cooper 法在聚乳酸网上植入冷藏保存的新生儿异源性的包皮成纤维细胞，这种成纤维细胞胶原基质可单独使用，或作为基底的网状分层皮肤自体移植物或表皮培养。此外，常见的产品还包括 LifeCell 公司的 AlloDerm，Wright Medical Technology 公司的 GraftJacket 等。

组织工程全皮肤产品包括表皮和真皮两个部分，这类产品通常由支架和自体或同种异体的角质细胞和成纤维细胞构成，并能为患处细胞提供细胞生长因子、细胞因子及细胞外基质等物质，帮助伤口愈合并缓解疼痛（表 7-6）。常见产品包括 Organogenesis 公司的 Apligraf、Ortec International 公司的 OrCel 等。

表 7-5 已上市的典型组织工程皮肤（真皮）产品

制造商	产品名称	皮肤类型	原料来源	国家
LifeCell Corporation	AlloDerm	脱细胞皮肤	同种异体无细胞冻干真皮	美国
Wright Medical Technology, Inc.	GraftJacket	脱细胞皮肤	同种异体无细胞预设网孔真皮	美国
Cook Biotech, Inc.	OASIS Wound Matrix	脱细胞皮肤	猪小肠黏膜下层脱细胞冻干真皮	美国
Integra Life Science Corp.	Integra Dermal	脱细胞皮肤	聚硅氧烷与牛重组交联真皮	美国
Fidia Advanced Biopolymers	Hyalomatrix PA	脱细胞皮肤	同种异体皮肤 硅凝胶膜透明质酸衍生物	意大利
Advanced BioHealing, Inc.	Dermagraft	含细胞支架	新生儿同种异体成纤维细胞 聚乙醇酸/聚乳酸 透明质酸膜	美国
Fidia Advanced Biopolymers	Hyalograft 3D	含细胞支架	自体成纤维细胞 透明质酸膜	意大利

表 7-6 已上市的典型组织工程皮肤（全皮肤）产品

制造商	产品名称	皮肤类型	原料来源	国家
Organogenesis, Inc.	Apligraf	含细胞支架	同种异体角质细胞 成纤维细胞	美国
Ortec International	OrCel	含细胞支架	同种异体角质细胞 成纤维细胞	美国
HC Implants BV	PolyActive	含细胞支架	自体角质细胞 成纤维细胞	荷兰
Fidia Advanced Biopolymers	TissueTech Autograft System（Laserskin and Hyalograft 3D）	含细胞支架	自体角质细胞 成纤维细胞	意大利

由于异种或异体来源的表皮干细胞存在免疫排斥等问题，且组织工程皮肤尚无法产生皮肤的附属器，如汗腺、皮脂腺等，因而无法重建皮肤的全部生理功能，所以距离真正意义上的理想人工皮肤的上市可能还需较长时间。

（2）国内产品

中国第一个审批上市的组织工程产品也是人造皮肤，该产品是由重庆大清医诚生物技术有限公司注册的人造皮肤-基因转染猪皮（商品名：贴肤——TF），首次上市时间是 2004 年 7 月，该产品以巴马小型猪的鲜活皮肤组织作为基本材料，导入人源 CTLA4Ig 基因而成。中国生产的首款组织工程人造全皮肤产品于 2007 年 11 月上市，其商品名为"安体肤"，已应用于临床医疗。此后的 10 年间，多种人造皮肤产品陆续上市，为创伤、烧伤及其他疾病引起的真皮损伤修复、黏膜及软组织修复等领域的治疗带来帮助（表 7-7）。目前，还没有国外组织工程皮肤产品通过进口审批在国内上市。值得注意的是，现已上市的人造皮肤还不能解决所有临床皮肤缺损问题，由于存在移植失败等风险，国家药品监督管理局（NMPA）对人造皮肤的临床适应证进行了严格限定。

表 7-7　国内注册组织工程皮肤产品

注册人名称	产品名称	产品类型	适用范围	首次上市日期
重庆大清医诚生物技术有限公司	人造皮肤-基因转染猪皮（商品名：贴肤——TF）	猪皮肤组织，人源 CTLA4Ig 基因	该产品适用于烧伤及其他创伤所致创面的治疗性覆盖，以促进创面愈合、预防微生物感染	2004.7
陕西艾尔肤组织工程有限公司	组织工程皮肤（商品名：安体肤）	全皮肤产品表皮：人表皮细胞真皮：人成纤维细胞，牛胶原蛋白	该产品适用于：（1）深Ⅱ度烧伤创面；（2）不超过 20cm² 的Ⅲ度烧伤创面（直径小于 5cm）	2007.11
烟台正海生物技术有限公司	皮肤修复膜（商品名：海孚）	牛皮肤组织脱细胞真皮基质，自体薄皮片	用于各种原因引起的真皮层缺损的创面修复	2009.6
江苏优创生物医学科技有限公司	异种脱细胞真皮基质敷料（商品名：东慈真皮基质）	猪皮灭活、脱细胞真皮细胞外基质	该产品适用于真皮缺损的替代和修复治疗：（1）创伤、手术后的真皮缺损；（2）肉芽创面；（3）深Ⅱ度、Ⅲ度烧伤等。	2010.1
北京桀亚莱福生物技术有限责任公司	脱细胞异体真皮	同种异体皮肤脱细胞的细胞外基质	该产品可供人体真皮缺损的替代和修复（不包括面部除皱）	2010.11
成都青山利康药业有限公司	脱细胞生物羊膜	同种异体羊膜脱细胞支架	浅、深Ⅱ度烧烫伤创面；薄层、中厚皮片植皮病人的供皮区创面	2012.2
江阴奔翔生物科技有限公司	猪皮脱细胞真皮基质敷料	猪皮纯化、冻干脱细胞真皮基质	该产品适用于Ⅱ度烧伤创面、供皮区创面覆盖	2014.6
江西省科星生物工程有限公司	异体敷料皮	同种异体厚皮片	该产品适用于烧（创）创面覆盖：浅Ⅱ°、深Ⅱ°、Ⅲ°烧伤、切（削）痂创面的暂时性覆盖治疗	2017.2

注：数据来源于 NMPA 医疗器械数据库

（四）神经组织工程领域

1. 市场需求

WHO 全球疾病负担研究报告显示，神经精神系统疾病致死人数占疾病致死总人数的 1.4%，但其导致的疾病负担在 2020 年却将占到全球疾病负担的 14.7%。依据 WHO 的统计数据，全球共 75 亿人口，其中 15% 为残疾人口，又已知残疾人口中因神经精神系统疾病致残的比例高达 28%[①]，由此可推算出神经损伤导致的残疾人数约为 3.15 亿。

2. 上市产品

目前治疗周围神经缺损主要以自体神经移植为主，然而自体神经移植是一种"拆东墙补西墙"的方法，主要缺点有供区神经部位感觉功能缺失、遗留切口瘢痕、来源有限、难以修复长节段和特殊部位的周围神经缺损等，而组织工程人工神经则可以弥补部分自体移植的缺点。

人工神经根据神经导管的材料组成可分为天然材料与合成材料。天然材料有自体静脉、自体骨骼肌、异体或异种神经、藻酸盐、胶原、壳聚糖等；人工合成材料主要有硅胶、PLGA、聚乳酸（PLA）等。

（1）国外产品

目前获得 FDA 或欧洲 CE 批准上市的周围神经支架材料多为由可降解高分子材料制备而成的神经导

---

① WHO. 10 facts on disability[EB/OL]. https://www.who.int/features/factfiles/disability/en/［2018-05-17］.

Menken M，Munsat T J. The global burden of disease study：implications for neurology[J]. Archives of Neurology，2000，57（3）：418.

管，它们多数只是一根中空的结构，主要是为神经再生提供物理通道，形成一个相对隔离的密闭环境，以避免周围组织对神经再生的影响（表 7-8）。

表 7-8　已上市的典型组织工程神经产品

制造商	产品名称	原料来源	适应证	国家
Integra lifesciences Corp.	Neurogen	Ⅰ型胶原蛋白	神经导管辅助周围神经修复	美国
Polyganics Innovations Bv	Neurolac	聚 L-丙交酯-己内酯	神经导管辅助周围神经修复	荷兰
Neuroregen, L.L.C.	Neurotube	聚羟基乙酸	神经导管辅助周围神经修复	美国
Collagen Matrix, Inc.	Neuromatrix/Neuroflex	Ⅰ型胶原蛋白	神经导管辅助周围神经修复	美国
Axogen Corporation	AxoGen Nerve Cap	猪小肠黏膜下层（SIS）	神经导管辅助周围神经修复	美国
Medovent GmbH	Reaxon Plus	壳聚糖	神经导管辅助周围神经修复	德国

（2）国内产品

中国市场上首个获准上市的组织工程神经产品是由广州中大医疗器械有限公司注册的去细胞同种异体神经修复材料，商品名为"神桥"。该产品是由天然神经脱细胞处理后获得的去细胞同种异体神经修复材料，主要由细胞外基质组成，本身不含细胞，但保留了天然神经的支架结构。此后，北京天新福医疗器材有限公司生产的以牛肌腱为原料的人工神经鞘管也获得国内批准上市销售（表 7-9）。

表 7-9　国内注册的组织工程神经产品

注册人名称	产品名称	产品类型	适用范围	首次上市日期
广州中大医疗器械有限公司	去细胞同种异体神经修复材料（商品名：神桥）	人体周围神经脱细胞胶原纤维及细胞外基质	修复各种原因所致的 1～5cm 外伤性感觉神经缺损	2012.5
北京天新福医疗器材有限公司	人工神经鞘管	牛肌腱加工制成的海绵状胶原鞘管	周围神经修复。修复神经缺损长度不得大于 2cm	2013.4
Synovis Micro Companies Alliance, Inc.（美国）	可吸收神经套接管 GEM Neurotube	聚乙醇酸（PGA）	修复 8～30mm 指神经缺损修复，恢复感觉功能神经的缺损	2012.5
Polyganics Innovations B.V.（荷兰）	Neurolac Peripheral Nerve guide	聚 L-丙交酯-己内酯共聚物	外周神经缺损长达 2cm 的修复	2016.1

注：数据来源于 NMPA 医疗器械数据库

在国内上市的产品还包括来自美国和荷兰的两种神经套管，由可吸收的合成高分子材料制成，最大神经损伤修复长度为 3cm 和 2cm。

（五）眼组织工程领域

1. 市场需求

角膜移植是世界上最常见的移植类型，用于恢复因角膜损伤引发的严重影响生活质量的视觉功能障碍。2015 年，全球 148 个国家（覆盖了全球 95%以上人口）约有 1270 万人正在等待角膜移植，包括中国 200 万人；其中，1/3 的人可获得移植，1/2 以上的人则没有移植机会（表 7-10）[①]。

---

① Gain P，Jullienne R，He Z，et al. Global Survey of Corneal Transplantation and Eye Banking[J]. Jama Ophthalmology，2015，134（2）：167.

表 7-10　全球角膜移植供需情况

患者需求	全球范围内约有 1270 万人正在等待角膜移植，包括中国 200 万人和印度 700 万人；等待中位数为 6.5 个月，对于供求不平衡的国家，大多数患者从未接受过移植，从而无法计算移植等待时间； 受调研的人群中，1/3 的人获得了良好的移植机会，而 1/2 以上的人没有移植机会。受益人数和等待移植的人数总体不匹配，比例约为 1∶70，亦即 70 个等待移植的病人中最终只能有 1 人得到角膜
移植手术量	116 个国家每年约完成 18.5 万个角膜移植手术
眼库情况	调研共鉴定了 742 家眼库，结果显示：19% 的国家拥有 5 个眼库，35% 的国家 2～5 个眼库，34% 的国家只有 1 个眼库；印度眼库数量最多（238 个），其次是美国（84 个）和中国（75 个）
角膜移植术疾病分布	福克斯营养不良占 39%，圆锥角膜占 27%，感染性角膜炎后遗症占 20%
人均移植率	116 个开展移植国家的中位数为 19.10^{-6}； 美国人均移植率最高，为 199.10^{-6}，其次是黎巴嫩（122.10^{-6}）和加拿大（117.10^{-6}）； 具有相似生活水平和人口特征的不同国家，人均角膜移植率存在很大差异：相较于美国（199.10^{-6}），荷兰为 88.10^{-6}，英国为 61.10^{-6}，法国为 59.10^{-6}
角膜来源	77% 的角膜移植手术仅使用本国采购的角膜；21.7% 的角膜移植手术既采用本国采购又使用进口角膜； 仅有 1.2% 的角膜移植手术仅使用进口角膜

2. 上市产品

角膜病是全球范围内第二致盲眼病，角膜移植是目前治疗角膜盲唯一有效的方法。传统的角膜移植手术有两大制约因素：一是角膜供体的来源困难，二是对于新生血管多的角膜受体则手术成功率极低，如严重化学和热烧伤的角膜、多次角膜移植失败的角膜、严重干眼症的角膜等，所以人工角膜的研发具有十分重要的临床及市场价值。

人工角膜材料的探索从 1789 年就已经开始，法国学者首次提出用玻璃代替完全浑浊的角膜。早期使用的无机材料多为玻璃、塑料等，这些材料僵硬、无通透性，同时术后并发症极容易发生。二战期间，聚羟乙基丙烯酸甲酯被选择为主要光学中心材料，但后续研究发现该材料存在硬度过高，无法进行高压蒸汽消毒，不利于上皮细胞的黏附生长等问题。20 世纪 60 年代初，意大利科学家研究出骨齿人工角膜手术，所使用的生物材料来自自体材料牙齿、骨组织等，但大多数手术因人工角膜支架与宿主角膜界面发生角膜坏死或穿孔而失败。

深板层角膜移植技术（deep lamellar keratoplasty，DLK）的出现是现代角膜移植革命性进展之一，适用于所有未累及内皮细胞的浅基质角膜病变的所有病种，包括高发的各类感染性角膜炎。由于 DLK 不再需要移植内皮细胞数量足够的供体角膜，而只要移植支架组织，因此供体年龄、活性保存时间等都不再被严格限定，缓解了供体材料极其匮乏的问题，意义重大。而且从组织工程产业化角度来看，用不需要活性细胞的异种角膜基质来替代人源角膜基质是比较容易实现的生产途径。猪角膜与人角膜具有相似的解剖及光学特征，在一定程度上能作为人角膜基质的替代品，从而在板层角膜移植中发挥良好作用。理想的猪角膜基质脱细胞方案是完全去除异种移植中的细胞成分和抗原物质，在消除宿主的免疫反应的同时保证细胞外基质的结构和角膜基质纤维的排列不受到破坏，且保持角膜的透明性和良好的韧度，能够耐受缝合过程，并能在移植术后使宿主的上皮细胞很好地覆盖，使基质细胞长入。

（1）国外产品

通过 FDA 审批的人造角膜产品都属于人工合成高分子材料角膜产品，被划归为Ⅱ类器械管理，具体又分为永久性角膜产品和临时性角膜产品（表 7-11）。永久性角膜产品中 Massachusetts Eye and Ear Infirmary 的 Boston Keratoprosthesis（KPro）是全球范围内应用最为广泛的人工角膜之一，于 1992 年通过 FDA 的 510（k）审批进入市场。该人工角膜分为Ⅰ、Ⅱ两个型号，全部由聚甲基丙烯酸甲酯（PMMA）构成，包括前盘、主干及后盘，角膜上市时为螺口式结构，后经改良变为扣点式结构。其中Ⅰ型主要用于泪液充足、能维持眼表湿润的患者。Ⅱ型多一个前柱，突出于眼睑，用于终末期干眼患者。此外，Argus Biomedical Pty公司的 AlphaCor 人工角膜具有海绵状结构的支架和光学镜柱，两部分由含水量不同的 PHEMA 和聚乙烯醇共聚体水凝胶组成，互穿网络结构连接，能够承受较高压力和拉力，且由于镜柱与周边支架都是采用同一种材料，物理与化学性质相似，解决了两部分的结合问题，同时也减少了结合部位发生细菌感染的概率。

表 7-11　已上市的典型人造角膜产品

制造商	产品名称	角膜类型	原料来源	国家
Massachusetts Eye and Ear Infirmary	Boston Keratoprosthesis	人工合成角膜（永久）	聚甲基丙烯酸甲酯（PMMA）多种材料支架	美国
Argus Biomedical Pty Ltd.	Alphacor	人工合成角膜（永久）	聚甲基丙烯酸羟乙酯（PHEMA）聚乙烯醇共聚体水凝胶	美国
Ocular Instruments, Inc.	Landers Wide Field Temporary Keratoprosthesis	人工合成角膜（临时）	—	美国

（2）国内产品

2015年4月，国家食品药品监督管理总局为中国再生医学集团子公司——深圳艾尼尔角膜工程有限公司生产的"艾欣瞳"颁发医疗器械注册证书，这是由中国科学家自主研发并拥有完整自主知识产权的生物工程角膜（脱细胞角膜基质），是世界上第一个以动物为原材料的生物工程角膜。此外，广州优得清生物科技有限公司的优得清人工生物角膜（脱细胞角膜植片）也于2016年3月获批上市。在中国上市的这两种组织工程角膜产品都属于经过脱细胞处理的异种角膜基质，目前还没有角膜上皮或角膜内皮产品上市（表7-12）。

表 7-12　国内已上市的组织工程角膜产品

注册人名称	产品名称	产品类型	适用范围	首次上市日期
深圳艾尼尔角膜工程有限公司	脱细胞角膜基质	猪脱细胞、灭活眼角膜细胞外基质	该产品适用于用药无效的尚未穿孔角膜溃疡的治疗，以及角膜穿孔的临时性覆盖	2015.4
广州优得清生物科技有限公司	脱细胞角膜植片	猪脱细胞、交联灭活眼角膜细胞外基质	适用于药物治疗无效需要进行板层角膜移植的感染性角膜炎患者	2016.3

注：数据来源于 NMPA 医疗器械数据库

（六）其他组织工程领域

除骨、皮肤、神经、眼组织工程产品外，国内外上市的产品还包括软骨、补片、血管修复、肌腱等组织工程产品，材料包括人源性组织、动物源性组织、细胞材料及合成高分子材料等。

1. 市场需求

当前，因创伤、疾病和衰老等造成的组织器官缺损及功能缺陷十分常见，除骨、皮肤、神经和角膜缺损外，关节软骨、血管和肌腱等损伤也日益增多。关节软骨损伤好发于中老年人群，65岁以上人群患病率高达50%[①]；血管损伤（其中约80%为四肢血管损伤）患者约占创伤患者人数的3%，全球创伤死亡患者占

---

① 中华医学会骨科学分会关节外科学组. 骨关节炎诊疗指南（2018年版）[J]. 中华骨科杂志，2018，38（12）：705.

总死亡人数的 9%，我国每年创伤患者超过百万人，居死亡原因的前 5 位[①]；肌腱损伤多见于膝部、踝部及腓骨的肌腱部位，运动员患病率较高，如篮球、排球运动员膝部肌腱病的患病率分别达到 32% 和 45%[②]。组织器官缺损及功能缺陷的修复与替代是极具挑战性的临床难题之一，现行治疗方案（包括自体移植和异体移植等）远远不足以满足众多患者的巨大需求。

2. 上市产品

（1）国外产品

1）软骨修复产品

自体软骨细胞移植治疗技术主要用于膝关节软骨缺损的治疗。现有的软骨缺损治疗方法是置换人工关节，但是人工关节有使用寿命且存在永久异物等问题。自体软骨细胞移植（ACI）治疗技术可以实现软骨的再生修复，是目前应用较广泛的治疗关节软骨损伤的组织工程技术之一。

自体软骨细胞移植治疗技术的研究目前在欧洲最为活跃，德国、英国、丹麦、荷兰、瑞典等多个国家的众多公司竞相开发更有效、更安全、更方便的关节软骨修复技术。对于种子细胞的来源，由于软骨组织抗原性较弱，异体软骨细胞的应用是探索研发的方向之一。对于支架系统，由于目前工艺复杂，制造成本较高，仍存在改进空间。

美国 Vericel Corporation 的 Carticel SM Service 是 1997 年由 FDA 审批上市的自体软骨细胞培养产品，用于关节软骨的移植。2016 年该公司的基质诱导的自体软骨细胞移植（matrix-induced autologous chondrocyte implantation，MACI）产品通过 FDA 进入市场，MACI 在上一代产品的基础上加入了来自猪皮的可吸收的 I/III 型胶原膜作为细胞生长的支架。此前该产品已由赛诺菲子公司健赞公司（Genzyme）申请在欧洲完成审批上市（表 7-13）。

表 7-13　FDA 批准的典型人工软骨产品

制造商	产品名称	原料来源	适应证	国家
Vericel Corporation	MACI	自体软骨细胞 天然胶原蛋白（猪）	软骨修复	美国
Vericel Corporation	Carticel SM Service	自体软骨细胞	软骨修复	美国
Cartiva, Inc.	Cartiva Synthetic Cartilage Implant	聚合型生物材料 聚乙烯醇	退行性或创伤后关节炎症（跖趾）	美国

除由 FDA 审批上市的几种软骨修复产品外，比利时生物制药公司 TiGenix 的自体软骨细胞移植产品 ChondroCelect 在 2009 年通过欧洲药品管理局（European Medicines Agency，EMA）的审批，成为第一个从 EMA 获批上市的 ATMP 产品，主要用于治疗膝骨关节炎，修复成人膝关节股骨髁的软骨损伤。目前，德国 BioTissue 公司生产的由自体软骨细胞和凝胶纺织基质组成的 Bioseed-C 和意大利 Fidia Advanced Biopolymers 公司的 Hyalograft 也是市场上常见的软骨修复产品。

2）心血管修复补片

在心血管修复方面，FDA 已经批准上市百余种的心脏、血管修复补片产品，适应证包括心内、大血管、

---

① 田小宁，从飞，程一钊，等. 血管移植三种术式修复四肢血管损伤的疗效评价[J]. 中国矫形外科杂志，2017，25（14）：1282-1287.

② Lian Ø B，Engebretsen L，Bahr R. Prevalence of jumper's knee among elite athletes from different sports：A cross-sectional study[J]. Am J Sports Med，2005，33（4）：561-567.

隔膜的修复及缝合线支撑等。补片的主要材料包括聚丙烯、聚对苯二甲酸乙二醇酯或聚四氟乙烯等合成高分子材料，牛心包膜为代表的动物组织等。其中，由 Admedus Regen Pty 公司开发的 CardioCel 系列是经过 CE 认证的可植入心血管胶原蛋白基质产品，可用于修复儿童患者和成人患者的先天性心脏畸形和更复杂的心脏缺陷，包括心脏瓣膜缺陷，目前已通过美国、加拿大等国家的审批进入市场销售（表 7-14）。

表 7-14   FDA 批准的典型心血管修复产品

制造商	产品名称	原料来源	适应证	国家
Cryolife, Inc.	Photofix	牛心包组织	血管修复和重建	美国
Edwards Lifesciences，Llc	Duravess	牛心包组织	血管修复和重建	美国
Admedus Regen Pty Ltd.	CardioCel 3D	牛心包组织	修复成人和儿科的心脏和血管缺陷	澳大利亚
CorMatrix Cardiovascular，Inc.	CorMatrix Cor Patch	多层猪小肠黏膜下层细胞外基质（SIS-ECM）	心外膜组织支持和修复	美国
Synovis Life Technologies. Inc.	PERI-GUARD Repair Patch	牛心包膜	心血管修复	美国

注：典型产品指换代较多，市场应用较广产品

除修复心血管的组织工程补片产品外，FDA 还批准上市了多个类别的补片类产品，如胸壁缺损的重建、钉线加固、腹壁缺损、膈疝修复及肌腱等软组织的加强，FDA 又将这些功能补片分为可吸收、不可吸收和胶原蛋白等子分类进行管理。

此外，国外仍有大量组织工程产品正在开展研发和临床试验，涉及领域包括人工心脏、人工肾脏等。2013 年，美国华盛顿儿童医疗中心利用 3D 打印技术，用"塑料"打印出了全球第一颗人类心脏，并使这颗心脏能像正常人类心脏那样跳动。同年，康涅狄格州牛津性能材料公司，利用 3D 打印技术，将患者 75% 的头骨替换为打印出来的移植组织。美国西北大学科学家公布的研究结果表明，他们使用 3D 打印机打印出了一个生物支架，培养出产生激素的细胞和成熟卵细胞后，将该卵巢生物假体植入已被切除卵巢的小鼠体内使其成功受孕。科学家希望这一成果将来能帮助女性恢复生育能力。哈佛大学的 Jennifer Lewis 实验室的科学家迈出了创建人工肾脏的第一步。通过 3D 打印机，Jennifer Lewis 和她的同事创建出了肾小管，能够为血液流动提供血管网络，在一定程度上可以代替生物捐献肾脏。

（2）国内产品

1）软组织修复产品

目前中国上市的组织工程软组织修复产品主要应用于口腔、五官、整形、乳腺及内脏器官手术及损伤的软组织修复，产品来自福建省博特生物科技有限公司、广东冠昊生物科技股份有限公司等企业（表 7-15）。在国内上市的其他组织工程产品还包括用于腹股沟疝修补的生物补片，用于眼表面修复的生物羊膜等。国外公司的多个软组织修复产品也已通过进口审批途径进入国内市场，包括 Davol, Inc. Subsidiary of C.R.Bard 公司的多个品种的软组织补片，以及 Cook Biotech、Sofradim Production、W.L. Gore & Associates 等公司的相关产品。

2）血管修复产品

目前国内已上市多款血管修复产品，国产产品主要来自上海契斯特医疗科技公司和上海索康医用材料有限公司，而进口产品种类较多，美国、德国、法国、英国、意大利等国家企业都有相关产品在国内上市（表 7-16）。

表 7-15 国内已上市的组织工程软组织修复产品

注册人名称	产品名称	结构及组成	适用范围	首次上市日期
江西瑞济生物工程技术有限公司	生物羊膜（商品名：瑞济生物羊膜）	健康剖宫产产妇的胎盘组织	该产品适用于：①翼状胬肉及假性翼状胬肉所致的睑球粘连；②眼表化学性烧伤，热烧伤；③眼表创伤及眼表损害创面的修复	2010.8
广东冠昊生物科技股份有限公司	胸普外科修补膜（商品名：胸膜建）	该产品是用牛的心包膜组织经环氧化物交联处理和改造制成的外科修补材料	软组织的固定、包埋及缺损组织的修补重建，如胸腹壁缺损修补及重建（含疝修补）、食管胃吻合口包埋、支气管残端包埋、膈肌缺损修补重建、内脏包膜缺损修补	2012.4
	胸普外科修补膜（商品名：胸膜建）	该产品是用猪的心包膜或胸膜组织经环氧化物交联处理和改造制成的外科修补材料	软组织的固定、包埋及缺损组织的修补重建，如胸腹壁缺损修补及重建（含疝修补）、食管胃吻合口包埋、支气管残端包埋、膈肌缺损修补重建、内脏包膜缺损修补	2012.6
	乳房补片	该产品是将牛心包膜经交联等方式处理后制成的修复材料	乳房整形手术中的软组织修补	2015.3
福建省博特生物科技有限公司	医用胶原修复膜	该产品原料为源于牛腱的 I 型胶原蛋白，产品为经醛类交联加工制成的白色片状多孔性的薄膜	口腔科、骨科非承力软硬组织的缺损修复再生	2013.3
	医用胶原膜	该产品原料为源于牛腱的 I 型胶原蛋白，产品为经醛类交联加工制成的白色片状多孔性的薄膜	五官科、整形外科、神经外科和肌腱断裂非承力软硬组织的缺损修复再生	2013.3
北京清源伟业生物组织工程科技有限公司	脱细胞异体真皮基质口腔组织补片	同种异体皮肤脱细胞的细胞外基质膜	该产品用于口腔黏膜及软组织缺损的修复	2014.8
	脱细胞异体真皮基质疝补片	同种异体皮肤脱细胞的细胞外基质膜	该产品用于对疝和体壁缺损的修复	2014.8
陕西瑞盛生物科技有限公司	脱细胞肛瘘修复基质	猪小肠黏膜下层冻干细胞外基质	该产品适用于肛瘘修复	2015.9
北京大清生物技术有限公司	生物疝修补片	该产品由经过脱细胞处理的猪小肠黏膜下层组织（SIS）组成，为 4 层薄膜片状物	该产品适用于腹腔外修补腹股沟疝	2016.8
Sofradim Production（法国）	外科补片（Parietex Composite）	聚乙烯对苯二亚甲基 猪胶原质 聚乙烯乙二醇 丙三醇	外科手术修补时增强组织	2006.9
Cook Biotech Incorporated（美国）	软组织修补片（Biodesign）	猪小肠黏膜下层组织	植入人体，加强和修补软组织	2008.8
Davol, Inc. Subsidiary of C.R.Bard, Inc.（美国）	软组织修复疝修补片	猪真皮基质	软组织修补手术中强化虚弱的软组织	2016.4

注：数据来源于 NMPA 医疗器械数据库

表 7-16 国内已上市的组织工程血管修复产品

注册人名称	产品名称	结构及组成	适用范围	首次上市日期
上海契斯特医疗科技公司	涤纶人造血管	聚酯涤纶纤维	各类动脉瘤、马凡氏综合征	2009.4
上海索康医用材料有限公司	膨体聚四氟乙烯人工血管（Hemothes）	聚四氟乙烯 聚全氟乙丙烯	因血管病变进行的置换和架桥	2013.10
InterVascular SAS（法国）	人造血管（InterGard Silver）	聚酯材料并涂牛胶原制成，并将人造血管壁做镀银处理	该产品适用于血管外科手术	2004.7
W.L. Gore & Associates, Inc.（美国）	人工血管（GORE-TEX）	聚四氟乙烯	血管修补物以替代或设置病变血管旁路	2006.2
Maquet Cardiovascular Llc（美国）	双绒编织人造血管（Hemashield Platinum）	牛胶原物质的双绒编织聚酯构成	更换或修补患者动脉瘤或闭塞疾病的动脉	2008.7
Aesculap AG（德国）	聚四氟乙烯血管移植物（Vascugraft SOFT）	聚四氟乙烯	动脉血管重建，节段性旁路手术及建立动静脉血管通路	2010.7

注：数据来源于 NMPA 医疗器械数据库

3）硬膜补片

组织工程硬膜补片主要用于硬脑膜、硬脊膜手术或损伤的修复，起到修复、固定、防粘连等作用，产品多以牛或猪肌腱、皮肤及膜经过化学或生物技术处理制作，产品主要成分为胶原蛋白基质。国内上市产品来自北京天新福医疗器材有限公司、广东冠昊生物科技股份有限公司、烟台正海生物技术有限公司等企业。国内上市的还有多家国外公司的硬补片产品，包括以合成高分子材料为原料的 Johnson & Johnson International 公司硬膜修补片（Ethisorb）、Cook Biotech 公司的硬脑膜修补片（Biodesign Surgisis）、Integra LifeSciences 公司的硬膜修补材料（DuraGen）等产品（表 7-17）。

表 7-17 国内已上市的脑膜补片

注册人名称	产品名称	结构及组成	适用范围	首次上市日期
广东冠昊生物科技股份有限公司	生物型硬脑（脊）膜补片（商品名：脑膜建）	猪膜组织生物技术处理	硬脑（脊）膜缺损时的外科修补手术	2008.5
	B 型硬脑（脊）膜补片（商品名：冠朗）	牛的膜材组织经环氧化学试剂交联处理和生化改造制成的修补材料，基本成分是胶原蛋白	硬脑（脊）膜缺损、手术中须切除部分硬脑（脊）膜或有硬脑（脊）膜张力性缺损的修补手术的修补、固定、减张和隔离	2011.11
北京天新福医疗器材有限公司	生物膜	牛肌腱，经加工制成海绵状胶原生物膜	该产品用于硬脑膜、硬脊膜、神经鞘管组织的修复、防粘连	2008.7
烟台正海生物技术有限公司	生物膜（商品名：海奥）	牛的皮肤组织的异种脱细胞真皮基质，主要成分为胶原蛋白	各种原因引起的硬脑（脊）膜缺损	2009.8
Johnson & Johnson International（比利时）	硬膜修补片（Ethisorb）	乙交酯丙交酯共聚物聚二氧环己酮	用于临时覆盖硬膜缺损	2004.8
Cook Biotech Incorporated（美国）	硬脑膜修补片（Biodesign Surgisis）	猪的小肠黏膜下层组织	用于硬脑膜缺损的修补	2010.6
Integra LifeSciences Corporation（美国）	硬膜修补材料（DuraGen）	牛跟腱胶原	用于颅脑和脊柱手术中修补和复原硬膜缺损	2011.9

注：数据来源于 NMPA 医疗器械数据库

4）肌腱修复产品

中国已上市的国产肌腱修复产品来自北京天新福医疗器材有限公司和北京大清生物技术有限公司的动物源性胶原修复产品和同种异体肌腱，上市时间分别为 2015 年和 2016 年（表 7-18）。

表 7-18 国内已上市的组织工程肌腱修复产品

注册人名称	产品名称	结构及组成	适用范围	首次上市日期
北京天新福医疗器材有限公司	肌腱防粘连膜	牛跟腱提取 I 型胶原制成，具有三维孔隙结构，可降解吸收	手部肌腱损伤修复，辅助减少术后粘连	2015.2
北京大清生物技术有限公司	同种异体肌腱修复材料	同种异体手、足肌腱组织浸泡、冷冻、干燥、灭菌处理	多种原因无法进行自体肌腱移植修复的患者提供一种肌腱修复选择	2016.4

注：数据来源于 NMPA 医疗器械数据库

附录　组织工程与再生医学相关机构中英文名称对照表

序号	中文名称	英文名称	缩写
1	Aap Biomaterials 公司	Aap Biomaterials, Inc.	
2	Aderans 研究所	Aderans Research Institute	
3	Admedus Regen Pty 公司	Admedus Regen Pty Ltd.	
4	Advanced BioHealing 公司	Advanced BioHealing, Inc.	
5	Ageless 再生研究所	Ageless Regenerative Institute	
6	Ams Research 公司	Ams Research Corporation	
7	Anterogen 公司	Anterogen Co., Ltd.	
8	Apatech 公司	Apatech, Inc.	
9	Argus Biomedical Pty 公司	Argus Biomedical Pty Ltd.	
10	Astora Women's Health 公司	Astora Women's Health, LLC.	
11	Avita Medical 公司	Avita Medical, Inc.	
12	Axogen 公司	Axogen Corporation	
13	Bactiguard AB 公司	Bactiguard AB, Inc.	
14	Biomerix 公司	Biomerix Corporation	
15	BioMimetic Therapeutics 公司	BioMimetic Therapeutics, LLC.	
16	Bio-Scaffold International Pte 公司	Bio-Scaffold International Pte Ltd.	
17	BioTissue Technologies GmbH 公司	BioTissue Technologies GmbH, Inc.	
18	Bone Therapeutics S.A 公司	Bone Therapeutics S.A, Inc.	
19	BonusBio Group 公司	BonusBio Group Ltd.	
20	Boston Scientific Scimed 公司	Boston Scientific Scimed, Inc.	
21	Cartiva 公司	Cartiva, Inc.	
22	CellTran 公司	CellTran Ltd.	
23	Cellular Bioeng 公司	Cellular Bioeng, Inc.	
24	Children's Medical Center 公司	Children's Medical Center Corporation	
25	Coapt Systems 公司	Coapt Systems, Inc.	
26	Collagen Matrix 公司	Collagen Matrix, Inc.	
27	ConvaTec 公司	ConvaTec, Inc.	
28	Cook Biotech 公司	Cook Biotech, Inc.	

序号	中文名称	英文名称	缩写
29	Corlife 公司	Corlife, Inc.	
30	CorMatrix Cardiovascular 公司	CorMatrix Cardiovascular, Inc.	
31	Covidien 公司	Covidien, Inc.	
32	Cryolife 公司	Cryolife, Inc.	
33	Cytograft Tissue Engineering 公司	Cytograft Tissue Engineering, Inc.	
34	Davol，Inc. Subsidiary of C.R.Bard，Inc.	Davol，Inc. Subsidiary of C.R.Bard, Inc.	
35	DePuy CMW 公司	DePuy CMW, Inc.	
36	DePuy Mitek 公司	DePuy Mitek, Inc.	
37	DePuy Synthes 公司	DePuy Synthes, Inc.	
38	DePuy 公司	DePuy, Inc.	
39	Eduardo Anitua 基金会	Fundación Eduardo Anitua	
40	Edwards Lifesciences 公司	Edwards Lifesciences, LLc.	
41	ETEX 公司	ETEX Corporation	
42	Exogenesis 公司	Exogenesis Corporation	
43	Fidia Advanced Biopolymers 公司	Fidia Advanced Biopolymers, Inc.	
44	Fin-Ceramica Faenza Spa 公司	Fin-Ceramica Faenza Spa, Inc.	
45	G. d'Annunzio 大学	G. d'Annunzio University	
46	Gearbox 公司	Gearbox, LLC.	
47	Geistlich Pharma AG 公司	Geistlich Pharma AG, Inc.	
48	Genzyme Biosurgery 公司	Genzyme Biosurgery, Inc.	
49	Genzyme 公司	Genzyme, Inc.	
50	HC Implants BV 公司	HC Implants BV, Inc.	
51	Histocell 公司	Histocell, Inc.	
52	Histograft 公司	Histograft Co., Ltd.	
53	Hopitaux De Marseille 公共援助	Assistance Publique Hopitaux De Marseille	
54	Humacyte 公司	Humacyte, Inc.	
55	Institut Straumann AG 公司	Institut Straumann AG, Inc.	
56	Integra LifeSciences 公司	Integra LifeSciences Corporation	
57	IRCCS 神经病学研究所	IRCCS Istituto Neurologico Besta	
58	Isotis Orthobiologics 公司	Isotis Orthobiologics, Inc	
59	JenaValve Technology 公司	JenaValve Technology, Inc.	
60	Johnson & Johnson International 公司	Johnson & Johnson International, Inc.	
61	KCI 公司	Kci, Inc.	
62	Lahey 诊所	Lahey Clinic	
63	LifeCell 公司	LifeCell Corporation	

续表

序号	中文名称	英文名称	缩写
64	Lifecore Biomedical 公司	Lifecore Biomedical, Inc.	
65	LifeNet Health 公司	LifeNet Health, Inc.	
66	Macquarie Research 公司	Macquarie Res, Inc.	
67	McGuire 研究所	McGuire Institute	
68	Medtronic Sofamor Danek USA 公司	Medtronic Sofamor Danek USA, Inc.	
69	Meenakshi Ammal 牙科学院和医院	Meenakshi Ammal Dental College and Hospital	
70	Menard 公司	Nippon Menard Cosmetic Co.	
71	Miromatrix Medical 公司	Miromatrix Medical, Inc.	
72	Modex Therapeutiques 公司	Modex Therapeutiques, Inc.	
73	Momentive Performance Materials 公司	Momentive Performance Materials, Inc.	
74	Mondobiotech Labes 公司	Mondobiotech Labes, Inc.	
75	Neotherix 公司	Neotherix Limited	
76	Neuroregen 公司	Neuroregen, LLC.	
77	NextGen 公司	NextGen Company Limited	
78	Nibec 公司	Nibec Co., Ltd.	
79	Nobel Biocare 公司	Nobel Biocare, Inc.	
80	Nobil Bio Ricerche 公司	Nobil Bio Ricerche srl, Inc.	
81	Novabone Products 公司	Novabone Products, LLC.	
82	Ocular Instruments 公司	Ocular Instruments, Inc.	
83	Organogenesis 公司	Organogenesis, Inc.	
84	Organovo 公司	Organovo, Inc.	
85	Ortec International 公司	Ortec International, Inc.	
86	Orthovita 公司	Orthovita, Inc.	
87	Orthox 公司	Orthox Limited	
88	Palomar Medical Technologies 公司	Palomar Medical Technologies, LLC.	
89	Panineeya Mahavidyalaya 牙科学研究中心	Panineeya Mahavidyalaya Institute of Dental Sciences & Research Centre	
90	Polyganics Innovations Bv 公司	Polyganics Innovations Bv, Inc.	
91	Reaxon Plus 公司	Reaxon Plus, Inc.	
92	Regen Lab SA 公司	Regen Lab SA, Inc.	
93	Regeneration Technologies 公司	Regeneration Technologies, Inc.	
94	Regeneration Template Integra NeuroSciences 公司	Regeneration Template Integra NeuroSciences, Inc.	
95	Regeneris Medical 公司	Regeneris Medical, Inc.	
96	RHEACELL GmbH & Co. KG 公司	RHEACELL GmbH & Co. KG, Inc.	
97	Rizzoli 骨科研究所	Istituto Ortopedico Rizzoli	
98	San Pietro Fatebenefratelli 医院	Hospital San Pietro Fatebenefratelli	

续表

序号	中文名称	英文名称	缩写
99	Shahid Beheshti 医科大学	Shahid Beheshti University of Medical Sciences	
100	Shetty-Kim 研究基金会	Shetty-Kim Research Foundation	
101	SI-BONE 公司	SI-BONE, Inc.	
102	Silk Biomaterials 公司	Silk Biomaterials srl	
103	Sirio-Libanes 医院	Hospital Sirio-Libanes	
104	Sofradim Production 公司	Sofradim Production, Inc.	
105	Spark Therapeutics 公司	Spark Therapeutics, Inc.	
106	St. Jude Medical 公司	St. Jude Medical, Inc.	
107	Sunstar Americas 公司	Sunstar Americas, Inc.	
108	SVS 牙科学研究所	SVS Institute of Dental Sciences	
109	Synovis Life Technologies 公司	Synovis Life Technologies, Inc.	
110	Synthes USA HQ 公司	Synthes USA HQ, Inc.	
111	Synthes 公司	Synthes, Inc.	
112	TC Erciyes 大学	TC Erciyes University	
113	Tengion 公司	Tengion Inc.	
114	Tepha 公司	Tepha Inc.	
115	TiGenix n.v. 公司	TiGenix n.v., Inc.	
116	Tissuetech 公司	Tissuetech, Inc.	
117	TRB Chemedica AG 公司	TRB Chemedica AG, Inc.	
118	uniQure N.V.公司	uniQure N.V., Inc.	
119	Universidad Científica del Sur 大学	Universidad Científica del Sur	
120	Vericel 公司	Vericel Corporation	
121	Warsaw Orthopedic 公司	Warsaw Orthopedic, Inc.	
122	Wright Medical Technology 公司	Wright Medical Technology, Inc.	
123	Ziekenhuizen Leuven 大学	Universitaire Ziekenhuizen Leuven	
124	阿比奥梅德公司	ABIOMED, Inc.	
125	阿拉巴马大学伯明翰分校	University of Alabama at Birmingham	
126	阿斯利康公司	AstraZeneca	
127	埃因霍芬理工大学	Eindhoven University of Technology	
128	艾尔健公司	Allergan, Inc.	
129	艾因夏姆斯大学	Ain Shams University	
130	爱丁堡大学	University of Edinburgh	
131	爱惜康公司	Ethicon, Inc.	
132	爱惜康内镜外科公司	Ethicon Endo-Surgery	
133	爱资哈尔大学	Al-Azhar University	

序号	中文名称	英文名称	缩写
134	安进公司	Amgen, Inc.	
135	奥斯陆大学	University of Oslo	
136	奥西里斯治疗公司	Osiris Therapeutics, Inc.	
137	巴黎狄德罗大学—巴黎第七大学	University of Paris Diderot	
138	巴黎公共援助医院	Assistance Publique - Hôpitaux de Paris	
139	巴塞尔大学	University of Basel	
140	巴塞尔大学医院	University Hospital Basel	
141	巴塞罗那大学	University of Barcelona	
142	巴塞罗那自治大学	Autonomous University of Barcelona	
143	巴斯德研究所	Pasteur Institute	
144	巴斯肯特大学	Baskent University	
145	坎皮纳斯大学	University of Campinas	
146	百时美施贵宝公司	Bristol-Myers Squibb, Inc.	
147	拜尔公司	Bayer, Inc.	
148	班加罗尔政府牙科学院和研究所	Government Dental College and Research Institute，Bangalore	
149	北海道大学	Hokkaido University	
150	北京大学	Peking University	
151	北京大学第三医院	Peking University Third Hospital	
152	北京航空航天大学	Beihang University	
153	北卡罗来纳大学	University of North Carolina	
154	北卡罗来纳大学教堂山分校	University of North Carolina，Chapel Hill	
155	贝勒医学院	Baylor College of Medicine	
156	比萨高等师范学校	The Advanced Normal School of Pisa	
157	宾夕法尼亚大学	University of Pennsylvania	
158	波士顿大学	Boston University	
159	波士顿科学公司	Boston Scientific, Inc.	
160	伯尔尼大学	University of Bern	
161	伯明翰大学	University of Birmingham	
162	博德研究所	Broad Institute	
163	博洛尼亚大学	University of Bologna	
164	博晟生医股份有限公司	BioGend Therapeutics Co., Ltd.	
165	布朗大学	Brown University	
166	布里斯托大学	University of Bristol	
167	布列斯特大学医院	University Hospital，Brest	
168	查尔斯·斯塔克·德雷珀实验室	Charles Stark Draper Laboratory	

续表

序号	中文名称	英文名称	缩写
169	大阪大学	Osaka University	
170	德国癌症研究中心	German Cancer Research Center	
171	得克萨斯大学	University of Texas	
172	得克萨斯大学圣安东尼奥健康科学中心	The University of Texas Health Science Center at San Antonio	
173	德雷塞尔大学	Drexel University	
174	东华大学	Donghua University	
175	东京齿科大学	Tokyo Dental University	
176	东京大学	University of Tokyo	
177	东京女子医科大学	Tokyo Women's Medical University	
178	东京医科齿科大学	Tokyo Medical and Dental University	
179	都灵大学	University of Turin	
180	杜克大学	Duke University	
181	杜兰大学	Tulane University	
182	杜塞尔多夫大学	University of Düsseldorf	
183	杜伊斯堡-埃森大学	University of Duisburg-Essen	
184	多伦多大学	University of Toronto	
185	俄亥俄州立大学	Ohio State University	
186	俄亥俄州立大学综合癌症中心	Ohio State University Comprehensive Cancer Center	
187	法国国家健康与医学研究院	National Institute of Health and Medical Research	INSERM
188	法国国家科学研究中心	Centre national de la recherche scientifique	CNRS
189	法兰克福歌德大学	Frankfurt University	
190	佛教慈济综合医院	Buddhist Tzu Chi General Hospital	
191	佛罗里达大学研究基金会公司	University of Florida Research Found	
192	佛罗里达亚特兰大大学	Florida Atlantic University	
193	弗吉尼亚大学	University of Virginia	
194	弗雷德·哈钦森癌症研究中心	Fred Hutchinson Cancer Research Center	
195	福建医科大学	Fujian Medical University	
196	复旦大学	Fudan University	
197	高丽大学	Korea University	
198	哥伦比亚大学	Columbia University	
199	格拉斯哥大学	University of Glasgow	
200	广东博溪生物科技有限公司	Guangdong BiocCell Biotechnology Co., Ltd.	
201	广州迈普再生医学科技股份有限公司	Guangzhou Medprin Regenerative Medicine Technology Co., Ltd.	
202	广州润虹医药科技股份有限公司	Guangzhou Runhong Medical Science and Technology Co., Ltd.	
203	广州中大医疗器械公司	Guangzhou Zhongda Medical Equipment Co., Ltd.	

序号	中文名称	英文名称	缩写
204	国际临床试验注册平台	International Clinical Trials Registry Platform	ICTRP
205	国际医学期刊编辑委员会	International Committee of Medical Journal Editors	ICMJE
206	台湾"清华大学"	Taiwan "Tsing Hua University"	
207	台湾大学	Taiwan University	
208	台湾大学医院	Taiwan University Hospital	
209	哈达萨医疗组织	Hadassah Medical Organization	
210	哈佛大学	Harvard University	
211	韩国天主教大学	The Catholic University of Korea	
212	汉堡-埃彭多夫大学医学中心	University Medical Center Hamburg-Eppendorf	
213	汉诺威医学院	Hannover Medical School	
214	河北医科大学	Hebei Medical University	
215	河南师范大学	Henan Normal University	
216	荷兰皇家艺术和科学院	Royal Netherlands Academy of Arts and Sciences	
217	亨利福特医疗集团	Henry Ford Health System	
218	横滨市立大学	Yokohama City University	
219	华东理工大学	East China University of Science and Technology	
220	华南干细胞与再生医学研究中心	South China Research Center for Stem Cell and Regenerative Medicine	
221	华南理工大学	The South China University of Technology	
222	华沙医科大学	Medical University of Warsaw	
223	华盛顿大学（圣路易斯）	Washington University	
224	华盛顿大学（西雅图）	University of Washington	
225	华盛顿大学医学院	Washington University School of Medicine	
226	华威大学	University of Warwick	
227	华中科技大学	Huazhong University of Science and Technology	
228	吉林大学	Jilin University	
229	纪念斯隆-凯特琳癌症中心	Memorial Sloan-Kettering Cancer Center	
230	济南天河干细胞生物技术公司	Tianhe Stem Cell Biotechnologies Inc.	
231	暨南大学	Jinan University	
232	加齐大学	Gazi University	
233	加泰罗尼亚国际大学	Universitat Internacional de Catalunya	
234	加州大学	University of California	
235	加州大学旧金山分校	University of California，San Francisco	
236	加州理工学院	California Institute of Technology	

续表

序号	中文名称	英文名称	缩写
237	剑桥大学	University of Cambridge	
238	剑桥神经科学公司	Cambridge NeuroScience, Inc.	
239	捷迈邦美公司	Zimmer Biomet, Inc.	
240	中国人民解放军总医院	Chinese PLA General Hospital	
241	金沢大学	Kanazawa University	
242	京都大学	Kyoto University	
243	京都府立医科大学	Kyoto Prefectural University of Medicine	
244	九州大学	Kyushu University	
245	卡尔加里大学	University of Calgary	
246	卡罗林斯卡大学医院	Karolinska University Hospital	
247	卡罗林斯卡学院	Karolinska Institute	
248	开罗大学	Cairo University	
249	凯斯西储大学	Case Western Reserve University	
250	康斯坦茨大学	University of Konstanz	
251	科隆大学	University of Cologne	
252	科隆大学医院	University Hospital of Cologne	
253	克莱蒙费朗大学医院	University Hospital，Clermont-Ferrand	
254	肯塔基大学	University of Kentucky	
255	库班国立医科大学	Kuban State Medical University	
256	库克医疗技术公司	Cook Medical Technologies LLC	
257	拉夫堡大学	Loughborough University	
258	莱斯大学	Rice University	
259	隆德大学	Lander University	
260	雷丁大学	University of Reading	
261	黎巴嫩大学	Lebanese University	
262	礼来公司	Eli Lilly and Company	
263	里约热内卢州立大学	Rio de Janeiro State University	
264	利物浦大学	University of Liverpool	
265	利兹大学	University of Leeds	
266	临沂市人民医院	Linyi People's Hospital	
267	路易斯维尔大学	University of Louisville	
268	伦敦大学学院商学院	University College London Business	
269	伦敦大学学院	University College London	

序号	中文名称	英文名称	缩写
270	帝国理工学院	Imperial College London	
271	伦敦国王学院	King's College London	
272	罗格斯大学	Rutgers University	
273	罗马大学	Sapienza University of Rome	
274	罗斯托克大学	Rostock University	
275	洛克菲勒大学	Rockefeller University	
276	麻省理工学院	Massachusetts Institute of Technology	
277	麻省眼耳科医疗中心	Massachusetts Eye and Ear Infirmary	
278	麻省总医院	Massachusetts General Hospital	
279	马德里圣卡洛斯医院	Hospital San Carlos, Madrid	
280	马普学会	Max Planck Society	
281	马什哈德医科大学	Mashhad University of Medical Sciences	
282	迈阿密大学	Miami University	
283	麦吉尔大学	McGill University	
284	曼彻斯特大学	University of Manchester	
285	曼彻斯特大学（美国）	Manchester University	
286	梅奥诊所	Mayo Clinic	
287	美迪津股份有限公司	Pro Top & Mediking Company Limited	
288	美敦力公司	Medtronic, Inc.	
289	美国 StemCells 公司	StemCells, Inc.	
290	美国国防高级研究计划局	Defense Advanced Research Projects Agency	DARPA
291	美国国家科学技术委员会	National Science and Technology Council	NSTC
292	美国国家科学基金会	National Science Foundation	NSF
293	美国国立卫生研究院	National Institutes of Health	NIH
294	美国食品药品监督管理局	Food and Drug Administration	FDA
295	美国卫生和公众服务部	United States Department of Health and Human Services	HHS
296	美国先进细胞技术公司	Advanced Cell Technology, Inc.	
297	美国专利及商标局	United States Patent and Trademark Office	USPTO
298	蒙彼利埃大学医院	University Hospital, Montpellier	
299	蒙特利尔大学	University of Montreal	
300	米尼奥大学	University of Minho	
301	密苏里大学	University of Missouri	
302	密歇根大学	University of Michigan	

续表

序号	中文名称	英文名称	缩写
303	名古屋大学	Nagoya University	
304	明尼苏达大学	University of Minnesota	
305	纳瓦拉大学	University of Navarra	
306	南安普顿大学	University of Southampton	
307	南方医科大学	Southern Medical University	
308	南加州大学	University of Southern California	
309	南京大学	Nanjing University	
310	南开大学	Nankai University	
311	南特大学医院	Nantes University Hospital	
312	南通大学	Nantong University	
313	牛津大学	University of Oxford	
314	纽卡斯尔大学	Newcastle University	
315	纽约医学院	New York Medical College	
316	纽约州立大学	State University of New York	
317	诺丁汉大学	University of Nottingham	
318	诺华制药公司	Novartis Pharmaceuticals, Inc.	
319	欧登塞大学医院	Odense University Hospital	
320	欧洲研究理事会	European Research Council	ERC
321	欧洲药品管理局	European Medicines Agency	EMA
322	欧洲专利局	European Patent Office	EPO
323	匹兹堡大学	University of Pittsburgh	
324	千叶大学	Chiba University	
325	乔治城大学	Georgetown University	
326	乔治亚理工学院	Georgia Institute of Technology	
327	青岛三帝生物科技有限公司	Qingdao Sandi Biotechnology Co., Ltd.	
328	青岛中皓生物工程有限公司	Qingdao Chunghao Tissue Englo., Ltd.	
329	清华大学	Tsinghua University	
330	清迈大学	Chiang Mai University	
331	欧洲人用医药产品委员会	Committee for Medicinal Products for Human Use	CHMP
332	日本厚生劳动省	Ministry of Health, Labour and Welfare	MHLW
333	日本科学技术厅	Japan Sci & Tech Agency	
334	日本文部科学省	Ministry of Education, Culture, Sports, Science and Technology	MEXT
335	日本学术振兴会	Japan Society for the Promotion of Science	JSPS

续表

序号	中文名称	英文名称	缩写
336	日本再生医疗学会	Japanese Society for Regenerative Medicine	JSRM
337	日本专利局	Japan Patent Office	JPO
338	苏黎世联邦理工学院	Swiss Federal Institute of Technology Zurich	
339	赛诺菲	Sanofi	
340	赛托瑞医疗公司	Cytori Therapeutics, Inc.	
341	厦门大学	Xiamen University	
342	山东大学	Shandong University	
343	山东眼科研究所	Shandong Eye Inst	
344	山东省眼科医院	Shandong Eye Hospital	
345	陕西艾尔肤组织工程有限公司	Shaanxi Aierfu ActivTissue Engineering Co., Ltd.	
346	陕西瑞盛生物科技公司	Shaanxi Reshine Biotech Co., Ltd.	
347	上海大学	Shanghai University	
348	上海东方医院	Shanghai East Hospital	
349	上海交通大学	Shanghai Jiao Tong University	
350	上海交通大学医学院	Shanghai Jiao Tong University School of Medicine	
351	上海交通大学医学院附属第九人民医院	Shanghai Ninth Peoples Hospital Affiliated To Shanghai Jiao Tong University School of Medicine	
352	设拉子医科大学	Shiraz University of Medical Sciences	
353	深圳艾尼尔角膜工程有限公司	Shenzhen Ainear Cornea Eng	
354	生物医药碳科技有限公司	Bio-medical Carbon Technology Co., Ltd.	
355	FDA 生物制品评价和研究中心	The Center for Biological Evaluations and Research	CBER
356	圣保罗大学	University of Sao Paulo	
357	圣保罗联邦大学	Federal University of São Paulo	
358	圣保罗医院	Azienda Ospedaliera San Paolo	
359	圣拉斐尔大学	Vita-Salute San Raffaele University	
360	施乐辉公司	Smith & Nephew, Inc.	
361	石溪大学	Stony Brook University	
362	世界卫生组织	World Health Organization	WHO
363	首都医科大学	Capital Medical University	
364	国立首尔大学	Seoul National University	
365	斯奈德心脏瓣膜有限公司	Snyders Heart Valve, LLC.	
366	斯坦福大学	Stanford University	
367	四川大学	Sichuan University	
368	苏黎世大学	University of Zurich	

续表

序号	中文名称	英文名称	缩写
369	苏黎世大学儿童医院	Zurich University Children's Hospital	
370	苏州大学	Soochow University	
371	塔夫茨大学	Tufts University	
372	塔夫茨大学牙医学院	Tufts University School of Dental Medicine	
373	台北万芳医院	Taipei Medical University WanFang Hospital	
374	台湾卫生研究院	Taiwan Health Research Institutes	
375	泰尔茂株式会社	Terumo Medical Corporation	
376	檀国大学	Dankook University	
377	天津大学	Tianjin University	
378	天津工业大学	Tianjin Polytechnic University	
379	同济大学	Tongji University	
380	蒂宾根大学	University of Tubingen	
381	图卢兹大学附属医院	University Hospital, Toulouse	
382	瓦伦西亚大学	University of Valencia	
383	威斯康星大学麦迪逊分校	University of Wisconsin-Madison	
384	威斯康星医学院	Medical College of Wisconsin	
385	维康信托基金会	Wellcome Trust	
386	维克森林大学	Wake Forest University	
387	维也纳大学	University of Vienna	
388	魏茨曼科学研究所	Weizmann Institute of Science	
389	渥太华大学	University of Ottawa	
390	渥太华健康研究所	Ottawa Health Research Institute	
391	西安交通大学	Xi'an Jiaotong University	
392	西澳大利亚大学	University of Western Australia	
393	西北大学	Northwestern University	
394	西京医院	Xijing Hospital	
395	西南交通大学	Southwest Jiaotong University	
396	夏尔再生医学公司	Shire Regenerative Medicine, Inc.	
397	先进技术疗法委员会	Committee for Advanced Therapies	CAT
398	香港大学	The University of Hong Kong	
399	谢菲尔德大学	University of Sheffield	
400	辛辛那提大学	University of Cincinnati	
401	新加坡国立大学	National University of Singapore	

续表

序号	中文名称	英文名称	缩写
402	新加坡科技研究局	Agency For Science, Technology And Research	
403	雅培公司	Abbott, Inc.	
404	亚琛工业大学	RWTH Aachen University	
405	亚东纪念医院	Far Eastern Memorial Hospital	
406	延世大学	Yonsei University	
408	日本药品和医疗器械管理局	Pharmaceuticals and Medical Devices Agency	PMDA
409	耶鲁大学	Yale University	
410	伊利诺伊大学	University of Illinois	
411	医疗器械和放射卫生中心	Center for Devices and Radiological Health	CDRH
412	以色列理工学院	Israel Institute of Technology	
413	英国干细胞库	UK Stem Cell Bank	UKSCB
414	英国工程与自然科学研究理事会	UK Engineering and Physical Sciences Research Council	EPSRC
415	英国国家生物制品检定所	UK Nat Inst for Bio Standards and Control	
416	英国国立卫生研究院	UK National Institute for Health Research	
417	英国生物技术与生物科学研究理事会	UK Biotechnology and Biological Sciences Research Council	BBSRC
418	英国研究与创新中心	UK research and innovation	UKRI
419	英国医学研究理事会	UK Medical Research Council	MRC
420	英国再生医学平台	UK Regenerative Medicine Platform	UKRMP
421	于默奥大学	Umeå University	
422	约翰斯·霍普金斯大学	Johns Hopkins University	
423	约克大学	York University	
424	扎加齐克大学	Zagazig University	
425	长庚大学	Chang Gung University	
426	长崎大学	Nagasaki University	
427	浙江大学	Zhejiang University	
428	浙江星月生物科技有限公司	Zhejiang Xingyue Biotechnology Co., Ltd.	
429	郑州大学	Zhengzhou University	
430	中国国家药品监督管理局	National Medical Products Administration	NMPA
431	中国海洋大学	Ocean University of China	
432	中国科学院	Chinese Academy of Sciences	
433	中国临床试验注册中心	Chinese Clinical Trial Registry	ChiCTR
434	中国人民解放军海军军医大学（第二军医大学）	The Second Military Medical University	
435	中国人民解放军军事医学科学院	Academy of Military Medical Sciences	

续表

序号	中文名称	英文名称	缩写
436	中国人民解放军空军军医大学（第四军医大学）	Air Force Medical University of PLA （the Fourth Military Medical University）	
437	中国人民解放军陆军军医大学（第三军医大学）	Army Medical University （Third Military Medical University）	
438	中国医学科学院	Chinese Academy of Medical Sciences	CAMS
439	中国医药大学	China Medical University	
440	中国医药大学附设医院	China Medical University Hospital	
441	中南大学	Central South University	
442	中山大学	Sun Yat-sen University	
443	中山大学附属第一医院	First Affiliated Hospital, Sun Yat-Sen University	
444	中山大学中山眼科中心	Zhongshan Ophthalmic Center, Sun Yat-sen University	
445	重庆大学	Chongqing University	
446	南方医科大学珠江医院	Zhujiang Hospital of Southern Medical University	
447	筑波大学	University of Tsukuba	
448	专业教育与研究学会	Professional Education and Research Institute	
449	FDA 组织工程工作组	Tissue Engineering Working Group	TEWG